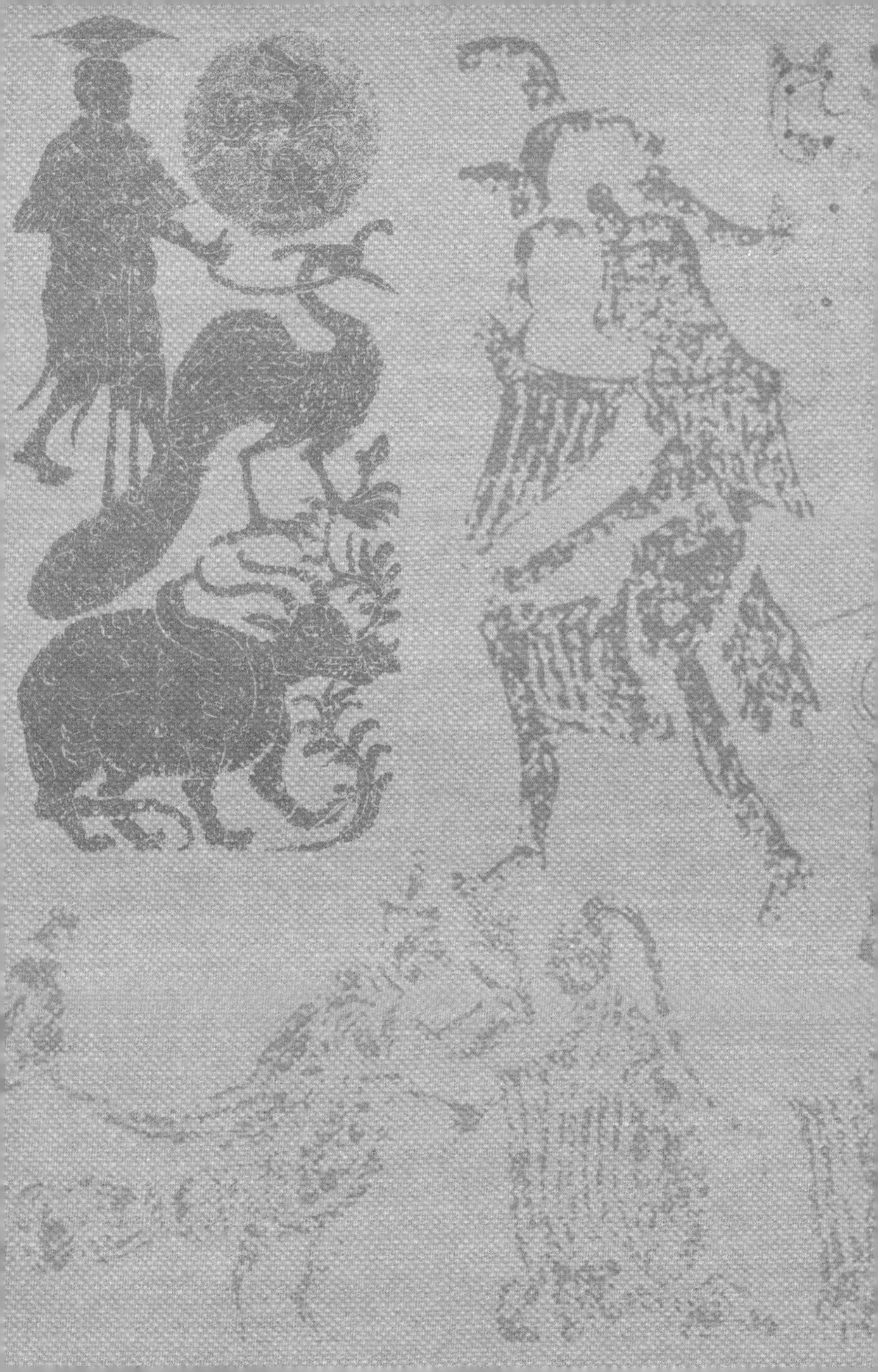

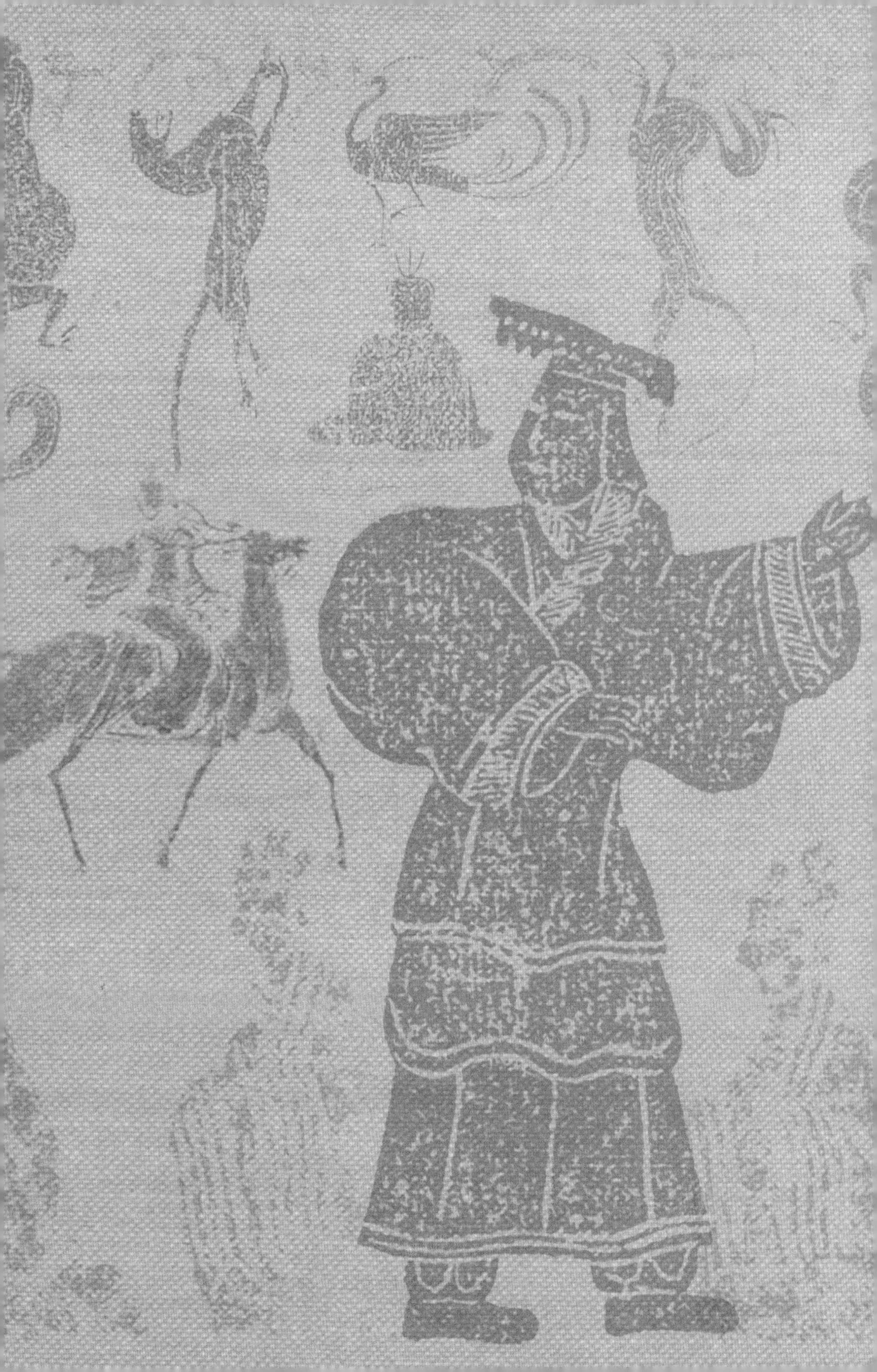

中国古医籍整理丛书

医方便览

明·殷之屏　撰

步瑞兰　校注

中国中医药出版社

·北　京·

图书在版编目（CIP）数据

医方便览/（明）殷之屏撰；步瑞兰校注．—北京：中国中医药出版社，2015.1（2024.7重印）

（中国古医籍整理丛书）

ISBN 978-7-5132-2150-4

Ⅰ.①医… Ⅱ.①殷… ②步…Ⅲ.①医案-汇编-中国-明代 Ⅳ.①R249.48

中国版本图书馆CIP数据核字（2014）第278796号

中国中医药出版社出版
北京经济技术开发区科创十三街31号院二区8号楼
邮政编码 100176
传真 010 64405721
北京盛通印刷股份有限公司印刷
各地新华书店经销
*
开本 710×1000 1/16 印张 23.5 字数 187千字
2015年1月第1版 2024年7月第2次印刷
书 号 ISBN 978-7-5132-2150-4
*
定价 65.00元
网址 www.cptcm.com

服务热线 010 64405510
购书热线 010 64065415 010 64065413
微信服务号 zgzyycbs
书店网址 csln.net/qksd/
官方微博 http://e.weibo.com/cptcm
淘宝天猫网址 http://zgzyycbs.tmall.com

国家中医药管理局
中医药古籍保护与利用能力建设项目
组织工作委员会

主　任　委　员　王国强

副 主 任 委 员　王志勇　李大宁

执行主任委员　曹洪欣　苏钢强　王国辰　欧阳兵

执行副主任委员　李　昱　武　东　李秀明　张成博

委　　　　员

各省市项目组分管领导和主要专家

（山东省）武继彪　欧阳兵　张成博　贾青顺

（江苏省）吴勉华　周仲瑛　段金廒　胡　烈

（上海市）张怀琼　季　光　严世芸　段逸山

（福建省）阮诗玮　陈立典　李灿东　纪立金

（浙江省）徐伟伟　范永升　柴可群　盛增秀

（陕西省）黄立勋　呼　燕　魏少阳　苏荣彪

（河南省）夏祖昌　刘文第　韩新峰　许敬生

（辽宁省）杨关林　康廷国　石　岩　李德新

（四川省）杨殿兴　梁繁荣　余曙光　张　毅

各项目组负责人

王振国（山东省）　王旭东（江苏省）　张如青（上海市）

李灿东（福建省）　陈勇毅（浙江省）　焦振廉（陕西省）

蔡永敏（河南省）　鞠宝兆（辽宁省）　和中浚（四川省）

项目专家组

顾　问　马继兴　张灿玾　李经纬

组　长　余瀛鳌

成　员　李致忠　钱超尘　段逸山　严世芸　鲁兆麟
郑金生　林端宜　欧阳兵　高文柱　柳长华
王振国　王旭东　崔　蒙　严季澜　黄龙祥
陈勇毅　张志清

项目办公室（组织工作委员会办公室）

主　任　王振国　王思成

副主任　王振宇　刘群峰　陈榕虎　杨振宁　朱毓梅
刘更生　华中健

成　员　陈丽娜　邱　岳　王　庆　王　鹏　王春燕
郭瑞华　宋咏梅　周　扬　范　磊　张永泰
罗海鹰　王　爽　王　捷　贺晓路　熊智波

秘　书　张丰聪

前 言

中医药古籍是传承中华优秀文化的重要载体，也是中医学传承数千年的知识宝库，凝聚着中华民族特有的精神价值、思维方法、生命理论和医疗经验，不仅对于传承中医学术具有重要的历史价值，更是现代中医药科技创新和学术进步的源头和根基。保护和利用好中医药古籍，是弘扬中国优秀传统文化、传承中医学术的必由之路，事关中医药事业发展全局。

1949 年以来，在政府的大力支持和推动下，开展了系统的中医药古籍整理研究。1958 年，国务院科学规划委员会古籍整理出版规划小组在北京成立，负责指导全国的古籍整理出版工作。1982 年，国务院古籍整理出版规划小组召开全国古籍整理出版规划会议，制定了《古籍整理出版规划（1982—1990）》，卫生部先后下达了两批 200 余种中医古籍整理任务，掀起了中医古籍整理研究的新高潮，对中医文化与学术的弘扬、传承和发展，发挥了极其重要的作用，产生了不可估量的深远影响。

2007 年《国务院办公厅关于进一步加强古籍保护工作的意见》明确提出进一步加强古籍整理、出版和研究利用，以及

"保护为主、抢救第一、合理利用、加强管理"的方针。2009年《国务院关于扶持和促进中医药事业发展的若干意见》指出，要"开展中医药古籍普查登记，建立综合信息数据库和珍贵古籍名录，加强整理、出版、研究和利用"。《中医药创新发展规划纲要（2006—2020）》强调继承与创新并重，推动中医药传承与创新发展。

2003~2010年，国家财政多次立项支持中国中医科学院开展针对性中医药古籍抢救保护工作，在中国中医科学院图书馆设立全国唯一的行业古籍保护中心，影印抢救濒危珍本、孤本中医古籍1640余种；整理发布《中国中医古籍总目》；遴选351种孤本收入《中医古籍孤本大全》影印出版；开展了海外中医古籍目录调研和孤本回归工作，收集了11个国家和2个地区137个图书馆的240余种书目，基本摸清流失海外的中医古籍现状，确定国内失传的中医药古籍共有220种，复制出版海外所藏中医药古籍133种。2010年，国家财政部、国家中医药管理局设立"中医药古籍保护与利用能力建设项目"，资助整理400余种中医药古籍，并着眼于加强中医药古籍保护和研究机构建设，培养中医古籍整理研究的后备人才，全面提高中医药古籍保护与利用能力。

在此，国家中医药管理局成立了中医药古籍保护和利用专家组和项目办公室，专家组负责项目指导、咨询、质量把关，项目办公室负责实施过程的统筹协调。专家组成员对古籍整理研究具有丰富的经验，有的专家从事古籍整理研究长达70余年，深知中医药古籍整理研究的重要性、艰巨性与复杂性，履行职责认真务实。专家组从书目确定、版本选择、点校、注释等各方面，为项目实施提供了强有力的专业指导。老一辈专家的学术水平和智慧，是项目成功的重要保证。项目承担单位山东中医药大学、南京中医药大学、上海中医药大学、福建中医药大学、浙江省中医药研究院、陕西省中医药研究院、河南省中医药研究院、辽宁中医药大学、成都中医药大学及所在省市中医药管理部门精心组织，充分发挥区域间互补协作的优势，并得到承担项目出版工作的中国中医药出版社大力配合，全面推进中医药古籍保护与利用网络体系的构建和人才队伍建设，使一批有志于中医学术传承与古籍整理工作的人才凝聚在一起，研究队伍日益壮大，研究水平不断提高。

本着“抢救、保护、发掘、利用”的理念，该项目重点选择近60年未曾出版的重要古医籍，综合考虑所选古籍的保护价值、学术价值和实用价值。400余种中医药古籍涵盖了医经、基础理论、诊法、伤寒金匮、温病、本草、方书、内科、外科、女科、儿科、伤科、眼科、咽喉口齿、针灸推拿、养生、医案医话医论、医史、临证综合等门类，跨越唐、宋、金元、明以迄清末。全部古籍均按照项目办公室组织完成的行业标准《中医古籍整理规范》及《中医药古籍整理细则》进行整理校注，绝大多数中医药古籍是第一次校注出版，一批孤本、稿本、抄本更是首次整理面世。对一些重要学术问题的研究成果，则集中收录于各书的“校注说明”或“校注后记”中。

“既出书又出人”是本项目追求的目标。近年来，中医药古籍整理工作形势严峻，老一辈逐渐退出，新一代普遍存在整理研究古籍的经验不足、专业思想不坚定等问题，使中医古籍整理面临人才流失严重、青黄不接的局面。通过本项目实施，搭建平台，完善机制，培养队伍，提升能力，经过近5年的建设，锻炼了一批优秀人才，老中青三代齐聚一堂，有效地稳定了研究队伍，为中医药古籍整理工作的开展和中医文化与学术的传承提供必备的知识和人才储备。

本项目的实施与《中国古医籍整理丛书》的出版，对于加强中医药古籍文献研究队伍建设、建立古籍研究平台，提高古籍整理水平均具有积极的推动作用，对弘扬我国优秀传统文化，推进中医药继承创新，进一步发挥中医药服务民众的养生保健与防病治病作用将产生深远影响。

第九届、第十届全国人大常委会副委员长许嘉璐先生，国家卫生计生委副主任、国家中医药管理局局长、中华中医药学会会长王国强先生，我国著名医史文献专家、中国中医科学院马继兴先生在百忙之中为丛书作序，我们深表敬意和感谢。

由于参与校注整理工作的人员较多，水平不一，诸多方面尚未臻完善，希望专家、读者不吝赐教。

国家中医药管理局中医药古籍保护与利用能力建设项目办公室

二〇一四年十二月

许 序

“中医”之名立，迄今不逾百年，所以冠以“中”字者，以别于“洋”与“西”也。慎思之，明辨之，斯名之出，无奈耳，或亦时人不甘泯没而特标其犹在之举也。

前此，祖传医术（今世方称为“学”）绵延数千载，救民无数；华夏屡遭时疫，皆仰之以度困厄。中华民族之未如印第安遭染殖民者所携疾病而族灭者，中医之功也。

医兴则国兴，国强则医强。百年运衰，岂但国土肢解，五千年文明亦不得全，非遭泯灭，即蒙冤扭曲。西方医学以其捷便速效，始则为传教之利器，继则以“科学”之冕畅行于中华。中医虽为内外所夹击，斥之为蒙昧，为伪医，然四亿同胞衣食不保，得获西医之益者甚寡，中医犹为人民之所赖。虽然，中国医学日益陵替，乃不可免，势使之然也。呜呼！覆巢之下安有完卵？

嗣后，国家新生，中医旋即得以重振，与西医并举，探寻结合之路。今也，中华诸多文化，自民俗、礼仪、工艺、戏曲、历史、文学，以至伦理、信仰，皆渐复起，中国医学之兴乃属必然。

迄今中医犹为国家医疗系统之辅，城市尤甚。何哉？盖一则西医赖声、光、电技术而于20世纪发展极速，中医则难见其进。二则国人惊羡西医之“立竿见影”，遂以为其事事胜于中医。然西医已自觉将入绝境：其若干医法正负效应相若，甚或负远逾于正；研究医理者，渐知人乃一整体，心、身非如中世纪所认定为二对立物，且人体亦非宇宙之中心，仅为其一小单位，与宇宙万象万物息息相关。认识至此，其已向中国医学之理念“靠拢”矣，虽彼未必知中国医学何如也。唯其不知中国医理何如，纯由其实践而有所悟，益以证中国之认识人体不为伪，亦不为玄虚。然国人知此趋向者，几人？

国医欲再现宋明清高峰，成国中主流医学，则一须继承，一须创新。继承则必深研原典，激清汰浊，复吸纳西医及我藏、蒙、维、回、苗、彝诸民族医术之精华；创新之道，在于今之科技，既用其器，亦参照其道，反思己之医理，审问之，笃行之，深化之，普及之，于普及中认知人体及环境古今之异，以建成当代国医理论。欲达于斯境，或需百年欤？予恐西医既已醒悟，若加力吸收中医精粹，促中医西医深度结合，形成21世纪之新医学，届时“制高点”将在何方？国人于此转折之机，能不忧虑而奋力乎？

予所谓深研之原典，非指一二习见之书、千古权威之作；就医界整体言之，所传所承自应为医籍之全部。盖后世名医所著，乃其秉诸前人所述，总结终生行医用药经验所得，自当已成今世、后世之要籍。

盛世修典，信然。盖典籍得修，方可言传言承。虽前此50余载已启医籍整理、出版之役，惜旋即中辍。阅20载再兴整理、出版之潮，世所罕见之要籍千余部陆续问世，洋洋大观。

今复有“中医药古籍保护与利用能力建设”之工程，集九省市专家，历经五载，董理出版自唐迄清医籍，都400余种，凡中医之基础医理、伤寒、温病及各科诊治、医案医话、推拿本草，俱涵盖之。

噫！璐既知此，能不胜其悦乎？汇集刻印医籍，自古有之，然孰与今世之盛且精也！自今而后，中国医家及患者，得览斯典，当于前人益敬而畏之矣。中华民族之屡经灾难而益蕃，乃至未来之永续，端赖之也，自今以往岂可不后出转精乎？典籍既蜂出矣，余则有望于来者。

谨序。

第九届、十届全国人大常委会副委员长

许嘉璐

二〇一四年冬

王序

中医学是中华民族在长期生产生活实践中，在与疾病作斗争中逐步形成并不断丰富发展的医学科学，是中国古代科学的瑰宝，为中华民族的繁衍昌盛作出了巨大贡献，对世界文明进步产生了积极影响。时至今日，中医学作为我国医学的特色和重要医药卫生资源，与西医学相互补充、相互促进、协调发展，共同担负着维护和促进人民健康的任务，已成为我国医药卫生事业的重要特征和显著优势。

中医药古籍在存世的中华古籍中占有相当重要的比重，不仅是中医学术传承数千年最为重要的知识载体，也是中医为中华民族繁衍昌盛发挥重要作用的历史见证。中医药典籍不仅承载着中医的学术经验，而且蕴含着中华民族优秀的思想文化，凝聚着中华民族的聪明智慧，是祖先留给我们的宝贵物质财富和精神财富。加强对中医药古籍的保护与利用，既是中医学发展的需要，也是传承中华文化的迫切要求，更是历史赋予我们的责任。

2010 年，国家中医药管理局启动了中医药古籍保护与利用能力建设项目。这既是传承中医药的重要工程，也是弘扬优秀民族文化的重要举措，不仅能够全面推进中医药的有效继承和创新发展，为维护人民健康作出贡献，也能够彰显中华民族的璀璨文化，为实现中华民族伟大复兴的中国梦作出贡献。

相信这项工作一定能造福当今，嘉惠后世，福泽绵长。

国家卫生和计划生育委员会副主任

国家中医药管理局局长

中华中医药学会会长

王国强

二〇一四年十二月

马 序

新中国成立以来，党和国家高度重视中医药事业发展，重视古籍的保护、整理和研究工作。自1958年始，国务院先后成立了三届古籍整理出版规划小组，分别由齐燕铭、李一氓、匡亚明担任组长，主持制定了《整理和出版古籍十年规划（1962—1972）》《古籍整理出版规划（1982—1990）》《中国古籍整理出版十年规划和“八五”计划（1991—2000）》等，而第三次规划中医药古籍整理即纳入其中。1982年9月，卫生部下发《1982—1990年中医古籍整理出版规划》，1983年1月，中医古籍整理出版办公室正式成立，保证了中医古籍整理出版规划的实施。2002年2月，《国家古籍整理出版“十五”（2001—2005）重点规划》经新闻出版署和全国古籍整理出版规划领导小组批准，颁布实施。其后，又陆续制定了国家古籍整理出版“十一五”和“十二五”重点规划。国家财政多次立项支持中国中医科学院开展针对性中医药古籍抢救保护工作，文化部在中国中医科学院图书馆专门设立全国唯一的行业古籍保护中心，国家先后投入中医药古籍保护专项经费超过3000万元，影印抢救濒危珍、善、孤本中医古籍1640余种，开展了海外中医古籍目录调研和孤本回归工作。2010年，国家财政部、国家中医药管理局安排国家公共卫生专项资金，设立了“中医药古籍保护与利用能力建设项目”，这是继1982～1986年第一批、第二批重要中医药古籍整理之后的又一次大规模古籍整理工程，重点整理新中国成立后未曾出版的重要古籍，目标是形成并普及规范的通行本、传世本。

为保证项目的顺利实施，项目组特别成立了专家组，承担咨询和技术指导，以及古籍出版之前的审定工作。专家组中的许多成员虽逾古稀之年，但老骥伏枥，孜孜不倦，不仅对项目进行宏观指导和质量把关，更重要的是通过古籍整理，以老带新，言传身教，培养一批中医药古籍整理研究的后备人才，促进了中医药古籍保护和研究机构建设，全面提升了我国中医药古籍保护与利用能力。

作为项目组顾问之一，我深感中医药古籍保护、抢救与整理工作的重要性和紧迫性，也深知传承中医药古籍整理经验任重而道远。令人欣慰的是，在项目实施过程中，我看到了老中青三代的紧密衔接，看到了大家的坚持和努力，看到了年轻一代的成长。相信中医药古籍整理工作的将来会越来越好，中医药学的发展会越来越好。

欣喜之余，以是为序。

中国中医科学院研究员

马继兴

二〇一四年十二月

校注说明

《医方便览》由明代儒医殷之屏撰，成书于明万历十年（1582），是一部综合性临床方书。时称“命方甚约，计效最奇，信医之关键也”。

殷之屏，又名殷次台，为四川遂宁（属古棠城）人，生卒不详。由初刻者夏镗序知，殷之屏“少业儒，有天下之志，时无知遇，乃移其心志于医”。业医三十余年，博览群书，钻研医道。尝苦方帙各持一家，执之漫无要领。一日，阅皇甫氏世传《明医指掌图赋》，慨然其立论详，括方尽。乃从而折衷之，补偏脱冗，执简剔繁，论极根源，症察标本，其处方分类，一皆增损参酌适宜。历经三载，编成此书。此书总体思路受先儒守约尽博思想影响以及《伤寒指掌图》《明医指掌图赋》的启发。其自序曰：“医书浩瀚，学者不便观览。每思先儒谓学者必务知要，知要则能守约，守约则足以尽博。此非独入道者为然，虽医学无不以此为向方者。”首卷列述运气、经络、病机、医旨，病机赋（注明为皇甫中撰）；一至四卷，仿照《明医指掌图赋》咏注一百个病，先咏病原治法，并逐句作注，各方又列其下，“俾学者熟而诵之，因病以求法，因法以用方，庶乎守约尽博而医要亦几矣。书成，因名之曰《医方便览》”。

《医方便览》共五卷。首卷为总论，包括运气要略、运气论、经络要略、君臣佐使论、医旨、病机赋。卷一至卷四按内外妇儿各科，共列一百种病证，每种病证先总论其病因病机、证候治法及方剂名称，次列方剂组成与加减。

《医方便览》两次刊刻，刊刻者均为陕西临洮府知府。作者殷之屏与初刻者夏镗均为蜀棠城人，《临洮府志》载："知府夏镗，四川大足（属古棠城）人，由进士，万历六年。"时值夏镗任临洮府知府，二人均有医国医民之心，因而此书得以官刻。本书第二次刊刻者也是一位临洮府知府。重刻序由中宪大夫陕西临洮府知府季佺子夏，于康熙岁次戊午季春之吉执笔。《临洮府志》载："知府季佺，直隶真定人，将才，康熙十四年任。"由重刻序得知，为了子弟之好学者，季佺刻板印书，为此在府库中获旧版百余页。询问旧吏，回答说"此《医方便览》旧刻也"。散乱遗失，仅剩下这些。因此命令搜括板示，遂得全书四卷。即付梓工，照原书刻板，两个多月书成。经过与初刻版对比，补刻版面不足三分之一，字貌粗陋，刻工潦草，有多处随意改写，校改之处少，参考价值较小。所以，第二次刊刻是一次补刻，不能算重刻。《医方便览》现存初刻本与康熙十七年（1678）残版补刻本。

本次校注以夏镗初刻本为底本，以季佺重印补刻本为校本，以《明医指掌》为参校本，所引诸书为他校本。校勘和注释的原则是：

1. 采用现代标点方法，对原书进行重新句读。

2. 凡原书中的繁体字，均改为简化字。

3. 凡底本中因刻写致误的明显错别字，如日曰混淆、己巳不分者予以径改，不出校记。

4. 凡异体字、古字、俗字，如查与楂，燻与熏，棃与梨等径改为简化字，不出校记。通假字一律保留，并出校记说明本字。

5. 对个别冷僻字词加以注音和解释。

6. 凡底本与校本互异，显系底本误、脱、衍、倒者，予以勘正，并出校说明据改、据补、据删、乙正之版本、书名或理由。若难以判断是非或两义均通者，则出校并存，不改原文，或提出倾向性意见。若属一般性虚词，或义引、节引他书而无损文义者，或底本不误而显系校本讹误者，则不予处理。凡底本与校本虽同，但据本书体例、文义判定确属有误者，亦予以勘正，并出校注明校改理由。若虽疑有误而难以判定者，则不妄改原文，只出校注说明疑误之处。

7. 因改为简体横排，原书中代表上文的“右”字，一律改为“上”字。

8. 底本首卷正文前的“蜀遂宁殷之屏集棠城夏暹校正”及其余各卷正文前的“蜀遂宁殷之屏咏注棠城夏暹校正”字样，每卷终均有“首卷终、×卷终”字样，今一并删去。

序 一

自古起疾培元，引[①]延寿脉[②]，必假诸医。信医能续命，其道非下九流者，故岐黄佗扁之术，至今赖之。然世未有尽其术者，非其术之不传，业术者之未精耳。余斗城[③]殷次台氏，少业儒，有天下之志，时无知遇，乃移其志于医。博览《本草》《素》《难》《脉经》诸书，钻研医道，三十余年无暇日。尝苦方帙各持一家，执之漫无要领。一日，阅皇甫氏世传《明医指掌图赋》，慨然若有得焉。谓其立论详，括方尽也。间有隐显繁略互异者，乃从而折衷之，补偏脱冗，执简剔繁，论极根源，症察标本，其处方分类，一皆增损参酌适宜。固不以己意晦原图，亦不以《局方》隘吾意，力经三载，编成一帙，析之不踰乎四卷。夫皇甫《图说》，视往帙固最简者，必合父子祖孙三世而后成。次台托笔，非不详且尽也，惟假之以年，编辑较原图尤便，非其天资颖异、学力精到者，未易及此。且其说令人易晓，方尤凿凿有经验，纵僻土细[④]人，按方投剂，无弗当病者。则是编也，可谓博而能约，诚医之指南矣。次台学其知要哉，古人遗术今也，无患无传矣。编成，次台意不私己，特持以示余。余喜其惓惓[⑤]有济人之心，更奇其方尤简便可济人也，遂

---

① 引：延长，延续。

② 寿脉：指健康。

③ 斗城：小城。

④ 细：见识短浅。《礼记·檀弓上》："君子之爱人也以德，细人之爱人也以姑息。"

⑤ 惓惓（quán 拳）：忠谨，恳切。

梓而播之，用成其志。使业医者，果因病检方，因方以药天下之病，则凡天下之抱疴待毙者，未必不因药而起也。古所谓六不治者，何有哉？吾切于有志济人者望。

时万历壬午季春之吉①

中宪大夫②陕西临洮府知府前户部福建清吏司郎中③蜀棠④梅原夏镗书

① 吉：阴历每月初一。或称初吉。

② 中宪大夫：金代为文官正五品封阶，明清则为文职正四品封阶。

③ 郎中：隋唐迄清，各部皆设郎中，分掌各司事务，为尚书侍郎下的高级官员，清末始废。

④ 棠：棠城，古昌州美称。下辖昌原、静南、大足三县，大致在今重庆永川、大足、荣昌和四川隆昌一代。《临洮府志》载夏镗为四川大足人。

序 二

万历已卯，余自巩[1]之清水令叨转[2]临洮府，倅越岁[3]，值我梅原翁奉命来守是邦。甫[4]下车，即振举百废，聿[5]新庶务，民间利病疾苦罔不洞察而抚育之。仅数月，政平讼理，风清弊绝。爰洽僚属，惠溥[6]黎元[7]，颂声任西土者，籍甚[8]。仍于政务之暇，出《医方便览》一帙，寿诸梓[9]，以广四方。嘱余叙诸简端[10]。余惟医道其来远矣，昉[11]于《黄帝内经》，盛于扁鹊仓公，杏林橘井扬其波，东垣丹溪衍其流。其书有八十一难，其传凡一百七十有九家，诚未易更仆数[12]也。顾[13]方以世远，业

---

① 巩：州名，宋改渭州置。治所在陇西县，辖境相当今甘肃省陇西、通渭、漳县、武山、定西等县地。

② 叨转：谦称自己转任。

③ 倅（cuì 翠）越岁：满一年。倅，满。

④ 甫：开始。

⑤ 聿（yù 玉）：助词。

⑥ 溥：广大。

⑦ 黎元：即黎民。又名黎玄。

⑧ 籍甚：盛大，盛多。

⑨ 寿诸梓：刻板保存。寿，保存。梓，雕板。

⑩ 简端：书的开头。

⑪ 昉：起始。

⑫ 仆数：一一详加论列。

⑬ 顾：反而。

以人殊，篇什①之蛊②，药方之赝，字迹豕与鱼③者，可胜言哉？夫医以寄生死也，十全为上，一味弗减，百体罔宁，仁人君子不恻④然乎？今我翁集次台殷公所已成，补其所未备，繁浩者删，残缺者全，舛讹者正。君臣佐使，寒热温凉，胥⑤有所稽而不谬。由是，危者安，病者瘳，疲癃⑥残疾赖以全活者众，而翁之仁心仁政可寄以不穷矣。何也？医者意也，仁术也，与政通也。故药有以和平为贵者，翁之德教绥⑦良者实似之；药有以攻伐为尚者，翁之刑威惩奸者实似之；药有以加减为善者，翁之时宽时严而参合不偏者又是焉⑧称。心因政而益彰，政因书而愈广。此方在一世，则一世之天下被其泽，此方在万世，则万世之天下被其泽，博施济众之至念不与之相为悠久也哉？噫！后之君子，览斯集也，其有以识翁之心云。

万历壬午季夏之吉

承直⑨郎临洮府通判⑩怀来文中质书

---

① 篇什（shí 十）：《诗经》的“雅”和“颂”以十篇为一什，故诗章又称篇什。又指文卷、书籍。

② 蛊：蛀虫。

③ 豕与鱼：鲁鱼亥豕。鲁和鱼、亥和豕，篆文形似，以致引起误写误读，后以鲁鱼亥豕泛指书籍传写刊印中的文字错误。

④ 恻：忧伤，悲痛。

⑤ 胥：皆，都。

⑥ 疲癃：曲腰高背之状。泛指年老多病或年老多病之人。

⑦ 绥：安。

⑧ 焉：代词，相当于“之”。

⑨ 承直：亦作“承值”。当值。

⑩ 通判：宋初始于诸州府设置，即共同处理政务之意。地位略次于州府长官，但握有连署州府公事和监察官吏的实权，号称监州。明清设于各府，分掌粮运及农田水利等事务，职务远较宋初为轻。

引

医书浩瀚，学者不便观览。每思先儒谓学者必务知要，知要则能守约，守约则足以尽博。此非独入道者为然，虽医学无不以此为向方[①]者。如《丹溪纂要》[②] 约矣，而未足以尽博也；《玉机微义》[③] 博矣，而未能反约也。惟蒙斋《伤寒指掌》[④] 有歌有赋有法有方，可谓博且约焉。昔人谓教童子当以洒扫应对、礼义廉耻等事，作为诗歌，今[⑤]朝夕歌之，则其言易入，蒙斋非此意乎？夫蒙斋《指掌》意则善矣，然止及伤寒而未及杂病，恐于医治未广也。余有志数年未逮，万历丙子[⑥]，得皇甫先生《明医指掌》于燕市中，深于余心有独契焉。第[⑦]其歌有太繁而不便记诵者，有太简而未尽病情者，且其论与歌不贯，方与法不联，俱未可易晓也。乃谬咏百章，凡病原治法即注逐句之下，合用诸方即载本病之后，仍以运气、经络、病机、医旨列之首卷。俾学者熟而诵之，因病以求法，因法以用方，庶乎守约尽

① 向方：遵循正确方向。

② 丹溪纂要：《丹溪先生医书纂要》。明·卢和辑纂，成书并刊于明成化二十年，简称《丹溪纂要》。

③ 玉机微义：明·徐彦纯撰于洪武元年。

④ 蒙斋伤寒指掌：吴蒙斋《伤寒指掌图》。皇甫中效此而作《明医指掌图赋》。

⑤ 今：疑作“令”。

⑥ 万历丙子：万历四年，1576 年。

⑦ 第：而。

博而医要亦几[1]矣。书成，因名之曰《医方便览》，将以俟有道之质正[2]云。

万历壬午季春蜀遂宁殷之屏书

① 几：差不多。
② 质正：质询，就正。

目录

首卷

运气要略 …………………… 一
五运歌 …………………… 一
逐年五运歌 ……………… 一
逐年六气歌 ……………… 一
六气司天在泉天符岁会同天符太乙天符歌 … 一
运气论 …………………… 一
经络要略 ………………… 三
君臣佐使论 ……………… 四
医旨 ……………………… 五
病机赋 …………………… 七

卷之一

真中风一 ……………… 二〇
类中风二 ……………… 二五
破伤风三 ……………… 二六
痛风四 ………………… 二七
痿症五 ………………… 二八
厥症六 ………………… 二九
麻木七 ………………… 三〇
痹症八 ………………… 三一
痓症九 ………………… 三三
伤风十 ………………… 三四
中寒痼冷十一 ………… 三五
恶寒十二 ……………… 三六
伤寒瘟疫十三 ………… 三六
发斑丹疹十四 ………… 四五
暑症十五 ……………… 四九
湿症十六 ……………… 五一
燥症十七 ……………… 五三
火热十八 ……………… 五五
发热十九 ……………… 五八
诸气二十 ……………… 五八
血症二十一 …………… 六二
痰饮二十二 …………… 六七
齁喘二十三 …………… 七二

卷之二

咳嗽二十四 …………… 七七
劳瘵二十五 …………… 八三
虚损二十六 …………… 八九
汗症二十七 ……… 一〇〇
内伤二十八 ……… 一〇四
脾胃二十九 ……… 一一一

疟疾三十 ………… 一一四
泄泻三十一 ……… 一一九
痢疾三十二 ……… 一二二
郁症三十三 ……… 一二七
痞满三十四 ……… 一二八
积聚癥瘕三十五 … 一三〇
水肿三十六 ……… 一三八
鼓胀三十七 ……… 一四一
黄疸三十八 ……… 一四三
呕吐[1]哕翻胃三十九
……………… 一四七
霍乱关格四十 …… 一五一
恶心四十一 ……… 一五三
嘈杂四十二 ……… 一五三
呃逆嗳气四十三 … 一五四
酸症四十四 ……… 一五六

卷之三

虫症四十五 ……… 一五八
噎隔附[2]梅核气
四十六 ………… 一六二
三消四十七 ……… 一六四
癫狂四十八 ……… 一六七
祟症四十九 ……… 一六七
怔忡惊悸健忘无睡
嗜卧五十 ……… 一六九
痫症五十一 ……… 一七二
头痛五十二 ……… 一七三
头风五十三 ……… 一七八
眩晕五十四 ……… 一八〇
面部五十五 ……… 一八三
目病五十六 ……… 一八六
耳病五十七 ……… 一九三
鼻病五十八 ……… 一九六
口齿五十九 ……… 一九九
咽喉六十 ………… 二〇五
胸胁痛六十一 …… 二一〇
心痛六十二 ……… 二一三
腹痛六十三 ……… 二一七
腰痛六十四 ……… 二二一
疝气六十五 ……… 二二六
脚气六十六 ……… 二三〇
便浊遗精六十七 … 二三三
淋闭不禁六十八 … 二三六
秘结六十九 ……… 二四〇
脱肛七十 ………… 二四三

---

① 吐：目录原无，据正文补。
② 附：目录原无，据正文补。

卷之四

外科 …………………… 二四五

痔漏七十一 ……… 二四五

肠风脏毒七十二 … 二五〇

疮癣七十三 ……… 二五二

痈疽七十四 ……… 二五六

发背七十五 ……… 二六六

乳痈七十六 ……… 二六七

附骨疽臀痈七十七 …………………… 二六八

疔毒七十八 ……… 二六九

瘤瘿结核七十九 … 二七一

瘰疬马刀八十 …… 二七二

妇人门 ……………… 二七五

经候八十一 ……… 二七五

崩漏八十二 ……… 二七七

带下八十三 ……… 二七九

种子八十四 ……… 二八一

胎前八十五 ……… 二八二

临产八十六 ……… 二八八

产后八十七 ……… 二九〇

老人八十八 ……… 二九三

小儿科 ……………… 二九五

初生护养八十九 … 二九五

变蒸九十 ………… 二九九

脉候形色九十一 … 三〇一

急慢惊风天钓内钓二痓五痫夜啼客忤九十二 ……… 三〇一

诸疳九十三 ……… 三〇九

异症[1]九十四 …… 三一六

吐泻九十五 ……… 三一八

肿胀腹痛哮喘疟痢九十六 ………… 三一九

风寒咳嗽瘾疹九十七 …………………… 三二一

痘疮顺症九十八 … 三二三

痘疮险症九十九 … 三二四

痘疮逆症一百 …… 三三四

跋 …………………… 三三七

① 异症：原作“怪病”，据正文改。

首　　卷

运气要略

五运歌

甲己化土乙庚金，丙辛水运木丁壬。须知戊癸南方火，太过阳年不及阴如甲己化土，甲子年干支皆阳，乃岁土太过，己丑年支干皆阴，乃岁土不及。乙庚化金，庚寅年金运太过。

逐年五运歌每运主七十二日

大寒木运始行初，清明前三日火运居。芒种后三日土运起，立秋后六金运推。立冬九日太阳水，周而复始万年如。

逐年六气歌每气主六十日

大寒厥阴气之初，春分君火二之隅。小满少阳分三气，太阴大暑四相呼。秋分阳明五气位，太阳小雪六之余。

六气司天在泉天符岁会同天符太乙天符歌

子午少阴君火天，阳明燥金应在泉。丑未太阴湿土上，太阳寒水伏泉间。寅申少阳相火旺，厥阴风水地中联。卯酉却与子午倒，辰戌巳亥亦皆然。运合司天是天符如戊子戊午年，戊癸化火，上见君火司天是也，运合年支为岁会如甲己化土，而遇辰戌丑未之岁。运合在泉同天符如庚子庚午年，乙庚化金，下见燥金在泉，岁会天符称太乙如乙酉年，乙庚化金，而会酉岁，上见燥金司天，称太乙天符也。

运气论出管见

运气之说，起于《素问》，本为四时之变而设。盖以春为木，夏为火，夏秋之交为土，秋为金，冬为水，以此察天地之气候，辩①人物之病证，以为治疗之主耳。《素问·六节藏象论》谓：五运相袭而皆治之，终期之日，周而复始。又谓：春胜长夏，长夏胜冬，冬胜夏，夏胜秋，秋胜春。且以一期三百六十日分为六气，每气主六十日则其意可见矣。纪以天干则曰五运，纪以地支则曰六气，其实一也。传久致讹，至《天元纪大论》等篇，则遂以年岁之干支分管六气，盖已失先圣之旨矣。盖年岁之干支，天下皆同，且通四时不变也。天气之温暑寒凉，民病之虚实衰壮，东西南北之殊方，春夏秋冬之异候，岂有皆同之理？此其妄诞，盖不待深论而可知也。近世《伤寒钤法》②则以得病日之支干为主，其源亦出于此，决不可用。盖金木水火土之气各主一时，当时则为主气、为司天，非其时而有其气则为客气，其气与时正相反者则为在泉如木气司天，则相火在泉；火气司天，则燥金在泉；湿土司天，则寒水在泉；燥金司天，则君火在泉；寒水司天，则湿土在泉，谓其气伏于黄泉之下而不见也。治疗之法，用热远热，用寒远寒，盖所谓必先岁气，勿伐天和者也。春时木气司天，则四方皆温；夏时火气司天，则四方皆热；夏秋之交土气司天，则四方皆湿；秋则皆凉，冬则皆寒，民病往往因之，此则理之易见者也。其有气与时相反者如春应温而反寒，夏应热而反冷，秋应凉而反热，冬应寒而反温，则所谓客气者也。故治疗之法，亦有假者反之之说如夏用热药以治客寒，冬用凉药以治客温。观此

---

① 辩：通“辨”。分别。清·朱骏声《说文通训定声·坤部》：“辩，假借为辨。”《周易·履》：“君子以辩上下定民志。”

② 伤寒钤法：元·程德斋撰，成书于元泰定年间（1324—1328）。书以五运六气解释伤寒六经病证的受病时日及治法，未免牵强拘泥，而为后世诸医所不取。

则运气之说，斯过半矣。

经络要略

手之三阳从手走头，足之三阳从头走足，六阳皆会于首，阳自高而接下也。足之三阴从足走腹，手之三阴从腹走手，六阴不至于首，惟厥阴会于巅顶，阴自下而趋上也。手足太阳、厥阴四经，多血少气，太阴、少阴、少阳六经，少血多气，惟有阳明多血多气。

手太阴肺手阳明大肠表里经络歌

太阴肺脉始中焦，下络大肠上出腋。天府尺泽过太渊，更出少商与鱼际。

大肠之脉起商阳，上连合谷曲池旁。从肩入缺内络肺，颈颊齿鼻注迎香。

手少阴心手太阳小肠表里经络歌

少阴心络小肠通，支从肺系走咽瞳。直者上肺出腋下，肘内少海抵少冲。

小肠之脉起少泽，阳谷过肩下入缺。络心抵胃上颊车，耳鼻眦顴交络彻。

手厥阴心主手少阳三焦表里经络歌

厥阴心主起胸中，循胸出胁腋臑通。太阴少阴两经间，直从曲泽透中冲。

三焦之脉关冲起，逐臂循肩入缺盆。膻中分散络心膈，上项循颐耳角旋。

足太阴脾足阳明胃表里经络歌

太阴脾脉始隐白，核骨期门入腹中。络胃侠[1]咽连舌本，支络从胃注心宫。

胃脉起鼻交頞中，下循唇齿颔喉咙。络脾入胃气冲膝，三里冲阳次指终。

足少阴肾足太阳膀胱表里经络歌

肾经涌泉水泉过阴谷，入络膀胱贯脊行。直贯肺肝循舌本，一支从胃络于心。

膀胱内眦頞交巅，络脑下项更循肩。侠脊抵腰仍络肾，臀委委中昆仑小指尖。

足厥阴肝足少阳胆表里经络歌

厥阴肝脉大敦行，内臁阴股入环阴。络胆入肝贯胁肋，循喉入项会巅唇。

少阳胆脉锐眦先，循角布耳下胸前。络肝循胁气冲出，环跳外辅窍阴端。

十二经络穴道有不知者，当于针灸手足图上考之。

君臣佐使论

医家之术，谓上药为君，主养命；中药为臣，主养性；下药为佐使，主治病。大抵养命之药宜多君，养性之药宜多臣，治病之药则宜多佐使。此固用药之经[2]，然其妙则未尽也。大抵药之治病，各有所主，主治者君也，辅治者臣也，与君相反而相助者佐也，引经及引治病之药至于病所者使也。如治寒病用热药，君也；凡温热之药，皆辅君者也，臣也；然或热药之

① 侠（jiā 夹）：通“夹”“挟”。《淮南子·道应》：“两蛇侠绕其船。”《周礼·冬官考工记》：“今时，钟乳侠鼓与舞。”下同。

② 经：法则。

过甚而有害也，须少用寒凉药以监制之，使热药不至为害，此则所谓佐也；至于五脏六腑及病之所在，各须有引导之药与病相遇，此则所谓使也。余病准此，用药之权也。二义《素问》俱有，而读者不察，故特发明之，以俟夫智者采云。

医　旨

窃谓医虽小道，乃寄死生，最要变通，不宜固执。明药脉病治之理药性、脉诀、病机、治法，悉望闻问切之情望色、闻声、问故、切脉。药推寒热温凉平和之气，与夫辛甘淡苦酸咸之味、升降浮沉之性、宣通泻补之能。脉究浮沉迟数滑涩之形，与夫表里寒热实虚之应、阿阿嫩柳之和、弦钩毛石之顺。药用君臣佐使主病之谓君最多，辅君之谓臣次之，应臣之谓佐使又其次之，脉分老幼瘦肥老人脉濡，小儿脉数，瘦者脉大，肥者脉细。药乃天地之精，药宜切病药不泛用，则切病矣；脉者气血之表，脉贵有神脉中有力，谓有神也。病有外感内伤风寒暑湿燥火之机，治用宣通泻补滑涩温燥重轻之剂。外感异乎内伤外感乃有余之证，内伤乃不足之证，寒证不同热证伤寒直中之邪为寒，伤寒传经之邪为热。外感宜泻而内伤宜补，寒证可温而热证可清。补泻得宜，须臾病愈；清温失度，顷刻人亡。外感风寒宜分经而解散外感风寒传变不一，宜分经络解散方可，内伤饮食可调胃以消溶内伤饮食，只在一处，不过调胃消导而已。胃阳主气司纳受，阳常有余；脾阴主血司运化，阴常不足。胃乃六腑之本能纳受水谷，方可化气液，脾为五脏之源能运化气液，方可充荣卫，胃气弱则百病生，脾阴足而万邪息。调理胃脾，乃医中之王道；节戒饮食，乃却病之良方。病多寒冷郁气，气郁发热寒谓风寒外感，昼夜发热；冷谓生冷内伤，午后发热，或出七情动火，火动生痰。有因行藏动静以伤暑邪，或是出入雨水而中湿气，亦有饮食失调而生湿热，倘或房劳过度以动相火以上六条言病机。制伏相火要滋养其真阴以下六条言治法，祛除湿热须燥补其脾胃。外湿宜表散，内湿宜淡渗，阳暑可清热，阴暑可散寒。寻火寻痰分多分少而治，究表究里或汗或下而施是风寒则汗之，谓温散；是生冷则下之，谓温利。痰因火动，治火为先，火因气生，理气为本。火之轻者可降，重则从其性而升消；气之微者宜调，甚则究其源而发散。实火可泻，或泻表而或泻里指外感也；虚火宜补，或补阴而或补阳指内伤也。暴病之谓火，怪病之谓痰。寒热湿燥风五痰有异，温清燥润散五治不同寒痰温之，热痰清之，湿痰燥之，燥痰润之，风痰散之。有因火而生痰，有因痰而生火，或郁久而成病，或病久而成郁。金木水火土五郁当分，泄折达发夺五法宜审金郁泄之，水郁折之，木郁达之，火郁发之，土郁夺之。郁则生火生痰而成病，病则耗气耗血以致虚。病有微甚，治有逆从，微则逆治以寒药治热，以热药治寒，甚则从攻以寒药治热，佐以热药，以热药治寒，佐以寒药。病有本标，急则治标，缓则治本；法分攻补，虚而用补，实而用攻。少壮新邪专攻是则，老衰久病兼补为规。久病兼补虚而兼解郁，陈癥或荡涤而或消溶。积在胃肠可下而愈，块居经络宜消而痊。女人气滞于血，宜开血而行气；男子阳多乎阴，可补阴以配阳。苁蓉山药，男子之佳珍补阴故也；香附缩砂，女人之至宝行气故也。气病血病二者宜分，阳虚阴虚两般勿紊。阳虚气病昼重而夜轻自子至巳为昼，血病阴虚昼轻而夜重自午至亥为夜。阳虚生寒，寒生湿，湿生热阳为气为真火；阴虚生火，火生燥，燥生风阴为血为真水。阳盛阴虚则生火，火逼血而错经妄行；阴盛阳虚则生寒，寒滞气而周身浮肿。阳虚畏外寒阳气虚不能卫外，故畏外寒，阴虚生内热阴气虚不能配阳，故生内热。补阳补气用甘温之品，滋阴滋血以苦寒之流。调气贵用辛凉气属阳，无形者也，气郁则发热，故宜用辛凉之药以散之，和血必须辛热血属阴，有形者也，血积则作痛，故宜用辛热之药以开之。阳气为阴血之引导，阴血乃阳气之依归。阳虚补阳而阴虚滋阴，气病调气而血病和血。阴阳两虚，惟补其阳，阳生而阴长；气血俱病，只调其气，气行而血随。藏冰发冰以节阳气之燔，滋水养水以制心火之亢。火降水升，斯人无病；阴平阳秘，我体长春。小儿纯阳而无阴，老者多气而少血。肥人气虚有痰，宜豁痰而补气；瘦者血虚有火，可泻火以滋阴。膏粱①无厌发痈疽，热燥所使；淡薄不堪生肿胀，寒湿而然。北地耸高，宜清热而润燥；南方洿②下，可散湿以温寒。

病机赋③

仁和④皇甫云洲⑤撰注

病机玄蕴，脉理幽深，虽圣经之备载，匪师授而罔明病之枢⑥机，脉之奥理，虽《素问》《脉经》之备载，若非口传心授，曷⑦能穷其底蕴哉。处百病而决死生，须探阴阳脉候脉有阴阳之理，所以处百病而决死生也；订七方而施药石，当推苦乐志形七方者，大小缓急奇偶复也。方所以因病而订，人有形志俱乐者，有形志俱苦者，有形乐志苦者，有形苦志乐者，有形数惊恐者，用药订方当知此理。邪之所客，标本莫

---

① 梁：通“粱”。清·朱骏声《说文通训定声·壮部》：“梁，假借为粱。”《素问·通评虚实论》：“肥贵人则高梁之疾也。”王冰注：“梁，粱字也。”下同。

② 洿（wū 污）：地势低洼。

③ 病机赋：此篇为皇甫中《明医指掌》内容。

④ 仁和：今浙江杭州。

⑤ 云洲：皇甫中，字云洲。

⑥ 枢：原作“抠”，据《明医指掌》改。

⑦ 曷：何。《说文·日部》：“曷，何也。”

逃乎六气客者，外邪之所客也。病初受曰标，病原根曰本，然客邪标本，不外乎风寒暑湿燥火六气而成；病之所起，枢机不越乎三因外因风寒暑湿，内因七情饮食，脏腑之胜复而生病者，不内外因也。一辨色，二辨音，乃医家圣神妙用望而知之谓之神，闻而知之谓之圣，察五色辨五音能知病之所主者，非圣神而何，三折肱，九折臂，原病者感受舆情①《左传·定公十三年》齐高固曰三折肱知为良医，《楚词》云九折臂而成医兮，吾今知其信然，医能如此，受病之情得矣。能穷浮沉迟数滑涩大缓八脉之奥，便知表里虚实寒热邪正八要之名表者病不在内也，里者病不在外也，虚者五虚是也，实者五实是也，寒者脏腑之冷也，热者脏腑积热也，邪者非脏腑正病也，正者非外邪所中也，若能精究八脉之理，则八要自可知也。八脉为诸脉纲领，八要是众病权衡。涩为血少精伤，责责然，往来涩滞如刀刮竹之状；滑为痰多气盛，替替然，应指圆滑似珠流动之形涩脉之状，如刀刮竹责责然，往来不通快，此伤精失血之候也。滑脉之状，如珠圆滑替替然，往来流利，此气盛痰多之候也，二脉可以探其气血虚实之情也。迟寒数热纪至数多少平人脉以四至为率，不及曰迟，一息三至也；太过曰数，一息六至也。经云数则为热，迟则为寒，二脉所以别其寒热也，浮表沉里在举按重轻轻手举之于皮肤上得，重按乃无，如水浮泛者，曰浮；重手按至筋骨而得者，曰沉。经云浮为在表，沉为在里，二脉所以别其表里也。缓则正复，和若春风柳舞；大则病进，势如秋水潮生缓者胃脉也，往来和缓而不急疾。《脉诀》云：阿阿缓若春杨柳。缓则胃气复，故邪退而正复也。大者脉来洪大，经云脉来浑浑革革如涌泉者，病进而危，故如秋潮之汹涌者，状其大也。仲景所谓大则病进而缓则病退。六脉同等者喜其勿药仲景云：诊得六脉大小浮沉迟数同等者，

---

① 舆情：群情，民情。

不治自愈。正犹《易》之无妄之疾，勿药有喜，六脉偏盛者忧其采薪①《脉经》云：六脉浮沉滑涩迟数偏盛者，名曰残贼。脉能为诸经作病，故将有采薪之忧。表宜汗解，里即下平邪在表者汗之，在里者下之，此表实里实之治也。救表则桂枝耆②芍，救里则姜附参苓桂枝、黄耆、芍药，救表之虚也；肉桂、附子、干姜、人参、茯苓，救里之虚也。病有虚实之殊，虚者补而实者泻有病之虚实，有禀之虚实，故虚则补之，实则泻之，补泻之间，当以明辨；邪有寒热之异，寒者温而热者清寒淫所胜，以辛温之；热淫所胜，以寒清之。外邪是风寒暑湿燥之所客此六淫之邪从外而入者，故曰外邪也，内邪则虚实贼微正之相乘《难经》云从前来者为虚邪，从后来者为实邪，从所胜来者为微邪，从所不胜来者为贼邪，本经自病为正邪，此五脏互相乘克之邪，故曰内邪。正乃胃之真气，良由国之鲠③臣人之有胃气，犹国之有鲠直之臣，则邪佞不得肆其志而害，正胜邪也。驱邪如逐寇盗，必亟攻而尽剿人身之有邪所侵者，犹邦家之有寇盗也，不亟攻尽剿除之，为害匪轻，故曰邪不可不攻；养正如待小人，在修己而正心人之保身躯，如待小人，苟能正心修己者，则邪不能干，若正气不足，则邪凑之，故曰正不可不养。地土厚薄，究有余不足之禀赋西北地厚，则所禀亦厚；东南土薄，则所禀亦薄，有余不足自可见矣；运气胜复，推太过不及之流行五运六气者，主一岁之令，故阳年为太过，阴年为不及，其太过不及之流行胜复，郁发之灾变存焉。善治者，推其岁令灾变调之可也，故曰必先岁气，毋伐天和。脉病既得乎心法，用药奚患乎弗灵脉理明，然后治法审，知此则处方用药，安有不灵乎。

原夫中风当分真伪由外中者，真中风，不由外中者，伪中风也。真

---

① 采薪：采薪之忧。《孟子·公孙丑下》：“昔者有王命，有采薪之忧，不能造朝。”朱熹集注：“采薪之忧，言病不能采薪。”后因以采薪之忧，指患病。

② 耆：原作“蓍”，据文义改。耆：黄耆。又名黄芪。下同。

③ 鲠：正直。《隋书·阴寿传附骨仪》：“性刚鲠，有不可夺之志。”

者现六经形症，有中脏腑血脉之分风邪中人，有深有浅，风中表者，现六经形症。太阳头疼脊强，少阳脑满寒热，阳明身热目痛而烦，少阴口渴时厥，太阴自利腹疼或便难，厥阴囊缩遗溺、手足厥冷。中腑者浅，中脏者深，中经脉者半表里。血脉之分，所以分其邪之浅深也；伪者遵三子发挥，有属湿火气虚之谓河间举五志过极动火而卒中，皆因热甚，故主乎火。东垣以元气不足则邪凑之，令人卒倒僵仆①如风状，故主乎气虚。丹溪以东南气温②多湿，有病风者，非风也，由湿生痰，痰生热，热生风，故主乎湿。三子之发挥，皆非外中之风，故曰伪也。中脏命危中脏者多滞九窍，有唇缓失音耳聋目瞀鼻塞便难之症，其口开眼合，撒手遗尿鼾睡者，不治，此中脏受深，故曰命危，中腑肢废中腑者多着四肢，此中风受邪浅，故肢废。在经络则口眼㖞斜，中血脉则半身不遂邪中经络血脉者，非表非里，邪无定居，或偏于左，或偏于右，无内外症，故口眼㖞斜、半身不遂，而有汗下之戒。僵仆卒倒必用补汤卒倒者，气虚也，参芪补之，痰气壅塞可行吐剂痰气壅塞胸臆③，吐而解之。手足瘛疭，曰搐瘛者，筋惕跳也；疭者，筋缓疭也，手足惕跳而抽掣搐搦之候也；背项反张，曰痓背项强直，角弓反张，痓症也。无汗曰刚痓，汗多曰柔痓。先因中风，复感寒湿所致也。或为风痱偏枯，或变风痹风懿风痱者，于身无痛，四肢不收也；偏枯④者，半身不遂也；风痹者，麻痹不仁也；风懿者，奄忽⑤不知人也，四者皆风之变也。瘫痪痿易，四肢缓而不仁左不遂曰瘫，右不遂曰痪。痿者胫弱不任身，骨弱不能起。丹溪云：肺热叶焦，五脏因而受之，发为痿躄。易者，变易也。三者膏粱之疾，皆属于土，故四肢缓纵而不仁者，似风而实非风也，风湿寒并，三气合而为痹风湿寒三气杂至，合而为

---

① 仆：原作“付”，据《明医指掌》改。仆，倒下。
② 温：原作“湿”，据《明医指掌》改。
③ 胸臆：胸部。
④ 枯：原作“苦”，据《明医指掌》改。
⑤ 奄忽：疾速，倏忽。

痹，风气胜为行痹，湿气胜为着痹，寒气胜为痛痹。虽善行数变之莫测，皆木胜风淫之所致风者善行数变，不可预测，以上诸疾，皆肝木风淫之变也。《左传》云风淫末疾，此之谓也。雪霜凛冽总是寒邪雪者，寒凝结也；霜者，肃杀气也；凛冽，寒威也，三者皆为寒变，故曰寒邪。仲景云：冬令严寒，最成杀厉之气，酷日炎蒸皆为暑类酷，烈也；炎，火势也，蒸，热气熏蒸也。故在天为日，在地为暑，在人以心应之，凡此之类皆为暑也。伤寒则脉紧身寒，伤暑则脉虚热炽仲景云：脉盛身寒，得之伤寒；脉虚身热，得之伤暑。暑当敛补而清，寒可温散而去暑伤气故多汗，宜敛汗而补虚，如清暑益气汤是也；寒伤荣，故无汗，必温散之，如麻黄汤是也。诸痉强直，体重肤肿，由山泽风雨湿蒸经云诸痉强直，积饮痞膈，中满霍乱，体重肤肿，皆属湿。湿者，风雨袭虚，山泽蒸气是也。诸涩枯涸，干劲皴揭，皆天地肃清燥气经云诸涩枯涸，干劲皴揭，皆属于燥。燥者，阳气已降，阴气复升，天地肃清，凄怆风劲气也。湿则害其皮肉，燥则涸其肠胃经云地之湿气，感则害人皮肉筋骨。燥者，阳明燥金之化，胃与大肠皆属阳明，故因其类而感之，肠胃受邪，故有枯涩燥结之病。西北风高土燥，尝①苦渴闭痈疡西北高寒，多生燥病，故渴闭痈疡之病多；东南地卑水湿，多染疸肿泄痢东南地卑多湿，故黄疸浮肿泄痢之湿病多。其邪有伤有中，盖伤之浅而中之深凡风寒暑湿之邪，有伤有中。伤者伤于气血之分、肤腠之间，由浅而渐深，传之入里，故缓而浅；中者，其邪直入于中，故急而深。在人有壮有怯，故壮者行而怯者剧壮者气充肤密，邪不能侵，虽中邪，气行而散，弗能为害。怯者气虚空疏，邪得而伤之，且气弱不行则病也。天人七火，君相五志君相二火天成也，五志之火人为也，故曰天人七火。为工者能知直治顺性之理，而术可通神君火阳火也，可以冰水寒凉直折治之，相火阴火也，不可直治，

① 尝：疑作“常”。

当顺其性而伏之，此治火之妙法①，识此理之玄，其术神矣，善医者解行反治求属之道，而病无不治反治者，以热治热，以寒治寒，如寒因热用，热因寒用，则其邪易从。经云病服冷而反热，服热而反寒，当求其属以衰之，热之不已，责其无水；寒之不除，责其无火。壮水济火之法，故曰求属，所谓壮水之源以镇阳光，壮火之主以消阴翳是也。知此者，则无不可治之病也。虚火实火，补泻各合乎宜丹溪云虚火可补，实火可泻；湿热火热，攻发必宜乎剂湿热甚攻之，火热甚发之，各异其剂也。既通六气之机，可垂千古之誉谙此风寒暑湿燥火六气之病机，可垂名于后世也。

尝闻血属阴，不足则生热，斯河间之确论；气属阳，有余便是火，佩丹溪之格言阴虚则火盛，气旺则生火，此二贤发前人所未发也，俱有详论，兹不赘及。气盛者为喘急、为胀满、为痞塞，兼降火必自已喘急者，气上升也；胀满者，气不舒也；痞塞者，气不通也。虽乃气之有余，是皆火之使然，不治气而降火者，治其本也，盖气是标，火是本。血虚者为吐衄、为烦蒸、为痨瘵，匪清热而难痊吐衄者，火载血上行也；烦蒸者，火气熏蒸也；痨瘵者，阴虚火动也。虽皆血虚之候，火不息则煎熬真阴，而血益亏也。理中汤治脾胃虚冷理中汤补脾胃逐寒邪，润下丸化胸膈痰涎痰涎②盛者，由火炎于上，水液上腾以救火，不能润下，故肾益虚而火益甚。丹溪制此药，使火下降，则水归源而下润，故以名之。暴呕吐逆为寒所致胃有暴寒，则吐逆。河间云食已暴吐，是无火也，久嗽咯血是火之愆③久嗽咯血者，火炎而克肺金故也。平胃散疗湿胜濡泄不止濡泄者所下多水，湿自甚也，故用平胃散以去其湿，益荣汤治怔忡恍惚无眠怔忡，心悸动也；恍惚，惕惕如人捕也。皆荣血不足，致心神不宁，故无眠，益荣汤主之。枳壳散达生散，令孕妇束胎而易产膏梁

① 法：原字漫漶，据《明医指掌》补。
② 涎：原脱，据《明医指掌》补。
③ 愆：超过。

之人，奉养太过则脂肥，安逸太过则气不运，每有难产之患。二药特以削其气而束其胎，故令易产。达者，小羊也。羊生子而无留难，《毛诗》所谓先生如达是也，故曰达生散。麻仁丸润肠丸，治老人少血而难便老人血少，不得荣润大肠，故多闭结，不可峻攻，二药所以养血润燥而便自通。定惊悸须索牛黄珠珀镇坠之剂，故能定惊，化虫积必仗鹤虱[①]雷丸人有虫积，用此化之。通闭以葵菜[②]菠薐[③]，取其滑能养窍戴人用此，以润老弱人之燥结，取其滑利故也；消瘿以昆布海藻，因其咸能软坚丹溪取咸寒之剂，消坚结之瘿气。斯先贤之秘妙，矧[④]后进之无传。

所谓夏伤于暑必作疟，近而暴者，即时可瘳；远而痎者，三日一发经云夏暑汗不出者，秋成风疟。发于夏至后处暑前者，近而暴也，受病浅，可截而已。发于霜降后者，远而痎也，受病深，三日一发，名曰痎疟。痎，老疟也，久而不已成疟母。若瘅疟但用清肌瘅疟者，但热不寒，清肌解表热自已，在阴分勿行截药老疟者，多发于下午阴分，脏病也，不可截之，宜用血药，引入阳分，方可截之，斯无害于元气也。人参养胃治寒多热少而虚，柴胡清脾理热多寒少而渴邪盛气虚，故寒多热少，名曰寒疟，人参养胃汤。热多寒少而渴者，暑疟也，大小柴胡汤及清脾饮。自汗阳亏，盗汗阴弱阳虚则腠理不密，故自汗；阴虚则相火动，故盗汗，出于夜，寐出寤敛，有似于盗，故名盗汗。嗽而有声有痰兮，脾受湿侵；咳而有声无痰兮，肺由火烁有声有痰曰嗽，有声无痰曰咳。脾受湿而不运，故多痰；肺受克而不清，故无痰，火郁其痰故也。霍乱有寒有暑，何《局方》泥乎辛温寒暑皆令[⑤]霍乱，寒者温之，暑者清之，《局

① 虱：原作“风”，据文义改。
② 菜：原作“采”，据《明医指掌》改。
③ 薐：原作“菱”，据《明医指掌》改。
④ 矧：又。
⑤ 令：原作“冷”，据《明医指掌》改。

方》独以寒立论，不及之暑，误人多矣；积聚有虚有实，岂世俗偏于峻[1]削五积者，五脏之所生；六聚者，六腑之所成。世俗不辨虚实，一概巴硇破耗之药攻削，盖不知洁古有《养正积自除论》。当知木郁可令吐达木郁达之，是吐之令其条达也，金郁泄而土郁夺，木郁折而火郁发，泄发即汗利之称，折夺是攻抑之别金郁泄之，谓利窍兼分导，令其渗利也。火郁发之，谓汗之令其疏泄也。土郁夺之，谓攻下使无壅滞也。水郁折之，谓抑之制其冲逆。倒仓廪去陈莝，中州荡涤良方二法皆所以荡涤肠胃之宿垢积滞，推陈而致新也；开鬼门洁净府，上下分消妙法开鬼门者，谓开腠理使汗，泄其上部之湿；洁净府者，谓清水道以利下部之湿。如斯瞑眩，反掌生杀《尚书》云若药不瞑眩，厥疾弗瘳。凡施瞑眩之剂者，死生反掌耳。辄有一失，悔噬脐[2]之莫追，因而再逆，耻方成之弗约经云一逆尚引日，再逆促命期。可不慎之！稍有差失，悔之勿追矣。罗谦甫[3]云粗工绝气危生，不能约方故也。盖约方犹约囊，囊弗约则倾溢，方弗约则戕人生，初学者当玩方成弗约之论。

大抵暴病匪热，久病匪寒盖寒中人不能藏蓄，即时而发，若积久则变而为热，故暴病者多寒，久病者多热。臀背生疽，良由热积所致；心腹卒痛，却乃暴寒所干举斯二症，盖所以明暴病匪热，久病匪寒之意。五泄五疸因湿热，惟利水为尚五泄者，胃大肠小肠肾大瘕泄也；五疸，谷酒湿女劳黄汗是也，皆湿热而成，惟利小水以泄其湿，故治湿不利小便，非其治也。三消三衄为燥火，若滋阴自安三消者，消渴消中肾消是也；三衄者，鼻舌茎衄也。消本燥热，衄本血热，若滋阴养血，则燥热自除。呕吐呃[4]逆咎归于胃有声无物曰呕，声物皆出曰吐，呃逆，吃忒

① 峻：原作“悛（quān 圈）”，据《明医指掌》改。
② 噬脐：自噬腹脐。喻后悔不及。
③ 罗谦甫：即罗天益。
④ 呃：原作“咳”，据文义改。下同。

也。三者皆足阳明胃经之病也，阴㿉疝瘕统属于肝㿉者，气水肠卵四㿉也。疝者，寒水筋血气狐㿗七疝也。瘕者，青黄燥血脂狐蛇鳖八瘕也。《难经》云男子为七疝，女子为瘕聚，皆足厥阴肝之所主。盖厥阴肝经之脉循阴器，故统属于肝。液归心而作汗，敛之者黄耆六一汗为心液，汗多者，黄耆六一汤；热内炽而发疹，消之者人参化瘢阳明少阳火热炽甚者，必发空疹，人参化瘢汤。身不安兮为燥①，心不宁兮为烦烦燥者，内外烦热，亦有阴极而反发烦燥者，宜审之。忽然寒僵起栗昏冒者，名为尸厥卒然僵仆，不知人，肌肤寒栗者，名曰尸厥。此由入庙登冢问病吊丧所得，卒而跌②仆流涎时醒者，号曰癫痫卒然跌仆昏不知人，痰涎有声流于口角，须臾苏醒者，名曰癫痫；不醒，角弓反张者，名曰痓。腹满吞酸，此是胃中留饮留饮者，故腹满吞酸；胸膨嗳气，盖缘膈上停痰丹溪云：胃中有火，膈上有痰，故成嗳气。欲挽回春之力，当修起死之丹。

窃惟阴阳二症，疗各不同阴症则身寒，阳症则身热，二者主治，若霄壤之不侔；内外两伤，治须审别。内伤外伤，辨口鼻呼吸之情内伤，饮食劳役所致。外伤，风寒暑湿所致。故内伤则口为之不利，鼻息调匀，外伤则口中和，鼻息不利。盖鼻受无形，口受有形故也。阴症阳症，察尺寸往来之脉阴症则寸弱而尺浮，来往无力。阳症则尺微而寸大，来往有力。盖寸阳尺阴，故脉应之也。既明内外阴阳，便知虚实冷热内伤为不足，外伤为有余。阳症为热，阴症为寒。能究内外之伤，阴阳之症，则补虚泻实，温寒清热之法，无差忒③也。曰浊曰带，有赤有白男子赤白二浊，女子赤白二带。或属痰而或属火，白干气而赤干血。本无寒热之分，但有虚实之说浊带者，属痰与火，干于气分则白，干于血分则

① 燥：焦急。
② 跌：原作“趺”，据《明医指掌》改。
③ 忒：差错。

赤。世俗多以白为寒，非也，但有气虚血虚之不同，更有协痰协火之病状。痢亦同然，瘀积湿热。勿行淡渗兜涩汤丸，可用汗下寒温涌泄痢因瘀积湿热，而肠中所滞之积下，故曰滞下。有赤有白，有赤白杂下，有如豆汁鱼脑尘腐屋漏水，其色不一，皆有形物，不可以淡渗独利小便，亦不可用兜涩之剂，及巴硇毒药下之，当用仲景法。表协风寒者汗之，身有热者疏之，在里者承气下之，内寒者姜附温之，虚者参术补之，在上者涌之，小便不通者分导之，此为活法。导赤散通小便癃闭癃者罢①也，闭者急痛不通也，导赤散者，分利之圣药，温白丸解大肠痛结寒与食积痞结不开，腹满痛而便结者，温白丸主之，量虚实用。地骨皮散退劳热偏宜劳热者，骨蒸烦热也，地骨皮散主之，青礞石丸化结痰甚捷结痰非礞石不能开，丹溪云此药重在风化硝，盖取其咸寒软坚镇坠也。火郁者必扪其肌郁热与寻常发热不同，其热在于筋骨及四肢，肌肤不觉热甚，或一时火热如燎，以手扪之烙手是也，由胃虚过食冷物，抑遏阳气于内故也，胎死者可验其舌妇人胎死腹中，若不早行多致不救，若伏而不动、舌黑者胎死也，舌红者不死，以此验之无疑。玄胡苦楝，医寒疝控引于二丸寒疝控引睾丸痛者，玄胡苦楝汤，当归龙荟，泻湿热痛攻于两胁湿热攻注，两胁作痛，及肝木旺盛者，此药泻之。谙晓阴阳虚实之情，便是医家玄妙之诀。

当以诸痛为实，诸痒为虚痛者邪乘之，故实；痒者血气不充，故虚。河间以痛痒分火热微甚，亦虚实之意。虚者精气不足，实者邪气有余经云邪气盛则实，精气夺则虚。泄泻有肠垢鹜溏，若滑脱则兜涩为当肠垢者，所下黏垢稠秽，协热也。鹜溏者，所下澄彻清冷如鸭粪，协寒也。滑脱者，所下不禁②，大孔如竹筒，虚甚也。故热者清之，寒者温之，脱者诃子散急兜之。腹痛有食积郁热，倘阴寒则姜附可施郁热者，时痛时止；食积者，食已即痛，大便通后痛减是也。热者清之，食者消之，若阴寒

① 罢（pí 疲）：同“疲”。
② 禁：原字漫漶，据《明医指掌》补。

腹痛者，绵绵痛而无增减，手足逆冷者，急以姜附温之。厥心痛客寒犯胃，手足和者温散即已胃脘当心而痛，非心痛，故曰厥。若客寒犯胃，手足和温，寒不太甚也，草豆蔻丸发散即已。若真心痛者，其痛甚，手足寒至节则死矣。真头疼入连于脑，爪甲黑者危笃难医真头疼者，旦发①夕死，夕发旦死。结阳则肢肿有准，结阴则便血无疑诸阳不行阴府，留结成热，则四肢肿满，阴气内结，不得通行，气血无宗，渗入肠中，则下血。足膝屈弱曰脚气，肿痛者湿多热盛脚气由湿热而成，故足胫屈弱，湿盛则肿，热甚则痛。腰痛不已曰肾虚，挫②闪者气滞血瘀肾虚腰痛者，绵绵痛之不已，转侧不能，青娥丸。挫③闪而痛，必气滞血瘀，气滞者行气，血瘀者行血，即已。巅顶苦疼，药尊藁本东垣云：巅顶苦疼，寒气客于巨阳经，须用藁本。鼻渊不止，方选辛夷鼻渊者，鼻流臭浊涕如彼渊泉。《内经》云：胆移热于脑，令人辛頞鼻渊，传为衄蠛④瞑目，辛夷丸。手麻有湿痰死血，手木缘风湿气虚丹溪云：十指麻，是死血湿痰阻滞隧道，气不流通故也。手木者，风湿与气虚，盖气不充于手故也。淋沥似欲通不通，气虚者清心莲子淋沥者，小便滴沥涩痛，欲通而不通故也。有砂膏血肉劳五种，大抵总属于热。若气虚而协热者，清心莲子饮。便血审先粪后粪，阴结者平胃地榆便血者，湿热乘于大肠也。先粪者，其血来也近；后粪者，其血来也远。《内经》云：结阴者便血一升，再结二升，三结三升。罗谦甫制平胃地榆汤主之。

盖闻溲便不利谓之关，饮食不下谓之格。乃阴阳有所偏乘，故脉息因而覆溢经云阳气太盛，阴气不得相营也，故曰关，关则不得大小便。阴气太盛，阳气不得相营也，故曰格，格则不得下食。《难经》云：关之

---

① 发：原作“占”，据《明医指掌》改。下同。

② 挫：原作“脞”，据文义改。

③ 挫：原作“脞”，据文义改。

④ 蠛（miè 灭）：《说文新附》：“蠛，蠛蠓，细虫也。”蠛蠓，即蠓虫。南朝何逊《苦热》：“蝙蝠户中飞，蠛蠓窗间乱。”此处当指眼花时的飞蚊症。

前者，阳之动也，脉当现九分而浮。过曰太过，减曰不及，遂上鱼为溢，此阴乘之脉也。关以后者，阴之动也，脉当现一寸而沉，过曰大过，减曰不及，遂入尺为覆，此阳乘之脉也。故曰覆溢是其真脏之脉，人不病而死也。咳血与呕血不同，咳血嗽起，呕血逆来咳血者，嗽动有血，出于肺也。呕血，呕全血也，逆出上窍，属于胃也。吞酸与吐酸各别，吞酸刺心，吐酸涌出吞酸由湿热积于肺胃，咯不上咽不下，酸味刺心也。吐酸是平时津液随上升之气郁积，湿热遂成酸味，吐出酸水如醋是也。水停心下曰饮，水积胁下曰癖。行水以泽泻茯苓，攻癖以芫花大戟胃寒强饮冷水，无热不能消化，停滞心下，名曰停饮。蓄积留滞于胁，结成痞积，久而便痛，曰癖。饮轻者，茯苓、泽泻淡渗行之，甚者芫花、大戟之剂祛逐之。控涎丹虽云峻利，可逐伏痰伏痰留饮结癖，非此不除。保和丸性味温平，能消食积保和丸治一切食积。溺血则血去无痛，有痛者自是赤淋溺血者，小便血也，去血不痛是也，四物汤对五苓散。赤淋，血淋也，又滴①沥涩痛，小蓟汤。短气乃气难布息，粗者却为喘急短气者，气不续也，故曰难布息，喘急者，息粗气逆，出多入少也。胃脘当心而痛，要分客热客寒胃脘痛，客寒，呕水恶寒，绵绵而痛，手厥逆。客热者，心烦燥渴，时作时止。遍身历节而疼，须辨属风属湿遍身肢节痛，名白虎历节风。在上痛属风，在下痛属湿。通圣散专疗诸风通圣散一名双解散，祛风热之圣药，越鞠丸能开六郁六郁，气血食湿痰热郁也，越鞠丸通治之。虚弱者，目眩头晕亦本痰火而成目眩头晕，虚候也，亦由痰火而致。丹溪云：痰在上火在下，多作眩晕。湿热者，精滑梦遗或为思想而得梦中交感泄精，曰梦遗；不因梦交自泄，曰精滑。皆湿热相火也，珍珠粉丸。若思想而得者，其病在心，当宁其心。缘杂病绪繁无据，机要难明，非伤寒经络有凭，形症可识。临病若能三思，用药终无一失，略

① 又滴：原脱，据《明医指掌》补。

举众疾之端，俾为后学之式[1]。

① 式：法度，规矩。

卷之一

真中风一

风邪如射，乘虚入中腑，须当审六经风者百病之长，善行而数变。风之中人如射之中的，但有中腑中脏中经之异耳。然风虽外来，未有不乘虚而入。表虚则中腑，里虚则中脏，血虚则中左，气虚则中右，或上或下，谓之中经。腑者，六腑也。中腑在表，多著四肢，其治恒易。外恶风寒，显六经形症，以小续命汤随经加减汗之，或先服藿香正气散。汗后有余症，随症治之。然亦不可过汗，恐损其卫气。九窍不通知在脏，上宣下利可回生脏者五脏也，中脏在里，多滞九窍，其治恒难。痰涎壅盛，口眼㖞斜，不能言者，皆用宣吐之法稀涎散、瓜蒂散。一吐不已再吐之，吐中即有发散之义。盖风从上受之，头面口鼻之风得吐则散，非止出痰而已。若妄投硝黄、礞石等苦寒坠痰之药，则风邪下陷，多致危困。内有便溺之阻，当用下利之法。便阻者，三化汤或通圣散润之。然亦不可过下，恐损其荣血，且致内虚风陷。溺涩不通者，五苓散利之。若自汗则津液外亡，不可复利小便，当候热退汗止，小便自行。吐利后又看余症治之，或用牛黄清心丸。若无表里寻经络，标本尤当知重轻若外无六经形症，内无痰涎便溺之阻，邪中于经络之中，口眼㖞斜，手足痿痹，当以祛风之药天麻、防风、荆芥、薄荷、僵蚕、全蝎之类，随经使治之。引上，羌活、藁本、威灵仙；引下，牛膝、防己、木瓜。槟榔薄桂，横行手臂；肉桂附子，直达下焦。又当看气虚补气，血虚补血，有痰豁痰，有火降火，有瘀逐瘀，而佐以祛风引经之药，或先服八味顺气散。左瘫血虚，大秦艽汤、姜制四物；右痪气虚有痰，顺气导痰汤、竹沥二陈汤，火盛通圣散。胃虚食少禁凉药，中腑中脏用三法者，急则治其标也。中经寻痰寻火寻气血而治者，缓则治其本也，故标本尤当知重轻。初中昏迷求醒法，更防绝症药无灵初昏，急掐人中穴或针人中；不醒，用通天散吹鼻，得嚏则醒。如不嚏者，风痹不知痛痒也。牙关紧急，用生姜、乌梅擦牙，或酒磨紫金锭灌①之。不语者，稀涎散、六一丹大吐其痰，自能语。更防手撒口开，眼合鼾睡，目瞪直视，摇头上窜，喷药闷乱，吐涎遗尿，汗出如珠，喉响拽锯，发直如麻，面赤如妆，皆危绝之症，药无灵也。

通天散

细辛、牙皂②等分，细末，入麝少许，小竹管吹鼻中。

稀涎散

明矾五钱，半生半枯　牙皂二条，炙，去皮、弦子

上共为末，每服二三钱，温水调，灌下，得吐涎出，妙。

瓜蒂散

瓜蒂　赤小豆各七十五个　人参半两　甘草三钱

上末，每一钱或五分，空心齑水③调下。如无瓜蒂散，六一丹代之。

六一丹　吐痰涎食积，治疟，神效。

明信④一钱　甘草末六钱

上研细末，每服四分，小儿三分。冬温水，夏凉水，一碗调下，再服水一碗，听吐。治疟，前二时服。小儿食积，痰涎滞于胸中，昏迷不醒，得此药一吐即苏。中风尤神效。

小续命汤　治腑中风邪，外恶风寒，显六经形症。

防己　桂心　黄芩　杏仁炒，去皮、尖　白芍　炙甘草　川

---

① 灌：原作“嚾（huān 欢）”，据文义改。下同。

② 牙皂：猪牙皂荚。《本草纲目·皂荚》：“结实有三种：一种小如猪牙；一种长而肥厚，多脂而黏；一种长而瘦薄，枯燥不黏。”

③ 齑水：《本草纲目·齑水》：“此乃作黄齑菜水也。酸咸无毒。吐诸痰饮宿食，酸苦涌泄为阴也。”

④ 明信：砒石。《本草纲目·砒石》释名：“信石，人言。生者名砒黄，炼者名砒霜。”集解颂曰：“砒霜不著所出郡县，今近铜山处亦有之，惟信州者佳，其块有甚大者，色如鸡子黄，明澈不杂。”“疗疟疾，风痰在胸膈，可作吐药。”

芎　麻黄去节　人参各七分　防风一钱　附子炮，去皮、脐，三分半

姜五片，枣一枚，煎服。太阳无汗恶风，倍麻黄、防风、杏仁。有汗恶风，去麻黄，倍桂、杏、芍药。阳明无汗身热，不恶寒，加石膏、知母，去附。有汗身热，不恶寒，倍芩、桂，加葛根去附。少阳寒热往来，去麻黄加柴胡。太阴无汗身凉，倍附子、甘草，加干姜。如六经混淆，或肢节挛痛，加羌活、连翘。精神恍惚，加茯神、远志。心烦多惊，加犀角。呕逆腹胀，加半夏，倍人参。燥闷便秘，去附子，倍芍药，入竹沥。脏寒下痢，去防己、黄芩，倍附子，加白术。自汗，去麻、杏，加白术。脚膝弱，加牛膝、石斛。身痛，加秦艽。腰痛，加桃仁、杜仲。失音，加杏仁。

三化汤　治中风便秘。

厚朴　枳实　大黄　羌活各二钱半

水煎温服，以利为度。

防风通圣散　治中风二便不利，及诸风热，头面诸疮，口耳眼热。

防风　当归　川芎　芍药　薄荷　山栀炒　黄芩各八分　石膏　白术各一钱　大黄　桔梗　连翘　滑石　芒硝各七分　荆芥　麻黄各六分

姜三片，或葱一根。

有痰，加半夏。破伤风并小儿惊搐，倍荆芥、大黄，煎，调全蝎、羌活末各一钱。打扑伤损，倍当归、大黄，加川山甲，煎，调乳没末各一钱。浊涕，倍薄荷，加黄连。胆移热于脑则辛频鼻渊，煎调木香末一钱。口耳眼目之热，皆去麻黄。本方去麻黄、芒硝，加金银花，倍连翘，治一切疮疥。加鼠黏、蝉

退，治面疮。加土茯苓、金银花，治梅①疮。

八味顺气散

白术　白茯　青皮　陈皮去白　白芷　乌药　人参各一钱　甘草五分

痰盛，加半夏一钱。姜三片，水煎服。

大秦艽汤　治手足拘挛，语言蹇②涩。

秦艽　白茯　酒芍　当归　石膏　独活各一钱　熟地　生地　白术　黄芩　羌活　防风　白芷各五分　川芎七分　肉桂　甘草　细辛各三分

姜引。食少，去石膏、黄芩。痰，加橘半、竹沥。瘦人血虚有火，加芩、连。春加知母。左瘫加酒红花、桃仁、牛膝，右痪加参、芪。上加威灵仙，下加木通、防已。或少加附子行经。

顺气导痰汤　治肢体疼痛，顽麻痿弱，口眼㖞斜，痰壅语涩。

乌药　陈皮　麻黄各一钱，有汗不用　僵蚕七分　川芎　枳壳　桔梗　白芷　黄芩　南星炮　半夏炮，各八分　甘草三分　干姜五分，有热不用

生姜三片，煎服。风急，煎，调全蝎末三分。左右上下，依前方加引经药。

芩连导痰汤　治痰火上攻，胸膈不利，语言蹇涩。

南星　半夏　陈皮各二钱　枳实　黄芩　黄连各一钱　白茯一钱五分　甘草三分

① 梅：原作"痗"，据文义改。下同。

② 蹇：言语不流利。清·段玉裁《说文解字注·足部》："蹇，言难亦谓之蹇。"

姜五片，水煎服。

姜制四物汤　治血虚中风。四物俱姜汁炒。

有痰，加橘半、竹沥、姜汁。瘦人阴虚火热，加芩、连、黄檗、牛膝。筋枯举动便痛，亦加之。

竹沥二陈汤　治半身不遂，气虚挟痰在右者。

二陈加参术、竹沥、姜汁。能食者，用荆沥生姜引。

许胤宗①治王太后病风不能言，用黄耆、防风煎汤数斛，床下熏之。

牛黄清心丸　治诸风瘫痪，语言蹇涩，涎壅恍惚，怔忡惊悸，癫狂。

牛黄一两□钱　龙脑　麝香另研　羚羊角各一两　当归　防风　黄芩　白术　麦冬　白芍各两半　柴胡　桔梗　白茯　杏仁另研　芎䓖二两二钱半　肉桂　大豆黄卷　阿胶各一两七钱　蒲黄　人参　神曲二两半　雄黄八钱　甘草五钱　白蔹　干姜各七钱半　犀角末二两　干山药七两　金箔一千四百片，除四百为衣　大枣一百，煮，去核、皮，研成膏

上除金箔、牛黄、片脑、麝香、雄黄另研，入余末，炼蜜、枣糕、杏仁为丸，每两十丸，金箔为衣，每一丸温水化下。外用黄蜡固济②，不泄。

妇人产后中风，口噤③筋挛，用荆芥末，每三钱，童便、酒调服。亦治血晕，八珍汤加疏风药治之为当。

---

① 许胤宗：《旧唐书·方技传》载许胤宗常州义兴人，曾事南朝陈，初为新蔡王外兵参军、义兴太守，陈亡后入事隋，历尚药奉御，唐武德元年授散骑侍郎。曾用药物熏蒸法为陈国柳太后治风病。

② 固济：粘接。

③ 噤：原作“禁”，据文义改。下同。

类中风二

卒倒分明是气虚，暑风胎气火痰迷卒然跌仆，昏迷，气虚者，六君子汤加天麻、黄耆。气血俱虚，八珍汤加姜汁、竹沥。然正气既虚，则因痰因火暑风胎气，皆令人卒倒，用通天散吹醒，或用盐汤灌吐醒后；痰用半夏天麻汤，火用通圣散，中气乌药顺气散、苏合丸。暑风清暑，胎运①安胎，食闷则吐食和胃自安。筋挛口噤兼风热通圣散，不语痰涎吐最宜六一、稀涎、盐汤之类。死血湿痰分左右，四肢不举属于脾左边死血并无血，四物汤加桃仁、红花、羌活、肉桂。湿痰能中右边肢，导痰汤、疏风化痰丸。脾主四肢，痿弱不举，四物汤加苓冬、二术。更兼痿厥并麻痹各有条款治法在后，休作风邪真中医。

乌药顺气散

乌药　陈皮各一钱　麻黄有汗不用　僵蚕炒去丝②　川芎　枳壳炒　炙甘草　桔梗　白芷各七分　干姜五分

姜枣煎服。

苏合香丸　顺气化痰，祛邪辟瘴，止痢定惊，开关破结。

沉香　麝香研　诃子肉煨　丁香　香附　荜拨　白术　青木香　安息香别末，酒煮膏　白檀香　朱砂飞　犀角各一两　薰陆香③研　龙脑研　苏合油同息香研，五钱

上细末，炼蜜并息香膏和丸，如梧子大，酒下四丸。

疏风化痰丸　贝母　瓜仁　南星　荆芥　防风　羌活　黄檗　黄芩　黄连　天花粉　薄荷　甘草　威灵仙　白术　陈皮

---

① 运：通“晕”。眩晕，昏厥。《灵枢·经脉》：“五脏气俱绝，则目系转，转则目运。”《金匮要略方论》：“肺中风者，口燥而喘，身运而重。”高学山注：“运与晕同。”

② 丝：原作“系”，据文义改。

③ 薰陆香：乳香。

半夏

各等分，为末，炼蜜入姜汁竹沥和丸，弹子大，白汤调下。

秘方白丸子　治风痰惊风。

大半夏　南星俱泡七次　白附　川乌俱炮　天麻煨　全蝎炒去毒，各五钱　木香　枳壳炒，各一两

姜汁糊丸，梧子大，二三十丸，临卧茶清下。小儿，丸细①服。

破伤风三

金刀刑棒伤皮肉，疮口虚寒邪易入人身清净则腠理闭拒，虽大风苛毒弗能害也。若皮肉破伤，则风邪乘虚而袭之，变为恶候。又疮久不合，亦能伤风。或热汤淋洗，艾火炙灸，其汤火之毒，皆能为害。或与伤寒发热同，或如痓状多惊搐发热如伤寒在表则汗之，羌活防风汤、败毒散。汗多者，白术防风汤。在里者，大小芎黄汤、通圣散下之。半表半里，小柴胡汤和之。邪入经络，则口噤目斜，或如角弓之状，外用蜈蚣末擦牙关，吐痰立苏，内用蝎梢②七个为末，热酒调下，或大羌活汤、天麻丸。仍看气虚血虚，有汗无汗，加减治之。脉散者死，痛不在伤处者，伤经络也，亦死。

羌活防风汤

羌活　防风　川芎　藁本　当归　芍药各一钱　甘草　地榆　细辛各五分

大便秘，加大黄五分。姜葱引，热服。

白术防风汤

白术一钱　防风二钱　黄耆钱半

水煎温服。如大便秘小便赤，而汗不止者，知无寒也，速

---

① 细：小。

② 蝎梢：蝎尾。《本草纲目·蝎》："古语云：蜂虿垂芒，其毒在尾。今人入药用全者，谓之全蝎；有用尾者，谓之蝎梢，其力尤紧。"

用芎黄汤。

小芎黄汤

川芎二钱　黄芩半钱　甘草五分

水煎，不拘时服，三服即止。

大芎黄汤

川芎一钱　羌活　黄芩　大黄各钱半

水煎温服，以和为度。

玉珍散　治破伤风，及刃伤、扑损、癫犬伤。

南星、防风等分为末，外敷疮口内，用酒调服二钱。口噤角弓，打伤欲死者，童便调下。

大羌活汤　破伤风，半表半里，痓状。

羌活　菊花　麻黄　川芎　石膏　防风　前胡　黄芩　细辛　甘草　枳壳　茯苓[①]　蔓荆各五分　薄荷　白芷各六分

姜三片，水煎，连进二服。

天麻丸

川乌生　草乌生　天麻煨　雄黄研，各一钱

酒糊丸，每十丸，温酒下。

痛风四

历节酸疼白虎风，寒凝热血滞经中痛风者，通身骨节走痛，如虎咬状，故名白虎风。盖血热沸腾，涉冷受湿，寒凝热血，不得运行，所以作痛。夜则痛甚，行于阴也。二妙散加疏风行气引经之药。湿痰死血兼风热，上下须凭佐使功肥人是湿痰流注，二陈加酒芩、羌活、南星、苍术、竹沥、姜汁。瘦人是血虚死血，四物加桃仁、红花、青陈、芩连、白术。肢节肿痛者，湿甚也，加二术、羌防。风热痛者，清燥拈痛汤。

---

① 苓：原无，据文义补。下同。

加味二妙散

黄檗苍术二妙散，除湿热痛痹之圣药。又为二妙丸。

苍术泔浸，炒　黄檗酒浸，炒，各一钱　当归　羌活　防风　青皮　陈皮各七分　肉桂三分　甘草二分

姜引。肥人，加白术、南星、竹沥、姜汁。瘦人，合四物汤。死血，加桃仁、红花、牛膝。热，加芩、连。上加威灵仙，下加牛膝、防已。或加附一片行经。

清燥拈痛汤

白术　陈皮盐炒　茯苓　当归　麦冬　地骨皮　酒芩　柴胡　牛膝各八分　犀角　羚羊角　海桐皮　五加皮　威灵仙各六分　甘草三分

水煎，食远服。

痿症五

诸痿多缘肺热生，又云痿独取阳明痿者，骨节痿弱不能动履也。痿有五，心热为脉痿，经纵而不任地；肝热为筋痿，筋急而挛；脾热为肉痿，胃渴饥，肉不仁；肾热为骨痿，骨枯而髓减，腰膝不举。然肺为五脏之华盖，肺热叶焦，五脏因而受之，发为痿躄，故诸痿多缘肺热生。阳明，五脏六腑之海，主润宗筋，能束骨而利关窍，虚则宗筋弛纵，骨痿而不能用，俱用加味四物汤。膏粱嗜欲因成病，补泻须将南北分肺金主气而畏火，脾主四肢而畏木，味过膏粱，嗜欲无节，则水失所养，火寡于畏，肺得火邪而热焉。金失所养，则木寡于畏，脾受木邪而伤焉。肺热则不能管摄一身，脾伤则四肢不能为用，而诸痿作矣。补北方，则心火降而肺金不虚，何肺热之有？泻南方，则肺金清而木不实，何伤脾之有？故阳明实则宗筋润，能束骨而关节利。益阳明者，脾肺之府水火平而阳明实也。治痿之法无出于此，而《局方》□用治风之药，何其谬哉。湿热食痰兼气血，机关防①碍不通行

① 防：堵塞。《玉篇·阜部》："防，障也。"下同。

上文治痿之本，若有所挟而防碍机关，不得升降者，用二妙散、补阴丸，滋阴降火为主。如挟湿热，加苍术、芩连。食积，加山楂、曲蘖。痰，加二陈。气虚，加四君；血虚，加四物。兼而治之。

加味四物汤　治诸痿。

当归　麦冬　酒檗　苍术各一钱　熟地二钱　白芍　川芎各七分　五味九粒　人参　黄连　知母各五分　杜仲　牛膝各八分

或煎或丸俱可。血虚者，四物加黄檗、苍术煎，下补阴丸。

厥症六

厥形有六要消①详，痰气尸蛔阴共阳厥者逆也，手足逆冷而昏聩也。用通天散吹醒后，随六厥用药。顺气安虫虚用补，稀涎姜附与硝黄气虚卒厥，六君子汤。气血俱虚，八珍或大补汤。俱加附行经。中气者，身必冷，乌药顺气散、四七汤。蛔厥者，胃冷吐虫而厥，理中汤加川椒□□、槟榔五分，黄檗一钱，吞乌梅丸。尸厥者，客忤飞尸鬼击，或入庙发冢得之，妄言错语，吹醒，用追魂汤。痰厥者，痰迷心胸，隧通②壅塞，口中流涎，稀涎散、导痰汤加姜汁竹沥。瘦人虽无痰而有火，亦加竹沥，竹沥能养血而降火。寒痰，姜附汤。阴厥，脉沉而细，便利不渴，四逆理中汤，灸关元百壮。阳厥，脉数而大，便秘，承气汤。六厥之外，更有酒厥，头旋不知人，姜汁灌醒，以解醒汤治之。妇人血厥，忽如死人，因汗出过多，血气并于阳分，上而不下，血涩不行，阴阳复通，遗时方醒，先用仓公散，次用白薇汤。

三因③追魂汤　治尸厥，气绝口噤。

麻黄去节，六钱　杏仁去皮，五十　炙甘草二钱

灌下。

白薇汤

白薇　当归各五钱六分　人参二钱八分　甘草一钱五分

---

① 消：须，需要。
② 通：疑作“道”。
③ 三因：《三因极一病证方论》，宋·陈无择撰。

作二服，水煎。

仓公散

瓜蒂　藜芦　枯矾　雄黄

等分，细末。吹鼻，嚏则醒。

麻木七

气虚经络不周营，唧唧麻如解缚绳麻属气虚，经络不能周流营运，人参益气汤、导气汤。痛痒不知原是木，湿痰死血胃中停木属湿痰死血，不知痛痒，十指麻木，胃中有湿痰死血，二陈加二术、桃仁、红花。加附行经。若然气血俱虚者，麻木相兼瘥即轻。或因风湿因痰火，治法无过补泻行气血虚而麻木并作，八珍汤加行滞之药。眼合则麻木，睡觉则减者，冲和补气汤。虚而因风者，天麻黄耆汤、麻黄桂枝升麻汤。因痰，仁①陈汤。有湿加二术，有火加芩连。湿热下流脚麻木，三妙丸。

人参益气汤　治气虚手指麻木，四肢困倦。

黄耆二钱　炙甘草　升麻各五分　五味二十立②　柴胡六分　陈皮八分　人参　生甘草各一钱二分　白芍七分

水煎热服。

导气汤　治两腿麻木沉重。

黄耆二钱　甘草钱半　青皮一钱　柴胡　归稍　泽泻各五分　陈皮八分　红花少许　五味子二十粒

水煎温服。

冲和补气汤　治合眼则麻木，四肢无力，醋心，头目昏眩。

羌活七分　独活　川归　黄檗各二分　柴胡　神曲　木香　草蔻各二分　人参　白术　泽泻　猪苓　芍药　苍术　陈皮各一

---

① 仁：疑作“二”。

② 立：通“粒”。清·朱骏声《说文通训定声》：“立，假借为粒。”《诗·周颂·思文》：“立我烝民，莫匪尔极。”毛传：“立、粒，通。”下同。

钱 甘草　升麻各五分　黄耆□钱　黄连　麻黄各二分

分二贴，水煎服。

天麻黄耆汤　治表有风症，口眼牵引，手足麻木。

天麻　神曲炒　芍药　羌活肢节痛用　茯苓各三分　人参　黄连各四分　川归　黄耆　甘草　升麻　黄檗　葛根　苍术　猪苓各六分　泽泻七分　柴胡九分

水煎温服。

麻黄桂枝升麻汤　治浑身麻木，睡觉则减，或通身肢节疼痛。

木香　生姜各二分　桂枝　半夏　陈皮　草蔻　厚朴姜制　黑附炮　黄檗各二分　甘草炙　升麻　白术　茯苓　泽泻各四分　黄耆　麻黄　人参各五分

水煎，食远服。

三妙丸　治湿热下流，两脚麻木或如火烙。

酒檗四两　苍术泔浸　川牛膝各一两

面糊丸，空心姜盐汤下，忌鱼面煎炒等物。

痹症八

三气袭人成痹症，风行湿著痛因寒风气胜者为行痹，脉浮，身体不仁，游走不定，或气血凝于手足，三痹汤。湿气胜者为著痹，脉沉缓，留著不去，四肢拘急，浮肿，茯苓川芎汤。腰膝髀髀肿痛，苍术散、当归拈痛汤。寒气胜者为痛痹，身体烦疼，项背拘急，手足冷痛，蠲痹汤。寒湿肿痛，茯苓汤。寒气甚者，附子汤。四时筋脉肌皮骨，内舍心脾肺肾肝。感在皮肤还易已，深于五脏治应难以春遇此为筋痹，久不已，复感于邪，内舍于肝，其状夜卧则惊，多饮小便数。以夏遇此为脉痹，久不已，复感于邪，内舍于心，其状脉不通，烦则心鼓，上气嗌①干。长夏遇此为肌痹，不已，复感邪，内舍于脾，四肢怠惰，发咳呕。以秋遇此为皮痹，不已，复感于邪，内舍于肺，烦满喘息。以冬遇此为骨痹，不已，感邪，内舍于肾，遗尿。尻②以代踵，脊以当头③。在皮肤者浅而易治，在筋骨者、留连入脏者深而难治。须真知其名状浅深，而随经调治，斯免危困，岂可概作风治而用燥剂哉。

三痹汤　治风气血痹。

川续断　杜仲姜炒　桂心　细辛　人参　防风　茯苓　酒归　甘草　芍药各六分　秦艽　生地　川芎　独活各五分　酒牛膝　黄耆各一钱

姜枣煎。

茯苓汤　治痛痹兼寒湿四气，四肢疼痛浮肿。

茯苓　桑皮各八分　防风　桂心　麻黄　川芎　芍药各一钱　甘草三分

姜枣引。去甘草加当④，为茯苓川芎汤，治著痹浮肿。

苍术散　治寒湿热成痹，脚骨热，腰膝臂髀大骨痛，及脚气。

苍术盐炒　酒檗各四两　虎胫骨酥炙，二两　防风一两

细末，温水调服。

当归拈痛汤　下部湿热，腰引膝髀痛。

酒归　白术　苍术　酒芩　羌活　防风　泽泻　猪苓　茵陈　干葛　苦参酒炒　人参　知母　甘草炙　升麻

水煎，食前服。

---

① 嗌（yì 益）：咽喉。

② 尻：原作“腰”，据《素问·痹论》改。

③ 头：原字漫漶，据《素问·痹论》补。

④ 当：此下疑脱“归”字。

蠲痹汤　身体烦疼，项背拘急，手足冷痹。

当归　芍药　黄耆　姜黄　羌活各二钱　甘草一钱

分二服，姜枣引。

附子汤　治寒甚痛痹。

生附一钱　白芍　官桂　茯苓　人参各二钱　白术钱二分　甘草一钱

分二贴，姜枣引。寒甚，倍附子。

痓症九

太阳风湿因成痓，汗别刚柔虚与实。口噤角弓痫症同，桂麻续命兼承气风湿二气袭于太阳之经，湿为本而风为摽①。风气胜者，无汗，为刚为实，麻黄续命汤，轻则麻黄葛根汤。湿气胜者，有汗，为柔为虚，桂枝续命汤，轻则桂枝葛根汤、□汤②。虚甚，补中益气汤、八珍汤。在里者，大小承气汤。外有诸虚之候，气虚不任风寒，亦成痓病，是以产后、金疮痈溃之后，皆有此症。血脱无以养筋也，是乃虚为本而风为标。血脱，防风当归散；气脱，补中益气汤。不可作风治。

续命汤　刚柔二痓，项背反张，口噤，手足挛搐，似痫状。

人参　川芎　防风　甘草　桂枝无汗不用　麻黄有汗不用　防己各五分　白术　白芍　黄芩各八分　附子三分

姜引。

麻黄葛根汤　刚痓无汗。

麻黄三钱　葛根四钱　桂枝二钱　芍药一钱　甘草炙，一钱

姜枣引，取汗。

---

① 摽（biāo 标）：通“标”。清·朱骏声《说文通训定声·小部》：“摽，又假借为标。”《三国志·吴志》鲁肃传：“肃不治家事，大散财货，摽卖田地，以赈穷弊，结士为务。”

② □汤：此二字疑衍。

桂枝葛根汤　柔痓有汗。

桂枝二钱　芍药钱半　葛根三钱　甘草一钱

姜枣引。

白术汤　柔痓多汗。

白术三钱半　葛根二钱　升麻　黄芩各钱七分　芍药二钱半　炙甘草　桂心各一钱　黄耆二钱

分二服，水煎。

防风当归散　发汗过多，去血过多，摇头，口噤，反张。

防风　当归　川芎　生地各二钱半

水煎服。

伤风十

头疼声重外伤风，咳嗽增[①]寒鼻不通肺主皮毛，司腠理，元气稍虚，腠理疏泄，风邪侵之，内舍于肺，故增寒壮热，声重头疼，咳嗽咽干，鼻塞不通，或喷嚏清涕，通用消风百解散。无头疼，参苏饮。无咳嗽，神术散。更有六经须审治，内因风热外因同若有六经形症，太阳，桂枝汤；阳明，桂枝汤加杏仁七个、石膏三钱；少阳，柴胡汤去人参加桂三分；太阴，桂枝汤倍芍药加人参一钱；少阴，桂枝汤加附一大片；厥阴，八物汤。若上焦素有痰火，肺为火烁，又因重衣厚被，热盛而生风，虽非外邪，亦有头晕、鼻塞声重、咳嗽音哑、清涕，用通圣散。

消风百解散　伤风，头疼声重，壮热增寒，鼻塞，咳嗽喘急。

荆芥　白芷　陈皮　麻黄连根，有汗不用　苍术　桔梗　枳壳　细辛　杏仁　人参　甘草

姜葱引。有痰加半夏，有汗加桂枝。

---

① 增：通“憎”。厌恶。《墨子·非命下》：“我闻有夏，人矫天命，于下，帝式是增，用爽厥师。”孙诒让闲诂：“增，当读为憎。”下同。

参苏饮　伤风咳嗽，头疼，涕唾稠[1]黏。

木香　苏叶　干葛　半夏　前胡　人参　茯苓各一钱　枳壳　桔梗　陈皮各七分　甘草三分

咳甚，加桑白杏仁。夜咳，加麻黄，倍甘草。

神术散　伤风头疼，鼻塞声重。

苍术五钱　藁本　白芷　细辛　羌活　川芎　甘草各一钱

上为细末，每五钱，姜葱煎服，或葱茶汤调下二钱。

中寒痼冷十一

胃虚肤豁中寒深，厥逆身凉脉细沉。要辨内伤并外感，理中发散即回春元气素虚，肤腠疏豁，外感天地大寒之气，直中于中，手足厥冷，脉息细微，身倦不渴，麻黄附子汤、五积散。因房劳内伤者，四逆汤、三建汤、温脐法。胃气虚弱，口食生冷寒凉，手足厥冷，脐腹绞痛，脉脱或迟，理中汤、姜附汤。因劳役内伤元气而中者，补中益气汤加姜附。若人痼冷先滋养，休主回阳剂太温骨寒脑冷，气乏血衰，呕吐恶心，久泄暴下，脐腹冷痛，男子流精，女子带下，皆痼冷之候。当看气虚养气，四君子；血虚滋血，四物汤，而以温补佐之，不可专主回阳而用太热之剂，以戕其生也。或用十全大补汤、附子理中汤，或八味丸。

麻黄附子汤

麻黄去节，三钱　细辛　附子炮，去皮，一钱

水煎温服。

五积散

麻黄　白芷　陈皮　厚朴制　桔梗　枳壳　川芎　茯苓　当归　苍术　肉桂　芍药　甘草　干姜　半夏等分

姜枣葱引。

---

① 稠：原作“调”，据文义改。

姜附汤　身强①口噤。

干姜炮　附子去皮、脐　天雄炮，等分

水煎凉服。

温脐法：治阴毒及中寒搅肠痧症，脱阳厥逆腹痛。

以绳缚葱白如饼大，切去根叶留白，切作饼长一寸许，先以火炙热一面，著脐上，以熨斗贮火熨之，令热气透入，更熨三四饼，坏则易之，良久渐醒，手足温，有汗，即服四逆汤。

恶寒十二

恶寒表泄及阳虚，振慄增寒火有余恶寒有五，表虚腠理开泄者，必自汗，桂枝汤。汗多脉弱者，黄耆建中汤。胃气不和，腠理不固，调中益气汤倍加芪桂。阳虚不任风寒者，四君子加芪桂。虚甚加熟附一二片，或黄耆建中汤加附子。以上，仲景所谓无热恶寒，发于阴也。有火甚反兼水化，故振慄增寒非真寒也，四物加黄耆、黄檗、黄连，火降寒自已。外感脉浮头项痛，肺虚洒淅更何疑外感风邪者，脉必浮，头项痛，无汗，发热恶寒，羌活散加麻黄。有汗恶风，桂枝汤。四时感冒恶寒，神术散。有肺受火克，不能固腠理，洒淅②恶寒者，甘桔汤加酒芩、山栀、麦冬、五味、枣仁。以上发热恶寒，发于阳也。

伤寒瘟疫十三

伤寒郁病为温热，表里阴阳须审别冬时严寒，万类深藏，君子固密，不伤于寒，触冒之者，乃名伤寒。盖寒伤荣血，不得发泄运行，故脉紧无汗，头疼发热，身体疼痛，传变无常。虚怯之人，随感即发，为正伤寒，病多在表，或专在一经，治之恒易，安乐之人多有之。勇壮之人，皮肤苍厚，触冒之，寒郁在肌肤筋骨之间，至春感温气而发，谓之温病。三月谓之晚发，至夏感热气而发，谓之热病，长夏谓之大热病。病多在里，或自表而传里，

① 强（jiāng 僵）：僵硬。

② 淅：原作“浙”，据文义改。

治之恒难，辛苦之人多有之。故温热之病，必有战汗而臭秽者，所郁寒毒自筋骨间发出也。若即伤寒，则无战汗矣。即病在表，口中尚和。若温热，则初病即口不和矣。大法头疼身热，脊强，遍身肢节疼痛，或皮肤如被杖打，属太阳，用麻黄汤或羌活散加减治之。目痛鼻干，不眠，属阳明，升麻葛根汤。口渴饮水者，白虎汤。寒热往来，耳聋胁痛，干呕口苦，属少阳，小柴胡汤加减治之。太阳与阳明合病，葛根汤。阳明与少阳合病，柴葛解肌汤。有渴，柴胡石膏汤。太阳少阳合病，柴胡桂枝汤。下利，黄芩汤。三阳合病，表里有热，白虎汤。无表证者，俱宜下，大柴胡汤。并病者，始因二阳合病，后则一阳气盛，一阳气衰，归于一经。太阳并于少阳，小柴胡汤。少阳并于太阳，麻黄汤。太阳并于阳明，大承气汤。阳明并于少阳，传所不胜，脉弦者名曰负，木克土也，小柴胡汤。有只治太阳一经而愈者，有只在三阳经而不传里者。若里症燥渴便实，而表症未尽罢，大柴胡汤微利之。表症悉罢，传入于里，有阴有阳，难拘定法。腹满自利，胃苓汤。有表症而利，柴苓汤。阴寒自利，理苓汤。协热而利，黄连解毒汤。寒邪直中于里，厥逆身凉者，理中、四逆之剂温之。阴毒，用温脐法。痞满而不痛者，枳桔汤。郁热而痞，加三黄汤。结胸痛不可按者，陷胸汤或大承气汤。水结胸，小半夏茯苓汤。腹痛，桂枝芍药汤。痛甚者，桂枝加大黄汤。口燥饮水，壮热谵狂，烦满便秘，脉沉实者，大承气汤。或已下而燥热谵狂不止者，大肠中燥屎未尽也，调胃承气汤。蓄血狂者，小便自利，桃仁承气汤。妇人伤寒，经水适行，热入血室，燥热者，柴物汤，谵狂，玉烛散。舌干口燥，黄连泻心汤。漱水不欲咽者，小肠之热上干于心也，五苓散。囊缩有二阴症，脉迟者，附子理中汤。脉实热甚，谵狂者，大柴胡汤。热病烦渴，竹叶石膏汤、白虎汤。汗下后，热不退，柴胡解毒汤。舌胎乃丹田邪热攻心也，色黄者、半黑者，皆用凉膈散大下之。纯黑者不治。发斑者，玄参升麻汤、化斑汤。赤斑吐脓血者，阳毒升麻汤。咽痛，甘桔汤。阴阳二厥，刚柔二痓，各从本条治之。产后昏沉者，发汗未尽，余毒藏于心包络，知母麻黄汤。劳食再复，枳壳栀子大黄汤。饮酒复发热者，黄连解毒汤。此特论其大概而已，若夫传变百端，则非仲景之三百九十七法，一百一十三方，不足以尽其变也。两感尤当究浅深，四时疫疠休疑惑其两感于寒者，表里双传，脏腑俱病。一日太阳与少阴俱病，则头痛烦满而渴。二日阳明与太阴俱病，则腹满身热，不欲食，谵言。三日少阳与厥阴俱病，则耳聋囊缩而厥，水浆不入，不知人，欲汗之则有里热，欲下之则表恶风寒。仲景无治法，然虚而感之深者，必死；实而感之浅者，犹可治，治而不救者有之，未有不治而获生者也。易老①制大羌活汤，十救一二。然脉有阴阳，阳生而阴死，表里重轻，治有先后，助正祛邪，补不足而损有余，医者不可无一定之见于胸中也。至于四时疫疠，乃天地不正之气，如春应温而反清②，夏应热而反寒，秋应凉而反热，冬应寒而反温。人感其气，虽头疼身热与伤寒相似，切不可作伤寒正治而大汗大下。初病在太阳者，九味羌活汤。六经未明者，人参败毒散。呕吐，藿香正气散。仍看所中阴阳经络，二便有无阻滞，脉症虚实，加减治之。更有头面腮肿，亦系时行之病，消毒饮加减治之。然疫疠之发，大则流行天下，次则一方一境，或偏在一家者，悉由时令不正。如久旱则苗枯，久涝则苗黄，午风则稻秕，夜雨则粟秕之类。今世之人，专以为鬼疫传染，但见病家，畏避不往，听信术人鼓③惑延送，其惑殊甚。蒙斋《指掌》井然明，陶节全书详且切伤寒之书，惟蒙斋《指掌》井然有条，逐症可考，《陶节庵全书》议论重复详明，使后学易于通晓，舍二书而能治伤寒者，不能无误也。仲景虽然主足经，手经方法未尝缺愚按：仲景立论，虽祖《内经》，止以足经为主，而其方法未尝缺手经之药，如黄连泻心、五苓利小肠、承气利大肠，手经之方也。舌胎乃丹田邪热攻心，瘥后昏沉，乃余毒藏于心包络，手经之法也。盖在表则十二经皆受其邪，在里则五脏六腑皆受其病，但所传有次第深浅之殊。大抵六日以前，多在足经；六日以后，多在手经。严冬伤寒，多在足经；春夏温热，多在手经。有只传足经而愈者，故《内经》止以足经立论。若止传足经，则初病太阳，止是头疼脊强足痛已耳，何又浑身发热周身百节疼痛，而不轻于手之经络筋骨哉？且《素问·热论》于六经之后，亦有三阴三阳、五脏六腑皆受病，荣卫不行，五脏不通则死之说，而手足经皆受病明

① 易老：张元素。

② 清：寒凉，冷。

③ 鼓：煽动。

矣。岂有传足不传手之理哉！刘草窗①谓足经水土木畏寒，手经金火不畏寒，盖似是而非也。

麻黄汤　太阳无汗。冬寒时方可服。

麻黄三钱　桂枝钱六分　甘草一钱　杏仁十三个

水煎，覆被取汗。内热，加知母石膏各二钱，黄芩一钱。

桂枝汤　太阳有汗，冬时可用。

桂枝二钱半　芍药三钱　生姜钱半　甘草一钱

枣二枚，水煎温服，微汗。热，加石膏、知母、黄芩各一钱。去生姜，名桂枝芍药汤。加大黄，名桂枝大黄汤。合柴胡汤，名柴胡桂枝汤。

羌活散　代麻黄桂枝汤，治太阳头疼身热脊强。

羌活　苍术各钱半　川芎　枳壳　桔梗　黄芩　防风各一钱　细辛五分　甘草三分

姜葱引。无汗恶寒，加麻黄一钱，杏仁八分，热服取汗。有汗恶风，桂枝八分，芍药一钱。有渴，加石膏二钱，知母一钱。胸膈不利，加厚朴、陈皮、麦芽。劳役内伤而外感寒邪者，补中益气汤。随六经加减治之。

升麻葛根汤　治阳明目痛，鼻干不眠。

升麻钱半　葛根三钱　芍药二钱　甘草五分

渴，加石膏知母。头疼，加川芎。

小柴胡汤　少阳耳聋胁痛，寒热，口苦干呕，但有寒热潮作，皆用。

① 刘草窗：名刘溥，字元博。明代江苏长洲人。喜爱周敦颐“缘满窗前草不除”之诗名，自号草窗。研习经史、天文、历数、书画、医学。以文学被征用，因系世医之家出身，加之有人说刘薄善医，故未授别官而任为惠民局副使。

柴胡二钱半　黄芩钱半　半夏　人参各一钱　甘草五分

姜枣引。小便不利，去黄芩，加茯苓钱半。渴者，去半夏，加瓜蒌仁一钱，石膏二钱。恶寒，加桂枝五分。咳嗽，加五味子五分。本方合四苓散为柴苓汤，合四物为柴物汤，合解毒汤为柴胡解毒汤。

葛根汤　太阳与阳明合病，无汗恶寒，身体肌肉俱痛。

葛根二钱　麻黄钱半　桂枝　芍药各一钱　甘草五分

姜枣引。微汗，见阳明症多者，加升麻倍芍药。呕，加半夏。

柴葛解肌汤　阳明与少阳合病。

柴胡钱半　葛根钱二分　黄芩　芍药各一钱　甘草　人参各五分

黄芩汤　太阳少阳合病，下利。

黄芩三钱　芍药　甘草各二钱　大枣四枚

呕，加①半夏生姜。

大柴胡汤　三阳合病，内热大便实，身热头疼，不恶风寒者。

柴胡二钱半　黄芩钱半　半夏　芍药各一钱　大黄煨，钱半　枳实炒，□钱

姜枣煎服。未利再服。

理中汤　阴症身凉，自利不渴。

加附子一钱，名附子理中汤。

人参　甘草　干姜　白术各二钱半

水煎温服。

---

① 加：原脱，据文义补。

肾气动，去白术，加肉桂二钱。吐多，加生姜三钱。利多，倍参术。阴□，加茵陈二钱。蛔厥，加黄连一钱。合五苓散，名理苓汤。

四逆汤　阴症四肢厥逆，脉沉细。

加茵陈，名茵陈四逆汤。

生附一枚，去皮　甘草炙，六钱　干姜五分

分二服，水煎，微汗。

枳桔汤　阴症误下成痞。

枳壳　桔梗各钱半　厚朴二钱　陈皮一钱

表未尽解，加柴胡汤。实热痞，加三黄汤。有食，加曲蘖。

小陷胸汤　阳症下早成结胸，痛不可按者。

黄连二钱三分　半夏二钱六分　瓜蒌子一个，捣

先煮瓜蒌，取水煎药，未和再服。

大陷胸汤　大结胸并热实结胸，大痛，高起不可按。

大黄三钱　芒硝二钱半　甘遂三分三厘

煮大黄去查①，纳芒硝再煎，调遂末服。

小承气汤　六七日不大便，胀满，狂言而喘，无表症，脉沉实者。

大黄六钱　厚朴　枳实各半两

水煎，以利为度。加当归，名当归承气汤。

大承气汤　内实热甚，谵狂者。

即小承气加芒硝半两。煎厚朴枳实三五沸，次入大黄，再煎去查，入硝再煎，温服，以利为度。加甘草一钱，名三一承

---

① 查：通“渣”。元·张宪《寄山中隐讲师》：“无因净查子，来共堂上钟。”《农政全书·水利》泰西水法下：“查，滓也。查无用筛，则其过大者去之。”

气汤。去枳实、厚朴，加甘草二钱，名调胃承气汤。去枳、朴，加桃仁、桂心、甘草，名桃仁承气汤。合四物，名玉烛散。肛门结涩不通者，用蜜煎胆汁法。

小半夏茯苓汤　水结胸，兼恶心。

半夏四钱　茯苓三钱

水煎，入生姜汁半合，再煎温服。

黄连泻心汤

黄连一钱二分　厚朴一钱　人参　芍药　干姜炮，各八分　甘草五分

生姜引。黄连末水调服，名泻心汤。芩、连、大黄，名三黄泻心汤。

五苓散　中暍烦渴，小便不利，饮水即吐。

白术　茯苓各二钱　猪苓　泽泻各钱半　桂一钱

姜枣煎服。或为末，白汤调下三钱。减桂，名四苓散。加茵陈，名茵陈五苓散。

竹叶石膏汤　热病烦渴。去石膏，名竹叶汤。

石膏钱半　麦冬一钱　人参　甘草各三分　半夏四分　竹叶　粳米三十

煎服。

白虎汤　阳明烦渴。

知母六钱　石膏一两二钱　甘草二钱　粳米半合

水煎温服。加人参二钱，名化斑汤。

凉膈散　膈热，伤寒余热，舌胎黄黑。

连翘一钱　栀子　薄荷　淡竹叶　黄芩　桔梗　生甘草各七分　朴硝五分

去硝，倍桔梗，治六经热，咽痛。

玄参升麻汤　发斑咽痛。

升麻　玄参　甘草各半两

水煎服。

阳毒升麻汤　阳毒赤斑，狂言，吐脓血。

升麻二钱　犀角屑　射干　黄芩　人参各一钱　甘草五分

水煎服。

甘桔汤　咽痛。

桔梗二钱　甘草三钱

水煎，徐徐呷之。痛甚，加薄荷。

知母麻黄汤　瘥后昏沉。

知母钱半　麻黄去根、节　甘草炙　芍药　黄芩各一钱　桂枝五分

水煎服。

枳壳栀子汤　治劳复食复，加大黄、曲蘗。气虚，柴胡六君子汤。

枳壳　栀子　厚朴　大黄劳复不用　麦芽

水煎服。

栀子豆豉汤　吐下后，身热不退，心中痛结。

栀子四枚　豆豉五钱

先煎栀子，入豉再煎服，得吐，止后服。

金沸草散　伤寒咳嗽，头疼发热，痰喘。

旋覆花　前胡各钱半　半夏七分　荆芥　赤茯各一钱　细辛　甘草各三分

姜引，水煎温服。

大羌活汤　两感。

防风　羌活　独活　防己　黄芩　黄连　苍术　白术　甘

草炙　细辛各三分　知母　川芎　地黄各一钱

水煎温服。未解，再服三四剂，病愈则止，有余症，并依仲景法治之。

九味羌活汤　春分后霜降前，瘟疫在太阳者。

羌活二钱　防风　川芎各钱半　白芷　黄芩　苍术　生地各一钱　细辛五分　甘草三分

姜葱煎服。胸痞，加厚朴、枳壳。渴，加石膏、知母。

此药治杂病亦有神效。中风破伤风，加附子行经。便秘，加大黄。

人参败毒散　四时疫疠在三阳者。

羌活　独活各钱二分　柴胡　前胡各一钱　枳壳　茯苓各八分　人参　川芎　桔梗各七分　甘草五分

姜三片。头疼，葱一根。咳嗽，加杏仁桑皮。

加荆防，名荆防败毒散。加连翘，名连翘败毒散，发散疮痍。

藿香正气散　四时感冒，头疼寒热，呕吐。山岚瘴气。

大腹皮洗净　紫苏茎叶　藿香　白芷　茯苓各六分　厚朴姜制　白术　陈皮　桔梗　甘草各四分　炙甘草二分

姜枣引。挟内伤，加香砂。泻，加猪苓、泽泻，为藿苓汤。

普济消毒饮　大头天行。头面腮肿，目不能开。湿热在高顶之上，药速则过其病，上热未除，中寒复生，必伤人命。阳明为邪，首大肿，加干葛、升麻。少阳为邪，出于耳前后，倍柴胡、桔梗。巅顶，加羌活。

防风　酒芩　酒连各半两　人参三钱　陈皮去白　甘草　连翘　玄参各二钱　升麻　僵蚕各七分　柴胡　桔梗各五分　板蓝根　马勃　鼠黏子炒，研，各一钱上细末，半用汤调徐徐呷服，半用蜜丸噙化。或加防风、薄荷、芎归，每五钱水煎噙下。大便硬，加酒大黄。肿盛，刺之，通圣散噙下亦可。

又方治腮肿雷头风

柴胡　黄芩　防风　连翘　黄连　芍药　川山甲炮　金银花　酒大黄　升麻

头有疙瘩，加苍术葛根；或用通圣散。俱徐徐服。

加味甘桔汤　四时风寒，喉疼肿痛。

桔梗钱半　甘草　荆芥　防风　薄荷　黄芩　鼠黏子各八分

水煎噙下。头痛，加芎、芷、石膏。潮热，加柴胡。胸不利，加枳壳、陈皮。咳嗽，加知贝母、五味。呕，加半夏、生姜。声哑，加半夏、桂枝。

发斑丹疹十四附米粉刺汗斑体气

斑无头粒锦文①红，紫黑中分吉与凶斑有色点如锦文而无头粒，乃阳明之火挟风热而成。红赤者，胃热也。紫黑者，胃烂也。紫者半生，黑者多死。烦渴大热，脉洪数，便秘，通圣散。便利，去硝黄。燥渴饮水，化斑汤。伤寒汗下失度，有阳毒温毒之异。阳毒发斑，阳毒栀子汤。温毒斑烂，黑膏。热极，黑奴丸。阴症内伤斑各异，阴阳虚实莫差攻阴症发斑出胸背，手足稀少，隐隐微红如蚊迹，不渴是也，调中汤。内伤斑者，胃气极虚，无根之火游行于外，宜补以降之，大建中汤。然阴症内伤，十无一二，虚实阴阳，当切脉验症以察其端的，而不可差攻也。火丹麸疹有头粒，出没无常心肺炽丹应于心，心火炽盛，则热毒之气抟于荣血，而风热乘之，所以赤浮肌肉而为之走注也。然亦有青黄黑白之异，乃风热微甚变易之不同耳。自胸腹流散四肢者易愈，自四肢入腹入肾则杀人，蓝叶散、犀角消

① 文：花纹，纹理。《古今韵会举要》：“文，理也。如木有纹，亦名曰理。”下同。

毒饮。从肚皮上起者，通圣散，外用涂丹方。疹应于肺，火炽甚则热气抟于皮肤，而风寒暑湿之气袭之，发为瘙痒，头粒随出随没而又出。天时炎暄而燥气乘之，则为赤疹，天时寒凉而冷气折之，则为白疹。赤者遇清凉而消，白者遇温暖而灭，此用药之权度也，天麻散、消风散。火炽甚者，消毒饮。疹已出而风热尤甚者，通圣散。出不快者，升麻葛根汤。疹毒不解者，鼠黏子汤。瘾疹皮肤未出头，脾风兼火仍兼湿瘾疹者，隐在皮肤不透出也，属脾风兼湿，升麻葛根汤加茯苓、苍术。色红者，兼火化，用黄瓜水调伏龙肝服，不已再服。劳汗当风，寒薄①为皶，皶刺长于皮毛之中，俗名米粉刺，通圣散去硝倍归芍治之。

阳毒栀子汤　伤寒壮热，百节疼痛，发班②。

升麻　栀子　黄芩　芍药　石膏　知母　杏仁　柴胡　甘草

各等分，姜五片，豆豉百粒，煎服。

黑膏　温毒发班呕逆。

生地二两六钱七分　豆豉一两六钱七分　猪肝十两

合而露之，煎三分减一，去查，入雄黄麝香如豆大，搅和，分三服。

黑奴丸　阳毒热病，发班烦燥。

黄芩　釜底煤　芒硝　灶突墨　梁上尘　小麦奴　麻黄各一两　大黄二两二钱

炼蜜丸，弹子大，水化下。

调中汤　无根失守之火，聚于胸中，上熏于肺，发于皮

---

① 薄：通“搏”。搏击。清·朱骏声《说文通训定声·豫部》：“薄，假借为搏。”《淮南子·兵略》：“击之若雷，薄之若风。”

② 班：通“斑”。清·段玉裁《说文解字注·文部》：“斑者，辬之俗，又或假班为之。”《韩非子·外储说左下》：“班白者多以徒行，故不二舆。”下同。

肤①，为阴斑。

苍术钱半　陈皮　砂仁　藿香　炒芍　甘草炙　桔梗　半夏　白芷　羌活　枳壳各一钱　川芎　麻黄　桂枝各五分

姜引。

大建中汤

黄耆蜜炙　远志肉　酒归　泽泻各二钱二分半　人参　龙骨　甘草炙　芍药各钱半

分二贴，姜引。

蓝叶散　诸丹发热赤肿。

川芎　白芷　升麻　柴胡　石膏　知母　杏仁　干葛　生地　甘草　赤芍　栀仁各五分　蓝叶三分

热甚，加黄芩、玄参，煎服。

朱黛散　解丹疹诸毒。

青黛　土朱②各一两　软石膏　荆芥穗各半两

上末，每一钱，蜜水调下，外涂周身亦可。

犀角消毒饮　火丹紫赤。

牛蒡子炒，研，三钱　荆芥穗　麦冬　桔梗各五分　甘草一钱　防风　升麻各七分半　犀角三分

一方，加朴硝二分。煎服。

涂丹方

寒水石　石膏各三两　黄檗　甘草各一两

为末，芭蕉汁调涂。

一方，大黄、朴硝、土蜂窝，末，水调涂。一方，芒硝汁

① 肤：原作"膚（虜）"，据文义改。

② 土朱：代赭石。《本草纲目·代赭石》释名："血师，土朱，铁朱。"

拭丹上。一方，以蓝青付[①]，干则易之。丹毒破出黄水，豆豉炒炎[②]尽，为末，油调付之。

附火带疮：研百合汁，频付之。

天麻散　风热瘾疹。

天麻　川芎　升麻　半夏制，各三钱　防风　细辛　羌活　荆芥　蝉壳　甘草各二钱

每三钱，姜引。挟寒，加官桂。挟暑，加柴芩。挟湿，加茯苓、苍术。

消[③]风散　丹疹属血风血热。

荆芥穗　甘草炙　陈皮去白　厚朴　白僵蚕　蝉退　人参　茯苓　鼠黏子炒，研　防风　芎䓖　藿香　羌活

等分为末，每三钱，荆芥、茶清调下，水煎亦可。

消毒饮　斑疹。

牛蒡子六钱　荆芥　甘草各一钱

水煎服。或加防风五分，名鼠黏汤，治痘疹出不快。

解毒防风汤　斑疹痒痛。

防风一两　地骨皮　黄耆　芍药　荆芥　枳壳　牛蒡子各五钱

每五钱，水煎服。

敷药方

明矾朴硝，为末，井水调，鸡翎扫。又方，赤小豆、荆芥穗晒□为末，鸡子清调付。蚕沙煎水，闭处温洗，亦效。

---

① 付：通“敷”。宋·曾慥《类说·纪异记》：“瓶中有药如膏，曰：‘以此付之即瘥’。如其言付，果愈。”《清平山堂话本·刎颈鸳鸯会》：“付粉施朱。”下同。

② 炎：疑作“烟”。

③ 消：原作“湆（yù玉）”，据本门总论改。

汗斑

附子三钱，硫黄一钱，末，陈艾、槐皮水洗，姜汁擦。醋煮茄蒂，蘸药擦之。体气，用枯矾、轻粉、蜜①陀僧等分，麝少许，为末，洗净搽，只枯矾亦效。

暑症十五

冲炎冒日暑相侵，解热清金病自宁动而得之为中热，辛苦之人，日中劳役为暑所伤，头疼身热，燥乱不宁，或身如针刺。热伤肉分，黄连解毒汤、白虎汤加柴胡。气虚，加人参。或咳嗽寒热，汗出不止，脉微者，热在肺经，火乘金也，清金卫暑汤、天水散之类。腹痛水泻者，胃与大肠受之，恶心，胃口有痰饮也，黄连香薷饮、五苓散主之。痰，加陈皮、半夏、南星。虚，加人参。元气素弱，因暑而困②倦不思饮食者，清暑益气汤。卒倒不知人事者，此痰火为暑风所郁也，盐汤吐醒后，以黄连香薷饮加羌活、陈皮、半夏治之。道间伏暑昏迷，小便或地浆灌之，切不可用凉水。避暑凉亭寒气遏，或餐生冷药宜温静而得之为中暑。富贵之人，避暑于凉亭大厦，或乘风纵扇，暑气为风寒所遏，头痛恶寒，身形拘急，此因暑而自致之病，寒为标而热为本，当先用败毒散以散其表，或用大顺散以温其里，次用黄连香薷饮以治其本热。气虚者，清暑益气汤。脉伏者，生脉散。若恣食瓜果冰水以致呕逆霍乱，清暑六和汤、大顺散之类。

清暑益气汤　暑月四肢困倦，精神短少，肢节烦疼，痞闷自汗，泄泻。

黄耆汗少，一钱　苍术各钱半　白术一钱　升麻　人参　陈皮　神曲　泽泻　麦冬　炒檗　川归　青皮　干葛各五分　五味九粒　甘草三分

① 蜜：通“密”。宋·周密《清波杂志》卷中：“今薄法制，宽蜜不同若是。”《本草纲目·三棱》：“三棱煎，用三棱根切一石，水五石，煎三石，去渣更煎取三斗，汁入锅中，熏汤煎如稠糖，蜜器收之。”

② 困：原作“因”，据文义改。

温服。

清金卫暑汤　暑月远劳，热伤肺金，常服可保肺气。

黄芩　麦冬　天冬　白术各一钱　陈皮　茯苓　滑石各八分　人参　知母　桔梗　枳实各五分　五味十五粒　甘草三分

痰，加半夏。热，加黄连。

清暑和中汤　伤暑呕吐泄泻，胸痞腹疼，饮食不进。

人参　砂仁各八分　香薷钱半　扁豆炒　赤茯　藿香　制朴各一钱　半夏　木瓜　杏仁炒，去皮、尖，各八分　甘草三分

姜引。胃弱，加白术、芍药各一钱。泄泻，加白术，去杏仁。水不利，加泽泻、猪苓各八分。烦渴，加麦冬、干葛。

六和汤　霍乱吐泻。

砂仁　半夏　杏仁　人参　甘草各一钱　赤茯　藿香　扁豆　木瓜各三分　香薷　厚朴各钱半

姜引。

香薷饮　消蓄水，霍乱吐利，烦渴。

香薷二钱　扁豆　厚朴各炒，半钱　甘草五分

加黄连香薷饮，合四苓散，为薷苓汤。加茯苓，为五物香薷汤。再加参、芪、橘、术、木瓜，为十味香薷饮。

大顺散　暑月生冷引饮过多，脾胃受湿，水谷不分，或腹疼呕吐。

甘草　干姜　杏仁去皮　桂心

用白砂先炒甘草，次入杏仁同炒，去砂与姜为末，每三钱，水煎或调服。

生脉散

人参　五味　麦冬

等分。或加黄耆、甘草，令人气力涌出。

益元散

滑石水飞，六钱　甘草末一钱

水调服。解烦渴，利小便，治水泻痢疾。

疰夏属阴虚元气不足，夏初春末，头疼脚软，食少体热者是。

黄耆　人参　陈皮　白术　当归　芍药　炒檗　甘草　麦冬　五味

痰，加半夏姜汁，水煎服。

中暍者，夏月汗出，恶寒身热而渴也，白虎人参汤。发热恶寒，身重疼痛，溺涩毛耸，手足逆冷，少劳即热，脉弦细虚迟，表中暍也：补中益气汤加扁豆一钱，香薷二钱。热，加黄芩。

湿症十六

内湿皆从脾土生湿者，火土相蒸之气自内出者。诸湿肿满，皆属脾土。盖恣食乳酵、鱼面、瓜果之类，湿从内生，其症肿满发黄，西北之人多有之，用胃苓汤以实脾。渗湿加苓冬，清肺金以制肝木，使脾无贼邪。热，加黄连。气虚，加人参。发黄，用茵陈五苓散。肥人，二陈加二术、酒苓①、羌活。如饮酒动湿者，升而汗之，解酲汤，外冲阴雨及山蒸。上焦声瓮头如裹，中下腰沉脚气频湿自外入者，地之湿气，感则害人皮肉，多因冲冒阴雨山蒸，坐卧湿地，沐浴涉水，湿从外入。又湿从下受之，东南之人多有之。湿在上焦，清气不通，则头如物裹，声如瓮中，肩背不可回顾，羌活胜湿汤。湿在中焦，腰重如石，独活寄生汤。下焦，腿足沉重，难以动履，防己饮。关节肿疼风湿并，脉来虽缓辨浮沉。或宜微汗或升利，外湿多因内湿成四肢关节肿痛，除风湿羌活汤。小便不利，茯苓渗湿汤。

① 苓：疑作“芩”。

大法脉浮缓在表，宜微汗；沉缓在里，宜渗利。又云湿在上宜汗，在下宜利宜升提，或表里上下分消之。然治湿以利小便为主，故曰治湿不利小便，非其治也。又云外湿非内湿不能成病，则治外湿者，尤当以健脾为主，节食为戒矣。

羌活胜湿汤　上湿，头重，肩背不可回顾，脊强腰痛。

羌活　独活各一钱　藁本　防风　甘草炙　川芎各五分　蔓荆子三分

头重，加石膏倍藁本、川芎、蔓荆。腰重，加酒防己，或加乌附行经。

羌活胜湿汤　肩背痛。

酒羌活一钱　当归　苍术各钱半　酒芩钱二分　川芎　威灵仙酒洗　枳壳各一钱　防风七分　茯苓　半夏各八分　甘草二分

姜引。痛甚，加桂枝、南星。下部痛，加牛膝、防己、黄檗、木瓜。

舒筋散　臂痛，腰痛，心痛。

嫩莪术　芍药　甘草　白术　当归　海桐皮　羌活　防风　桑寄生

水煎。

防己饮　湿脚气。

酒檗　苍术　白术　防己　牛膝　槟榔　生地　川芎　陈皮　木通　甘草

热，加芩连。痰，加南星、半夏。大便秘，加桃仁。小便闭，加猪苓、泽泻、肉桂。一方有犀角。

除风湿羌活汤　风湿相抟，一身尽痛。

羌活七分　防风　升麻　柴胡各五分　藁本　苍术各一钱

血虚，加四物。痰，加二陈。热，加苓①、连。或加桂、附行经。

茯苓渗湿汤　小便不利，身面浮肿，黄疸。

黄芩　黄连　栀子　防己　麦冬　白术　陈皮　苍术　青皮　茯苓　猪苓　泽泻　桂心少　茵陈

水煎。

升阳②除湿汤　分消升提。

升麻　柴胡　防风　炒曲　泽泻　猪苓各一钱　苍术钱半　陈皮　甘草炙　麦芽炒，各五分

秘传治湿方　下焦肿痛。

白术土炒　苍术泔浸　陈皮　汉防己　茯苓　木通盐炒　甘草　香附　酒芍　酒归　薏苡仁　知母盐炒　酒檗　酒芩　泽泻　酒牛膝　槟榔等分

空心服，为丸亦可。

四制檗术丸　滋阴降火，开胃进食，除周身之湿。

净檗四斤，米泔、童便、乳汁、酥油各制一斤，俱十三次。苍术泔浸，刮，切一斤。川椒、故纸、五味、川芎各炒，术四两。蜜丸，早酒午茶晚汤服。

燥症十七

中州虚损耗真阴，燥似秋金木落形诸涩枯涸，干劲皴③揭皆属于燥。人因饥饱劳役，伤损中州脾胃，嗜食辛辣厚味助火之物，耗散真阴，遂成此疾。在肠胃则枯涸秘涩，在皮肤则干劲皴揭，有似秋金敛肃，木落草枯

---

① 苓：疑作“芩”。

② 阳：原作“汤”，据文义改。

③ 皴：原作“皱”，据《素问玄机原病式·六气为病·燥类》改。下同。

之形。外燥必然因内竭，更兼三气要分明外燥必由内燥所致，治皮肤者，必自其肠胃而滋之。脾胃伏火，大便秘结，润肠丸、润燥汤。烦渴引饮，白虎汤、清凉饮。小便涩者，六味地黄丸。阴虚火燥，大补阴丸。两胁燥痛，当归龙荟丸。兼风者，血弱不能养筋，燥热生风，手足不能动履，指爪枯燥，大秦艽汤。肠风秘燥，搜风顺气丸。兼寒者，虚人脏冷而血脉枯，老人脏寒而气涩，半硫丸、元戎①四物汤、通幽汤、蜜导法。肌肤皴揭，生血润肌饮。

搜风顺气丸　闰②三焦，和五脏，润肠胃，除风湿、腰脚风气。

酒大黄五钱　麻仁去壳，研　山茱萸肉　山药　郁李仁研　菟丝子酒蒸　酒牛膝　槟榔各二两　枳壳炒　独活各一两　防风两半　车前子二两半

炼蜜丸如梧子大，三十丸，茶酒任下。

清凉饮

大黄　赤芍　当归　甘草

水煎。

天冬膏　血虚肺燥，皮肤折裂，及肺痿咳嗽脓血。

天冬新者，去皮心，捣，滤汁，沙③锅慢火熬膏，每一二匙，空心温酒服。

生血润肌饮

川归　生地　熟地　黄耆　麦冬各一钱　天冬钱半　五味九立　酒片芩　瓜蒌仁　桃仁研，各五分　酒红花　升麻　麻仁　郁李仁

① 元戎：《医垒元戎》，元·王好古撰。

② 闰：通“润”。《素问·痿论》：“阳明者，五脏六腑之海，主闰宗筋。”

③ 沙：《玉篇·石部》：“砂，俗沙字。”《集韵·麻韵》：“沙，亦从石。”

火热十八

阳盛阴虚则生火，经言七火辨天人。天成君相人龙譬，人妄烦劳五志生夫阳者阴之配，火者水之对。若阴阳和平，水火相济，则天非此火不能生物，人非此火不能有生，而何独嫌于火乎？但阳常有余者，天地之常，真阴易耗者，人情之常。水不胜火，热病由是而生焉。经言一水不胜二火者，君相二火也。盖君火者，心君之火，配五脏五行而言，故谓之人火，若大过则可以直折。相火者，起于肝肾二脏，以其水中生火，故谓之龙火。若炽甚，则不可以直折，惟黄檗、知母可以治之，随其性而伏之也，宜大补丸、坎离丸。气从脐下冲上者，阴火也，宜壮水之主以制之，生地、牡丹、玄参、知母之类。此二火乃天成之火也。经又言一水不胜五火者，乃五脏之火。人妄烦劳，则五志过极。诸气愤郁，属肺火，悲哀动中，火起于肺，黄芩、葶苈、苦酒泻之，泻白散、清金丸。诸风掉眩，属肝火，大怒火起于肝，又气从左边起者，肝火也，柴胡、黄连、龙胆泻之，左金丸、抑青丸。诸湿肿满，属脾火，醉饱则火起于脾，芍药、黄芩、石膏泻之，泻黄散。心为君主，自焚则死，故多暴死之症，泻心汤、解毒汤。诸逆冲上，属肾火，房劳火起于肾，黄檗、知母顺其性而伏之，大补阴丸。火起于涌泉，肾水虚极，不能制之，加味四物汤、补阴丸。更有三焦之火，三补丸、凉膈散治之。此五者，乃人为之火也。泻实补虚兼发郁，甚从微逆法当分实火者，邪气实也，诸气有余皆是火。实火可泻，黄连解毒、三黄丸之类。人壮气实，火盛癫狂者，可以正治，硝黄冰水之类。大便秘者，大承气汤。阳明火炽，燥渴，白虎汤。火盛者，亦用从治法，则火易伏。虚火者，正气虚也。虚火可补，参、术、生甘草之类，补中益气汤加黄檗、知母。人虚火盛癫狂者，宜以从治，若以冰水正治，立死，有补阴则火自降者，炒黄檗、熟地黄之类，大补阴丸。郁火可发，当看何经。风寒外来者，可发。四肢及肌肤骨髓间热者，血虚也，四物汤加黄檗、知母、地骨皮。或胃虚过食冷物，抑遏阳气于脾土中，五心烦热者，升阳散火汤，手足心热，火郁汤。火之微者，可以逆治，以寒治热是也。火之甚者，从其性而升之，如寒药稍加温药，或加姜酒制炒，以从其性，不可骤用凉药。诸经泻火随能用，十剂还当九剂阴诸经泻火，各有所能。黄连泻心火，木通泻小肠火，柴胡加黄芩泻肝火、加黄连泻胆火，芍药泻脾火，石膏泻胃火，黄芩栀子加桑皮泻肺火，条芩加大黄泻大肠火，知母泻肾火，黄檗加细辛泻膀胱火，栀子泻三焦火、下焦去壳，青黛泻五脏之郁火，玄参泻无根之游火，山栀子降火从小便中泄出，童便降火急速、无人知此。凡用药过于寒者，尤易温补；伤于热者，极难除。十剂之中，当有九剂济阴之药，庶可抑有余之阳而扶不足之阴也。

黄连解毒汤　治火之要药，量虚实加减，随引经而至。

黄连　黄芩　黄檗　栀子俱炒，等分

水煎服。一名栀子金花丸。

三黄丸　一名三黄泻心汤。治三焦诸热，消渴等症。

酒大黄　炒芩　炒连等分

蜜丸。加黄檗，名大金花丸。去大黄，名三补丸。盐、酒炒黄檗一味，名大补丸。血虚四物、气虚四君子汤下。

滋肾丸　治肾热。

酒檗三两　酒知母二两　肉桂钱半

水丸，百沸汤下。

知檗气味俱阴，能补肾泻火。加桂，乃寒因热用之法。

导赤散　小肠实热。

生地　木通　甘草等分

入竹叶煎服。

加味四物　补阴降火。

四物加黄檗、黄芩、熟地，水煎服。火盛，加龟板。兼气虚，加参、术、黄耆。一法，用附子末，津调涂涌泉。

泻白散　治肺火。

桔梗　防风各二钱　甘草一钱　地骨皮钱二分

水煎服。

清金丸　肺火。

炒芩为末，水丸。一方用苦参为丸。皆加桑皮为使。

抑青丸　肝火，心火。

姜炒黄连，为丸，白汤下。

千金麦冬汤　火热乘肺，咳血喘满，五心烦热而渴。

麦冬　桑白　生地各七分　贝母　紫苑[①]　桔梗　竹叶　天冬各五分　五味　甘草各三分

水煎服。

泻黄散　脾热。

藿香一钱　山栀一两　石膏五钱　甘草三两　防风四两

上为末，蜜酒拌炒，白汤调服。

玉液丸　胃火，痰火。

火煅石膏，研极细，醋糊丸。

泻青丸　肝热搐搦，脉洪实。

当归　龙胆　川芎　山栀　大黄　羌活　防风

等分，炼蜜丸。

当归龙荟丸　泻肝肾火，及风热惊搐，燥扰狂越等症。

当归　龙胆　栀子　黄连　黄檗　黄芩各一两　大黄　青黛　芦荟各半两　木香一钱　麝香五分

炼蜜丸，姜汤下。

升阳散火汤　血虚，筋骨皮肤间热。或胃虚过食冷物，抑遏阳气于脾土中。此火郁发之也。

升麻　葛根　独活　羌活　白芍　人参各六分　炙甘草□分　生甘草二分　防风　柴胡各三分

火郁汤，无独活炙甘草，有葱白，治五心热。姜引煎服，

① 苑：通“菀”。《正字通·草部》：“苑，通作菀。”下同。

忌生冷。手心热，加芩、连、麦冬。足心热，加生地、知、檗。

地骨皮散　阳毒身热，脉长发渴。

地骨皮　茯苓各半两　柴胡　知母　黄芩　生地各一两　石膏二两　羌活七钱　麻黄五钱，有汗不用

每一两，姜引。

上清汤　眼痛，面疮。

防风　川芎　白芷　桔梗　黄芩　黄连　连翘　栀子各八分　荆芥　薄荷　枳壳各五分　甘草三分

水煎温服。眼痛，加龙胆、菊花。面疮，加鼠黏、蝉退。痰火眩运，加半夏、天麻、石膏。巅顶痛，加藁本。

发热十九

外感内伤皆发热，阳虚莫作阴虚说人迎脉浮盛为外感，发热翕翕然，明知其热在外也。无汗恶寒，麻黄汤。有汗恶风，桂枝汤。风寒，参苏饮。半表半里，小柴胡。里症多，大柴胡汤。气口脉紧盛为内伤，发热胸满噫气，蒸蒸然，明知其伤食也。消导，热自已，柴陈汤加枳实、山楂、神曲。饮酒发热，解酲汤。四肢怠隋①无力，自汗，明知其劳役伤也。补养热自退，补中益气汤。挟房劳，加知檗。挟外邪，加羌活。阳虚发热，脉大而无力，自汗，不任风寒，小建中汤。阴虚发热，脉数而有力，作于午后夜分，四物加知檗柴芩。气虚，加参芪。五心郁热不相同，烦热骨蒸须审别郁热者，手足心热，肌肤不甚热，火不伸越也，升阳散火汤、火郁汤。烦热，燥热也，解毒汤。骨蒸者，阴虚骨间热也，逍遥散、地骨皮散。

诸气二十

气始中焦统属肺，充皮导血流无息人身生气之源，始于中焦，统属于肺，周流一身，在外则卫护皮毛充实腠理，在内则导引血脉调和阴阳，

---

① 隋：通“惰”。清·朱骏声《说文通训定声·随部》：“隋，假借为惰。”《晏子春秋·问下》：“尽力守职不怠，奉宜从上不敢隋。”

运行生化流而不息者也。**六淫九气若相干，清者浊而行者滞**起居不常，则外为六淫所侵。阴阳风雨晦明①，六淫也，将息失宜，则内为九气所干。怒则气逆，甚则呕血及飧泄。喜则气缓，悲则气消，恐则气下，寒则气收，炅则气泄，惊则气乱，思则气结，劳则气耗。由是乖戾失常，清者遽变而为浊，行者抑遏而反止，所谓一息不运则机缄穷，一毫不续则穷②壤判矣。气滞在上，桔梗、枳壳、香砂。在中，厚朴、枳实、三棱、莪术。在下，青皮、木香、槟榔。相火上冲者，知檗、芩连、香附。阴虚，四物加知檗。因怒气者，二陈加香附、山栀。痛者，加木香乌药。肥人加参术。**诸气有余皆是火，冷生气者十无二**诸气有余，皆五志过极，五味偏嗜，酿成火毒，郁于脏腑，充于三焦，气血留滞，诸痛痞胀作焉。气从左边起者，肝火也，左金丸。气从右边起者，肺火也，泻白散。气从脐下冲上者，肾火也，滋肾丸。凡气属火者，各从其类而治之。若明知身受寒气，口食寒物，客寒滞气而作痛，十中有一。高阳生谓冷生气者此也。但将“生”字作“滞”字看，何大谬之有。客寒犯胃，香砂化滞汤、草蔻丸。腹痛呕泻厥逆，理中汤。少腹痛，脉迟厥逆，四逆汤加吴茱萸。**须分虚实与阴阳，无概辛香峻③削剂**气有虚实，劳役内伤，中气不足者，补中益气汤。脉脱神衰，气短，人参养胃汤。气血两虚，十全大补汤。气实喘急，苏子降气汤。痞闷，四青饮。胸胁连脊痛者，分心气饮。胀满者，四七汤、木香流气饮。诸气挟火者，加芩连、山栀。挟痰者，加瓜仁、香附、海石。气实，龙荟丸。男子属阳，得气易散；女子属阴，得气多郁。故男子气病当少，而女子气病常多。男子宜养其气以全其神，女子宜行其气以调其血。凡见痞满壅塞喘急，且宜暂行疏利，而详虚实寒热以调治之。若《局方》概用丁沉、官桂、莪术、三棱辛香峻削之剂，令人久服常服，宁不助火添病而耗其真气乎。

---

① 明：原作“冥”，据《左传·昭公元年》改。

② 穷：通“穹”。《淮南子·齐俗》：“譬若舟车楯肆穷庐，固有所宜也。”高诱注：“草野宜穷庐。”穷庐即穹庐。《汉书·扬雄传上》：“香芬茀以穷庐兮，击薄栌而将荣。”《文选·扬雄〈甘泉赋〉》引作：“香芬茀以穹隆兮。”

③ 峻：原作“竣”，据文义改。下同。

苏子降气汤　痰火上攻，气不升降，涎壅喘嗽，噎塞不快。

苏子炒，研，钱半　半夏炮　前胡头　厚朴制　陈皮去白，各一钱　当归钱半　肉桂　甘草各五分

姜引。火盛，加芩冬。喘，加青皮、枳壳，煎合四磨汤。

四磨汤　气喘，痰塞咽喉。

人参　槟榔　乌药　沉香

各磨水，合一处温服。

四青饮　消痞。

青皮　陈皮　枳实炒　枳壳炒，各二钱

水煎服。

分心气饮　七情过伤，酒色过度，临食忧烦，胸痞呕眩，食减羸瘦。

苏叶二钱　羌活　半夏泡　青皮　陈皮去白　大腹　桑白炒　芍药　赤茯各八分　木通一钱　官桂五分　甘草二分

姜枣灯心引。气秘，加枳壳、莱菔子、皂角仁各一钱。咳嗽，加人参、五味、桔梗。腰痛，加枳壳、木瓜。浮肿，加车前子、麦冬、葶苈、木香、泽泻、猪苓，名小流气饮。

分心气饮　前症。

桔梗　麦冬　草果　腹皮　木香　桑白炙　大腹子　制朴　白术　人参各五分　香附炒　紫苏　陈皮　藿香各七分　丁皮[1]　甘草各五分

姜枣灯心引。

分气紫苏饮　前症。

---

① 丁皮：丁香树皮。《本草纲目·丁香》："丁皮，即树皮也。似桂而厚。"

五味　桑皮炙　陈皮　桔梗　茯苓　草果仁　大腹皮各七分　甘草三分　苏叶一钱

姜三片，盐少许，煎服。

流气饮　男妇中焦气壅，咽塞胸痞，腹胁胀痛，喘咳，身面浮肿。

苏叶　青皮　酒归　芍药　乌药　茯苓　桔梗　半夏炮　川芎　黄耆　枳实炒　防风　陈皮去白　炙甘草各七分　木香不见火　大腹皮　槟榔　枳壳炒，各五分

姜枣煎。

木香化滞汤　气郁痞满，中脘皮里微痛。

归尾　枳实　陈皮　生姜　木香各六分　柴胡　草蔻　半夏各八分　红花　甘草各三分

姜引。

橘皮一物汤　诸气刺痛，感冒四气，酒食所伤，中脘痞塞，呕吐吞酸。

橘皮洗净，新汲水煎服。

三因七气汤[①]　七情郁结，痰如破絮，梅核在咽喉，痞闷呕逆。

半夏泡，二钱半　茯苓二钱　厚朴制，钱半　紫苏一钱

姜引。一方加苏子、枳壳、诃子，治气噎呕逆。又七气汤，青陈皮、棱莪术、木香、益智、官桂、甘草。

指迷[②]七气汤　七情相干，气道壅塞，攻冲作痛。

香附钱半　青皮　陈皮去白　桔梗　莪术　藿香　益智　半

① 三因七气汤：《三因极一病证方论》作“大七气汤”。

② 指迷：《全生指迷方》，宋·王贶撰。

夏泡，各一钱　官桂　甘草各五分

姜枣引。

加味四七汤　气不升降，痰塞咽喉。

青皮　枳实　桔梗　槟榔　香附　白术　山楂肉　半夏泡，各八分　紫苏　厚朴　栀仁各一钱

姜引。

治气六合汤　亡血后七情所伤，产后、月信中气。

四物加木香槟榔。阴虚气滞，去二味，加玄胡、黄檗、枳壳。

导气枳壳丸　气结不散，心胸痞痛，逆气上攻。

枳壳炒　木通炒　青皮　陈皮去白　桑白炒　茴香　萝卜子炒　黑丑　白丑各炒，取头末①　三棱煨　莪术煨

等分为末，姜汁糊丸梧子大，五十丸，橘皮汤下。

木香槟榔丸　流湿润燥，推陈致新，滋阴抑阳，散郁结，活血通经。呕吐酸水痰涎，一切酒毒食积，痢疾腹痛。

黄檗　莪术煨　枳壳炒　黄连　酒大黄　黑丑炒，取头末　香附　木香　槟榔　青皮炒　陈皮各一两　当归两半

上细末，滴水丸如梧子大，三十丸，白汤下。

黄鹤丸

香附主气　黄连主火

香附为主，黄连减半，为丸。外感，姜葱汤；内伤，米饮；气病，木香汤；血病、酒痰病，姜汤；火病，白汤下。

血症二十一

脾胃能生水谷精，肝藏心统血归经血者，水谷之精，生化于脾，

① 头末：碾头遍，取末。《本草纲目·牵牛子》：“今多只碾取头末，去皮麸不用。”

主统于心，纳藏于肝，宣布于肺，灌溉一身。五脏安和则血归经络而荣养百骸，无凝滞妄行亏损之患矣。**持行视听形神赖，筋骨皮毛腑脏荣**血者形神之所恃以生，手得血而能持，足得血而能行，目得血而能视，耳得血而能听，脏得血而能液，腑得①而能气。筋骨皮毛形神机发，莫不赖血荣养，血盛则形盛，血弱则神衰。静则阴生，形劳则阳亢。注之于脉，少则涩，充则实，生化旺则诸经恃此而长养，衰耗则百脉由此而空虚，可不谨哉。**吐衄错经因火逼，红痰咳唾必滋阴**血属阴，难成而易亏。人之节欲者少，嗜味者多，以致阳火亢盛，煎熬真阴，火逼血而错经妄行。越出上窍者，逆而难治。从胃而出为吐血，四物加山栀、侧柏叶、童便，或加阿胶、蒲黄、荆芥，或四生丸。暴吐紫血成块，四物解毒汤。先恶心而后吐者，为呕血，四物加炒栀，煎，入童便姜汁服。初起脾胃尚健，或胸中气塞者，桃仁承气汤。从肺而溢于鼻者，为衄血，犀角地黄汤加郁金。或服诸药不止者，三黄汤加苏木、桃仁、红花下之。伤寒衄血不止，大柴胡汤下之。脾胃虚弱，精神短少，血不止者，参芪补血汤。咳血，嗽而出血，痰带血丝，出于肺，清肺饮。咯血唾血，出于肾，补阴散、天冬丸。心气虚耗，不能藏血，茯苓补心汤。舌衄齿衄俱见《口齿门》。**蓄瘀行滞虚宜补，便尿崩淋虚热分**血者气之配，气行则血行，气滞则血滞，气逆则血逆。怒则气逆，血菀②于上。血蓄于上，犀角地黄汤加青皮、槟榔，少加大黄。蓄于下，桃仁承气汤。结于肠胃之间为血瘕，或瘀在四肢胸胁胃口作痛，俱宜引经行滞破血之药。破血用桃仁、红花、苏木，和血用当归，血痛用乳没，补血用四物。血刺痛用当归，凡血受病皆用。血从下流者，顺血易治。便血者，四物加山栀、黄连、槐花，或加升麻、秦艽、阿胶，脏连丸。肠中痛者，芍药黄芩汤。肠风下血，当归和血散。伏暑下血，黄连香薷饮。小便见血为溺血，四物加木通、牛膝、山栀，小蓟饮，实者当归承气汤。小便痛为血淋，导赤散煎调益元散。妇人血

---

① 得：此下疑脱“血”。

② 菀（yùn 运）：通“蕴”。积聚，郁结。清·朱骏声《说文通训定声·乾部》：“菀，假借为蕴。”汉刘向《九叹·惜贤》：“芳若兹而不御兮，捐林薄而菀死。”王逸注：“菀，积也。”

崩，有虚有热，见本门。

犀角地黄汤　吐衄。

犀角镑　生地　赤芍　丹皮等分

水煎服。又方，犀角大黄各一钱，芩连各二钱，生地四钱，水煎，食后服。

四生丸　吐衄。

生荷叶　生艾叶　生地黄　侧柏叶等分

上捣烂，丸如鸡子大，每一丸，水煎去查服。

二黄补血汤　吐衄。

黄耆　川归　柴胡各一钱　熟地　川芎各钱半　芍药　生地各二钱　丹皮　升麻各五分

水煎，食后服。

又方，韭汁、姜汁、郁金汁、童便饮之，其血自清。

生地黄散　衄、吐、咯。

枸杞　柴胡　黄连　地骨皮　天门冬　白芍　甘草　黄芩　黄耆　生地　熟地

若下血，加地榆等分。

正血散　劳伤衄血。

黄耆六钱　赤茯　白芍　川归　生苄①　阿胶各二钱

每末二钱，黄耆汤下。

麦门冬饮子　衄血。

麦冬、生地等分，煎服。

血余散

发灰吹鼻即止，或酒调服，或韭汁饮之，吐衄皆效。

---

① 苄（hù 户）：地黄。

参芪补血汤　见血后胃弱神少，血不止。

人参一钱　黄耆二钱　芍药　甘草　川归　麦冬各五分　五味十三粒

水煎服，或加郁金汁。

怒则气逆，血菀于上，呕血：瓜蒌子、川归、生地、桔梗、通草、丹皮等分，煎服。

清肺饮　痰内有血。

当归　芍药　知母　桔梗　天冬各二钱　生地　天花粉各钱半　贝母钱二分　茯苓八分　甘草五分

水煎。

天冬丸　吐咯血。大能润肺止嗽。

天冬一两　甘草　茯苓　阿胶炒　杏仁炒　贝母各五钱

蜜丸，噙化。

辟谷丹　咳血。

天冬一斤　熟地半斤

炼蜜丸，酒嚼下。

咳血痰盛身热，多是血虚：青黛、瓜仁、诃子、海石、山栀，炼蜜姜汁为丸，噙下。嗽甚，加杏仁。后以八物汤加减调理。痰盛，再加痰药。

补阴散　咯唾血，或痰带血丝。

白术　丹皮各钱半　当归　芍药　桃仁研　贝母各一钱　山栀炒　黄芩　桔梗各八分　青皮五分　甘草三分

水煎。一方有知檗麦冬，无青皮黄芩。

先吐红后见痰嗽，乃阴虚火动，痰不下降：四物各钱半，炒栀、贝母、天花粉各一钱，丹皮八分，水煎，入童便。

先痰嗽后见红，是痰积热：知贝母、瓜仁、生地、芍药、麦冬各一钱，炒栀钱二分，天花粉钱半，煎服。

茯苓补心汤　心虚不能统血，面黄，五心烦热，咳嗽咯血。

四物汤对参苏饮去木香，煎服。

芍药黄芩汤　便血腹痛。

芍药　黄连　当归各二钱半　竹叶　大黄　甘草各一钱

痛甚，煎调木香、槟榔末各五分。

黄连散　便血不痛。

黄连　当归各半两　甘草钱半

空心服。

当归和血散　肠澼湿毒下血。

槐花炒　青皮各八分　当归　升麻一钱　川芎四分　荆芥穗　熟地　白术各六分

每末三钱，米饮调下。

凉血地黄汤

熟地　青皮　槐花炒　当归各一钱　炒檗　知母各一钱

平胃地榆汤　结阴便血。

白术　陈皮　白芍　厚朴　葛根五分　地榆七分　茯苓　甘草炙　当归　炒曲　干姜　人参　益智各三分　苍术　附子炮　升麻各五分

姜枣煎服。

脏连丸　便血赤痢。

宣黄连末，装入雄猪大脏，蒸，杵丸服。

楂梅丸　粪前后红，崩漏。

乌梅连①核，烧存性，白芷、生百药煎②烧存性，等分，面糊丸，米汤下。

小儿尿血，甘草升麻煎调益元散，空心服。

妇人吐衄，谓之逆经，四物加降火通经药木香、青皮、槟榔、大黄。

痰饮二十二

水谷消磨气血成，脾伤胃弱饮留停脾胃强健，水谷消磨，则津液流通，养气而生血，何痰之有？若七情四气有所干，饮食起居有不节，致伤脾胃，不能营运，则津液凝滞，胃口停饮。一留饮心下，二澼饮胁下，三痰饮胃中，四溢饮膈上，五流饮肠间，五饮汤、蠲饮枳实丸。自积成饮，湿郁成痰。湿在心经为热痰，其色红，湿在肝经为风痰；其色青，在脾为湿痰；色黄，在肺为气痰；色白，在肾为寒痰；色黑，俱用二陈汤随经加减治之。千般怪症因痰作，三法权宜莫妄行诸症属痰者十常八九，凡奇怪之疾，皆痰所为。大法风寒外束则汗之，参苏饮、千缗汤。膈上之痰须用吐法，胶固稠黏，壅塞闷乱，昏迷颠倒狂越，皆用吐法，瓜蒂散。一吐不已，再吐之。风痰潮壅，稀涎散。痰在经络，非吐不可，吐中即有发散之义。肠胃之痰，可下而愈。癫狂谵语皆可下，滚痰丸、紫金锭。然表虚不可妄汗，年高不可妄吐，胃弱不可妄下，要在权宜而行也。燥湿温寒风用散，软坚消积热宜清湿甚则生痰，肥人多湿，湿生痰，半夏、南星、二术、海粉之类燥之，蛤粉丸。实者，小胃丹。寒痰，用细辛、白附之类温之，温胃化痰丸。风痰多见半身不遂，口眼㖞斜，挛痹眩晕之病，用南星、乌附、天麻、细辛、僵蚕、牙皂之类散之，白丸子、疏风化痰丸。老痰稠黏坚固，如桃胶蚬肉者，用咸以软之，海石、芒硝、瓜仁、杏仁、半夏、贝母、香附、五倍之类。凡服海石，热痰能降，湿痰能燥，顽痰能消。五倍子能治顽痰，噙化尤妙。吐

---

① 连：原作“速”，据补刻版改。

② 百药煎：五倍子为粗末，与真茶、酵糟，置器盛发酵而成，捏作饼丸，晒干备用。

咯不出者，瓜仁、杏仁、海石、桔梗、连翘、贝母、五倍，少佐朴硝、枯矾，炼蜜姜汁丸，噙化，节斋①化痰丸或青礞石丸。食积生痰，枳实、白术、曲蘖、橘半、茯苓之类。枳实化痰，有冲墙倒壁之功；萝卜子能化食积痰。橘半枳术丸、青礞石丸、清气化痰丸，能养胃化痰，消食积。热痰者，痰因火动，治火为先，芩连、栀子、青黛、石膏、天花粉、麦冬之类，润下丸。眩运嘈杂。二陈加炒栀、芩连。胸膈不利，清膈化痰丸。火盛，黄芩利膈丸。口燥咽干，咳出如米粒之状，瓜仁、杏仁、天冬、麦冬、黄檗、知母、贝母、桔梗之类润之。在经宜达宜开结，顺气扶脾痰不生痰在四肢经络，非姜汁竹沥不能行。痰在胁下，非白芥子不能达。二陈导痰汤，能治一身痰，随引经而至。前胡，除内外之痰。痰之为物，随气升降，无处不到，气滞则痰滞，气逆则痰逆。宜开结而行气，气顺则一身之津液随气而顺。又当以扶养脾胃为主，脾胃既和，饮食运化，痰自不生。若用利药过多，则脾气愈虚而痰易生。中焦有痰，胃气亦赖所养，卒不可攻尽，如滚痰丸、青礞石丸。虚弱之人，绝不轻用。

二陈汤　治一身之痰，随上下引经而至。

陈皮去白，钱半　茯苓去皮　半夏换水泡七日，各一钱　甘草五分

姜引。加南星、枳壳，为导痰汤。加参、术，为六君子汤。加枳、桔，为枳桔二陈汤，治痰嗽，宽胸痞。血虚，合四物汤。劳嗽，加天麦冬、知贝母。食积痰，加连、枳、曲蘖、山楂。酒痰，加干葛、炒栀。湿痰，加二术。痰火眩运，加芩、连、石膏、天麻、白术。嘈杂，加姜炒黄连、栀子、白术。痰清倍半夏，痰稠②加栀芩。

五饮汤

旋覆花　人参　陈皮去白　枳实炒　茯苓　白术　厚朴姜制

---

① 节斋：王纶，字汝言，号节斋，明代慈溪人。著有《本草集要》《明医杂著》《节斋公胎产医案》《医论问答》。

② 稠：原作“调”，据文义改。

半夏泡　猪苓　泽泻　前胡　桂心少　芍药　甘草

等分，姜引。因酒成饮，加葛根、砂仁。

千缗汤　痰喘。

半夏泡，七个　皂角炮　甘草炙，各一寸

姜三片，水煎服。

清气化痰汤　痰火咳嗽。

黄芩　麦冬　茯苓　贝母　苏茎　天花粉　厚朴各一钱　陈皮　枳实　香附　藿香各七分　甘草二分

姜引。湿痰加半夏。

橘皮汤　胸膈停痰。

二陈加旋覆花　青皮　桔梗　枳壳　人参各一钱　细辛　甘草各五分

姜引。

法制清气化痰丸　顺气化痰，健脾消导。

半夏　南星俱炮，去皮　明矾　生姜切　皂角切，五味各二两，同煮透。止用南星半夏为末，各一两　香附泔浸　山楂肉　枳实麸炒　陈皮去白　白术淘去皮，各两半　苏子研　瓜蒌仁研　萝卜子研　黄芩炒　黄连炒　白茯各一两　连翘　干姜各五钱

各为末，和，重罗①，入苏子、瓜仁、萝卜子和匀，姜汁浸，蒸饼为丸，如梧桐子大，六十丸，白汤下。老痰，加海石五钱，风化硝、枯矾各三钱。燥痰，加天冬、麦冬各一两。火盛，加芩、连各五钱。

节斋化痰丸　老痰稠黏，吐咯不快。

酒芩　陈皮　蛤粉研　瓜仁研，各一两　桔梗　连翘　香附

① 重罗：罗两遍，或用细罗筛罗。

盐炒，各五钱　青黛研　芒硝研，各二钱

炼蜜姜汁丸，噙化。或细丸姜汤下。

蛤粉丸　燥湿痰。

南星　半夏各制　苍术　青黛各一两　蛤粉二两

神曲糊丸，姜汤下。

小胃丹　上可取胸膈之痰，下可利肠胃之痰，实者可用。

甘遂面裹，煮透，晒干　大戟长流水煮，洗净　芫花醋炒黑，各一两　酒大黄二两　炒檗三两

上末，粥丸麻子大①。每十丸，温汤下。

加味润下丸

南星矾水煮，一两　半夏制，二两　黄芩　黄连各二两　橘皮半斤，盐炒　甘草一两

姜汁浸，蒸饼为丸。丹溪闰②下丸，陈皮一斤盐炒，甘草四两，酒糊丸。

中和丸　湿热痰气。

苍术　黄芩　半夏　香附

粥丸，姜汤下。

达痰丸

陈皮　茯苓　黄芩各两半　南星　半夏　瓜仁　礞石　白术　香附　苏子　白芥子　萝卜子各一两　沉香五钱　大黄二两

各制末，竹沥浸，晒数次，为丸。

温胃化痰丸　膈寒不快，痰涎不已。

半夏制，二两　陈皮　干姜炮　白术各一两

---

① 大：原脱，据文义补。

② 闰：通“润”。

姜汁糊丸，白汤下。

清膈化痰丸　热痰。

黄芩　黄连各一两　黄檗　山栀各五钱　香附两半　苍术二两

蒸饼为丸，白汤下。

利膈化痰丸

南星制　蛤粉研　半夏制　贝母去心　瓜仁研　香附便浸　皂角炙　杏仁去皮、尖，研　青黛研

上六味为末，皂角膏、杏仁泥，姜汁浸，蒸饼为丸，青黛为衣，姜汤送下。

黄芩利膈丸　除胸中热，利膈上痰。

生芩　炒芩各一两　半夏制　泽泻　黄连各五分　南星制　枳壳炒　陈皮　白术各三钱　白矾五分

姜汁浸，蒸饼为丸，白汤下。忌酒面鱼醒①。

蠲饮枳实丸　逐饮消痰，导滞清膈。

枳实炒　半夏泡　陈皮去白　黑丑头末

等分，面糊丸，姜汤下。

滚痰丸　治湿热食积老痰。

酒大黄　黄芩各半斤　沉香五钱，研　礞石杵碎，焰硝等分，火煅，硝尽，如金色，一两，研

水丸梧子大，朱砂为衣，三五十丸，量虚实加减。一方，加南星半斤酒制，竹沥糊丸，名对金丸。

青礞石丸　降火化痰，湿痰食积痰，重在风化硝。

风化硝三钱，提净，冬月以绢袋装，风前□之　半夏炮　茯苓　南星制　青礞石依前煅之　黄芩各五钱

---

①　醒：通“腥”。唐谢讽《食谱》：“虞公断醒酢。”《格物粗谈·饮馔》：“吃蟹后，以蟹须洗手则不醒。”

姜汁、神曲糊丸，姜汤下。一方，加苍术五钱，滑石一两。

竹沥　大治热痰，养血清热。痰厥几死者，灌之即苏。

用淡竹，除苦竹[1]之外，皆淡竹也。又云：笋可食者，沥可用也。胃实用荆沥。凡使，六分中加姜汁一分，热甚加半分。

紫金锭　解毒疗疮，利窍下痰，功过于牛黄丸，通治百病。

千金子仁去油，研，一两　山茨菰[2]二两　五倍子破，洗，三两　麝香三钱　紫大戟两半

各为细末称和，糯米粥和，木臼[3]中千杵，每锭一钱，薄荷汤或酒磨服。外有疮肿，醋磨搽数次即消。合药日，宜端午、重阳、七夕。如急用，择辰日、天月德日[4]，静室焚香修制，勿令鸡犬、不具足人见之。

齁喘二十三

哮喘当分息与声，寒包肺热鼎潮鸣哮以声响言，喘以气息言。五脏皆有上气，而肺为之总。痰火内郁，风寒外束，则肺气促急，痰涎浮涌，急乱争鸣，如鼎之潮沸，而齁喘之病作焉。治哮多主于痰，兼发其表，或用吐法。治喘多主于火，兼降其气。有数年哮喘时作时止者，未发时以清肺降火顺气化痰为主，已发时以攻邪发表为主。火炎气虚痰兼水，胃喘需将虚实论火炎上喘急者，不可骤用苦寒，宜温以劫之。五虎汤；或研椒目七钱，姜汤调服。喘止后，有痰治痰，有火降火。时轻时重，得食则减，或食寒凉少止者，以降火为主，二陈加枳桔、芩连、山栀，或凉膈散下之。阴虚

---

① 竹：原无，据补刻版补。

② 山茨菰：即山慈菇。

③ 臼：原作“舊”，据文义改。

④ 天月德日：即天月二德日，天德日与月德日。天德贵人以月来定，如正月日干见丁，二月日支见申，三月日干见壬。月德贵人以月来定，如寅戌戌月，日干见丙；亥卯未月，日干见甲。天月德合日为二者的干支相合之日，其吉庆程度比天、月德次之。

自脐下冲上者，四物加知檗、枳壳、黄芩。气喘者，呼吸急促无痰声，苏子降气汤加芩连、石膏，煎合四磨汤服。因服补药而喘者，三拗汤。上气喘，神秘汤。有肺虚挟寒而喘者，五味子汤。有惊忧气郁而喘者，惕惕闷闷，引息鼻张，七气汤、四磨汤。哮喘者，喉中有痰声，导痰汤合千缗汤。小儿，九宝汤煎调夺命散。痰喘者，先降其气，二陈汤合四磨汤。水气乘肺而喘者，漉漉有声，怔忡浮肿，五苓散、小半夏茯苓汤。胃络不和，喘出阳明，须分虚实。胃虚者，抬肩撷肚，喘而不休，五味子汤加白术。久病气虚喘者，生脉散加白术、阿胶、陈皮。胃实喘者，分气紫苏饮、指迷七气汤加半夏、二陈汤加砂仁之类，有用利下而愈者。脾肾若虚难摄养，肺虚短气不同形脾气虚弱，不能摄养，一身之痰，令人发喘，以健脾理中为主。肾气虚惫，不能纳气归元，八味丸。肺虚气不能布息，呼吸不相接续，出多入少，名曰短气。与喘不同，不可用苦寒之药，宜六君子汤加五味、麦冬。痰气阻短者，导痰汤。肾虚不能摄气而短者，补肾丸。伤寒脚气寻标本，诸病临危喘不生伤寒微喘，缘表之未解，汗之。喘满而不恶寒者，当下而痊。脚气喘满，病为本而喘为标，但疗本病，其喘自安，或于脚气药内少加疏导之药。诸病临危大喘者，多不可救。汗出发①润，喘不休者，为肺绝。身汗如油喘者，为命绝。直视谵语喘满，不治。然则喘之危恶，岂可以寻常忽之哉。

治齁船②气喘，痰壅咳嗽，大人小儿皆治：知母、贝母、滑石、麻黄、诃子、甘草各八分，羌活、葶苈各五分，大黄一钱，小麦二十五粒，姜引，水煎，食远服。小儿减半。

五味子汤　肺虚挟寒。理喘下气去痰饮。

五味子　官桂　茯苓各一两　陈皮去白，七钱半　干姜炮　甘草炙，各半两

每五钱，水煎，食远服。

苏陈九宝汤　经年喘嗽。

---

① 发：头发。

② 齁船（hou hē）：象声词，鼻息声。

麻黄去节　橘红　薄荷各一两　辣桂　紫苏　桑白炒　杏仁去皮、尖　连皮大腹子　甘草炙，各半两

每服五钱，姜五片，乌梅一个，入童便半盏煎，卧时服。常用此方加牙皂五分，煎调夺命散，治小儿齁船神效。夺命散：焰硝，煅青礞石，细研，或五分或一钱，量儿大小加减用之。

定喘汤　治上气喘嗽。一名定肺汤。

紫苑　陈皮　杏仁炒　北五味　枳壳炒　半夏制　桑白　苏子研，各钱半　甘草　苏叶各五分

生姜五片，煎服。

调降汤　喘嗽。

枳壳一钱　半夏　北梗　青皮　陈皮　槟榔　苏子　茯苓　葶苈隔纸炒，各五分　木香　白蔻　砂仁　苏叶各三分　甘草二分

姜五片，水煎服。

八仙丸　喘嗽神效。

南星炮，一两　半夏泡　冬花　牙皂炙　枯矾　炙甘草各半两　巴豆七个　杏仁十五个　大枣三个，裹巴豆，慢火烧烟尽

上末，醋糊丸如梧子大，二三十丸，食后，温齑汁下。或嚼萝卜、栗子，生姜汤下。

皂角丸　治喘。

皂角为末，炼蜜丸如圆眼①大，每用姜汁化下一丸。薄荷汤磨紫金锭亦效。

治肺气有余，火炎痰盛作喘：

桑白　杏仁　半夏制　贝母　山栀　片芩　苏子　黄连

姜引。

① 圆眼：龙眼。《本草纲目·龙眼》释名："俗名圆眼"。

肺气不足，久嗽而喘：人参、茯苓、甘草、麦冬、五味、阿胶、冬花，煎服。

治阴虚挟痰作喘：当归、酒芍、生地、枳壳、五味、制半夏，煎服。自脐下冲上者，加知、檗、麦冬。

五味子汤　治喘促脉伏而数者。胃虚，加白术。

五味子二钱　人参　麦冬　杏仁研　橘红各□钱半

姜枣引，不拘时服。

治寒喘：五味、杏仁、陈皮、麻黄、桂枝、干姜、甘草、苏叶。肺虚，加阿胶、兜铃。

玉华散　喘嗽。清肺，利膈，安神。

葶苈炒，研　桑白炒　半夏制　贝母炮　天冬　兜铃　杏仁研　紫苑　百合蒸　人参各一钱　百部　甘草各七分

姜枣引。

神秘汤　上气喘急。

陈皮　桔梗　紫苏　五味　槟榔　桑白炒　半夏制　炙甘草

姜五片。卧则喘者，水气逆乘于肺也。

杏苏散　上气喘嗽浮肿。

杏仁炒，去皮、尖，钱半　苏叶　五味　腹皮　紫苑各一钱　乌梅　甘草　陈皮去白　麻黄　桑白　阿胶炒　桔梗各七分

姜五片。

苏子汤　忧思过度，邪伤脾肺，腹胀喘促，肠鸣气走，二便不利。

苏子炒，研　半夏　木通　腹皮洗　木香不见火　陈皮　人参　草果　枳壳　白术　厚朴制　甘草

姜枣，不拘时服。

治气郁痰喘：南星、半夏各制、杏仁、瓜仁各研、香附、陈

皮、皂荚烧存性、萝卜子研，等分为末，神曲糊丸，姜汤下。

葶苈散　治过食煎炒，或饮酒过度，喘塞不得卧。肺痈浊唾醒臭。

甜葶苈炒　桔梗　瓜蒌实　升麻　薏苡　桑白　葛根各二钱　甘草一钱

分二贴，姜引。

郁李仁丸　水气乘肺，动痰作喘，微肿。

苦葶苈炒，研　杏仁研　防己　郁李仁去皮，研　苏子炒，研　陈皮去白　赤茯各半两

炼蜜为丸，生姜紫苏汤下。

治肺虚短气而喘：人参、白术、半夏制、甘草、天冬、麦冬、阿胶、五味，等分，姜引。一方，有蜜炙黄檗、地骨皮。

加味泻白散　小儿伤风喘嗽。

桑白　地骨皮各一钱　甘草五分

一方加荆芥，一方加麻杏，俱神效。

痰喘方

莱菔子蒸，二两　皂荚烧存性，五钱　瓜仁　海粉研　南星白矾水浸一宿，晒干，各一两

炼蜜丸，噙化。

卷之二

咳嗽二十四

华盖金声击则鸣，怕寒又忌火相侵。脾经湿盛生痰壅，咳嗽须分痰与声肺为五脏之华盖，属金而声出，静则无声，击之则鸣。何以击之？肺合皮毛司腠理，稍有不密，风邪先入之，形寒饮冷则伤肺，风寒击肺能令人咳。然金畏火侵，火乘肺金亦令人咳。但寒咳则声响而痰清，火咳声嘶而痰浊，或声嗄①而无痰，如钟磬被火则哑也。脾恶湿，脾湿则生痰，痰壅气逆，冲击于肺，乃成痰嗽，痰出嗽止。然二脏土金相生，咳嗽乃子母一②气之病。故河间云：咳谓有声，肺气伤而不清；嗽谓有痰，脾湿动而生痰。有声有痰者，伤肺气动脾湿，而咳嗽兼作也。四气四时为病异，七情五脏不同形外而风寒暑湿，四气之相侵，四时之不同。伤风则脉浮有汗，增寒壮热，鼻塞声重，清涕，语未竟而咳。伤寒则脉紧无汗，凄清③怯寒，或头痛烦燥，不渴而咳。伤热则脉数，烦渴引饮，咽膈干燥，咳唾稠黏。伤湿则脉细，咳则四肢重著，骨节烦疼。春是上升之气，夏火炎上最重，秋是湿热伤肺，冬是风寒外束。又秋伤于湿，冬必咳嗽。内而七情之气干于五脏，皆令人咳，非独肺也。喜伤于心，或劳神伤心者，咳而烦热，自汗，咽干，咯血。咳引手少阴，不已，则小肠受之，咳状与气皆失。怒伤于肝，或疲极伤于肝者，咳而左胁痛引小腹，不已，则胆受之，咳引头痛，口苦或呕苦汁。思伤于脾，或饥饱伤脾者，咳而右胁痛引肩背，小腹中满，腹胀抢心，不欲食，不已，则胃受之，呕吐涎沫。忧伤于肺，或呼叫伤肺者，咳引颈项，喘息不止，口燥声嘶，不已，则大肠受之，咳而遗便也。恐伤于肾，或房劳伤肾者，咳而腰背引痛，喘满，不已，则膀胱④受之，咳而遗溺也。湿入五脏皆成痰，

① 嗄（shà）：声音嘶哑。《玉篇·口部》：“嗄，声破。”

② 一：据补刻版补。

③ 凄清：凄凉冷清。

④ 胱：原作“光”，据文义改。

非独脾也。见痰门。新邪休用寒凉折，久咳成劳急补阴新感咳嗽，禁用苦寒之药折之。伤风，参苏饮。伤寒，百解散。伤湿，败毒散加桑皮杏仁，暑月加苓冬、五味。喘嗽遇冬则发，寒包热也，枳桔麻黄汤。气喘，苏子降气汤。感冷则嗽，膈上有痰，加味二陈汤。风寒郁热于肺，夜咳者，三拗汤加生姜知母，脉浮大者加芩冬。形寒饮冷抑遏肺火于咽间失声者，用麻黄、桂杏以去其寒，黄芩、麦冬以清其热，仍加甘桔为使。风痰缠塞声不清者，二陈合三拗汤治之。若久嗽则属火属痰郁于肺。干咳者，二陈去半夏加苦梗以开之，后用四物加知檗、栀芩、竹沥以降之。火盛者，主降火清金化痰，黄芩、青黛、海石、瓜仁、桔梗、青皮、诃子之类。痰因火动，治火为先，然亦看痰火孰急，若痰急则先治痰而后降火也。积痰咳嗽，宁嗽化痰汤加青黛瓜仁。食积痰饮作嗽，星夏为君，瓜仁萝卜子为臣，青黛、海石、石硷①为使，姜汁浸，蒸饼为丸，或清气化痰丸。劳嗽者，寒热盗汗，主补阴清金，四物加芩冬、竹沥、姜汁。痰盛，合二陈汤，顺而下之。酒色过度，津液内耗，燥热乘肺，嗽而吐红痰者，四物加知檗、五味、麦冬、桑皮、地骨皮。好色之人元气虚，咳嗽不愈，琼玉膏。肺虚甚者，人参膏，生姜陈皮佐之，有痰加痰药。血不荣肌，邪在皮毛，皆能入肺，而自背得之尤速，则人参、芎归所不可无。咳而失声，润肺散。声嘶者，乃血虚受热，青黛蛤粉，蜜丸服。寒热交作而痰嗽者，小柴胡加知母和之，或加白芍、五味、桑皮。五更咳多者，胃中食积火邪，此时流入肺中，加知母地骨皮降肺火。上半日多者，胃中有火，加贝母石膏降之。午后多者属阴虚，四物加知檗、麦冬、五味、桑皮。黄昏咳多者，火气浮于肺，不宜凉剂，五味五倍敛而降之。咳而胁痛，宁嗽饮加青皮以疏肝气。痰盛加南星、香附、青黛、白芥子。咳而心烦者，辰砂六一散。火咳久不愈，有以凉膈散下之而愈者，大便实者宜下。肺痿肺痈兼肺胀，消瘀敛降自安宁久嗽不已成肺痿，寒热自汗，知母茯苓汤。

---

① 石硷：《本草纲目·石硷》："又名灰硷、花硷。时珍曰：'状如石类硷，故亦得硷名。石硷，出山东济宁诸处。彼人采蒿蓼之属，开窖浸水，漉起晒干烧灰，以原水淋汁，每百引入面粉二三斤，久则凝淀如石，连汁货之四方，浣衣发面，甚获利也。'"

咳中有血，虚劳肺痿，紫苑散。肺痈咳嗽，唾痰醒臭，或咳脓血，胸中微痛，桔梗汤。肺胀而嗽，或左或右不得眠，此痰挟瘀血，宜养血平气降火疏肝以清其痰，四物加桃仁、红花、诃子、青皮、竹沥、姜汁。喘满，苏子降气汤加诃子、青皮，收敛为主。肺虚者，人参款花膏。郁遏不得眠者，难治。治嗽用诃子，有敛肺降火之功。五味收肺气火热必用之药，然有外邪者不可骤用，恐闭其邪，必发而后用之也。杏仁散肺气风热，然肺实有热因于寒者为宜。桑白泻肺气，然性不纯良，不可多用。百部治肺热久嗽神效，马兜铃去肺热能补肺，生姜辛能发散，故多用之。瓜蒌仁甘能补肺，闰能降气，胸中有痰乃肺受火逼，失降下之令，金得甘缓之助，则痰自降焉，治嗽之要药也。

温清润散求虚实，久入风邪法用熏寒者温之，姜桂、细辛、半夏之类。热者清之，知贝母、天麦冬、栀芩之类。燥者润之，瓜仁、杏仁、天冬、知母、鼠黏、苏子之类。肺燥者，宁肺汤。风寒则散之，桑杏、麻桂、前胡之类。痰者豁之，南星、半夏、海石之类，导痰汤。郁者开之，枳壳、苦梗之类。虚者补之，五味、冬花、兜铃之类。实者泻之，黄芩、天花粉、桑杏之类。有声无痰者，生姜、杏仁、升麻、五味、防风、桔梗、甘草。有痰无声者，半夏、白术、五味、防风、枳壳、甘草。久不愈，加阿胶。大抵肺居最高，针砭不能及，药饵不能到，惟桔梗能舟楫诸药入肺，须临卧时徐徐咽下，则能入肺也。久入风邪在肺经，药不能散，口鼻吸风则咳。夜间咳多，古方用烟筒熏之，有因烟入肺反成肺胀者，今用三拗汤代之。

宁嗽化痰汤　咳嗽。

陈皮去白　半夏炮　茯苓　黄芩　栀子　桔梗各一钱　枳壳　桑皮　杏仁各八分　甘草三分

姜引。有痰无声，去桑、杏，加贝母、竹沥。胸膈不利，加瓜仁、贝母各一钱。喘促，加苏子、腹皮各一钱。渴加天花粉钱半，黄连八分。郁结，加香附八分。胁痛，加白芥子、青皮、柴胡。

清痰宁嗽饮　火热咳嗽。

黄芩　山栀　桔梗　枳壳　芍药　甘草　陈皮去白　茯苓

前胡　贝母

水煎热服。

前胡半夏汤　伤风咳嗽气喘，痰涎清涕。

前胡　半夏　茯苓　陈皮　桔梗　枳壳　紫苏　干葛　桑皮　杏仁　黄芩　金沸草等分　甘草二分

姜引。

清肺玉华饮　因风寒咳嗽，久不止。郁热在肺。

黄芩　茯苓　知母　贝母八分　前胡一钱　陈皮　防风　枳壳各七分　五味　桑皮　桔梗　黄连　山栀　荆芥各五分　甘草三分

姜引。

三拗汤　风寒喘嗽，夜咳。加细茶石膏，五虎汤。加荆芥、桔梗，五拗汤。

麻黄不去根、节　杏仁不去皮、尖　甘草二钱

姜五片，水煎热服。

附熏鼻法：本方加桂枝、细辛、藁本、羌活、防风、荆芥、薄荷、桔梗各一钱，生姜二钱。水煎，入有嘴盖壶内，加细切葱一大撮。盖定，以嘴熏鼻，口中换气，侵晨①、夜半未饮食时熏之。正咳时，熏之即止。冷，再盪②再熏。寒嗽，有以生姜为末，丸服而止者，或加半夏。

九仙散　久嗽。

---

① 侵晨：天快亮时，拂晓。

② 盪（dàng 荡）：通“烫”，灼伤或以热水温物。《物类相感志·器用》：“热碗足盪漆桌成迹者，以锡注盛沸汤冲之，其迹自去。”明·朱权《卓文君私奔相如》第三折：“好酒啊，我两个买些吃，就借你那炉子盪一盪。”下同。

人参　冬花　桑白炙　桔梗　阿胶炒　五味各一钱　乌梅肉一个　贝母五分　罂粟壳蜜炙，二钱　姜三片

温肺汤　冷嗽呕吐痰沫。

干姜　辣桂　甘草炙　半夏制　陈皮　北五味研　杏仁研，各七分　细辛　阿胶炒，各三分半

姜枣引。

痰嗽，痰出嗽止者是也：二陈汤加桔梗、桑皮、杏仁。膈闷，加枳壳、紫苏。春加薄荷、荆芥，夏加黄芩。

半夏丸　痰嗽。

半夏一斤，泡，去皮，切片，晒，为末，绢袋盛，于水盆中摆①洗净，就盆中换水，晒露七昼夜，晒干，每粉一两，入飞朱砂末一钱，姜汁糊为丸，姜汤下。上焦有热，痰嗽，黄芩、半夏粉等分，姜汁丸。

加味二陈汤　感冷则嗽，膈上有痰。

二陈汤加枳、桔、片芩、炒苍术、麻黄、木通等分，姜引。

枳桔麻黄汤　喘嗽遇冬寒则发，寒包热也，解表热自除。

枳壳　桔梗　麻黄　防风　陈皮　紫苏　木通　黄芩

严冬，加杏仁去黄芩，姜引。发散后，用二陈汤逐痰。

苏子降气加枳、桔、芩、冬、乌药、槟榔、莱菔子，煎，入沉香汁服，喘嗽神效。

夏月火嗽，有声有痰，面赤。用栀、芩、桑、杏、知贝母、甘草、桔梗、天花粉煎。

劳伤咳嗽兼痰者，知母、贝母、白术、茯苓、甘草、当归、

---

① 摆：摇动。明·周履靖《群物奇制·衣服》："用沸汤入盐，摆洗，则垢自落。"

芍药、麦冬、冬花、天花粉，水煎热服。

黄连阿胶丸　肺热咳血。

黄连三两，末　赤茯二两，末　水煮阿胶二两

为丸。

琼玉膏

生地四斤，取汁　白蜜二斤　白茯十三两，末　人参六两，末

四味调贮瓶中，封口，置锅中，桑柴火煮三昼夜，水冰一夜去火毒，白汤点服。

人参款花膏　肺虚久嗽不已，气急息重，呕逆恶心。

款冬花净　人参　北五味　紫苑　桑白各一两

蜜丸，姜汤嚼下。

润肺散　嗽而失声。

诃子　五味　五倍　黄芩　甘草

等分，蜜丸，噙下。

紫苑散　虚劳肺痿，咳中有血。

人参　桔梗　茯苓各一钱　知母　贝母各钱半　紫苑　阿胶　甘草各五分　五味十五个

水煎服。

知母茯苓汤　肺痿喘嗽，寒热自汗。

桔梗　茯苓　白术　半夏　麦冬各八分　知母　柴胡　黄芩一钱　薄荷　冬花　川芎　阿胶各五分　甘草二分

姜引，肺虚倍阿胶。

桔梗汤　肺痈，咳唾脓血腥臭，燥渴，便涩，胸中微痛，脉滑数。

桔梗　贝母　酒归　瓜仁　枳壳炒　桑白蜜炙　薏苡　防己各一钱　甘草节　杏仁炒　百合各五分　黄耆钱半

姜三片。便秘加大黄。溺涩加木通；胃弱加橘、术；潮热加柴、芩；脾胃健者，酒磨服紫金锭一钱。

黄昏汤　肺痈。

合欢皮，即夜合树，水煎服。

葶苈大枣泻肺汤　肺痈，喘不得卧。

葶苈炒，研，如弹子大

大枣十二枚，水三①升煮取二升，去枣入葶苈再煎服。

消脓饮　肺痈咳嗽，腥气上冲呕逆。

南星一两　知母　贝母　生地　阿胶炒　川芎　桑白炒　甘草炙，各三钱　防风　射干　桔梗　天冬去心　薄荷　杏仁　半夏　紫苏　白芷　白及各半两

每四钱，生姜乌梅一个。

劳瘵二十五

真元斫丧②渐成劳，骨热烦蒸气血销劳瘵之疾，多由不善保养，耽嗜酒色，无有休息，以致真元耗损，虚火煎熬，渐成劳极。亦有气体虚弱，劳伤心肾而得者。有因风寒久嗽不已而成劳者。有因伤寒痁痢失调理而得者。有因经候失调而得者。有因产后月间调养失宜而得者。有因父祖子孙病气相传而得者。所得之因虽不同，而其劳则一也。其症骨热烦蒸，气血销烁，肌体羸瘦，皮毛干枯，寒热盗汗，心神恍惚，遗精白浊，咳嗽唾红，甚则吐血。或腹中有块，或项上结核，俗谓之杂症。以其真元既竭，脾胃既虚，而百病崇③集也。当看其标本缓急而治之。女子调经男补肾，更参虚损补阴条其症虽有传蒸五脏，五种十四种之不同，大要不过阴虚火盛，痰与血病而已。女子患此，多月闭不通，或差前后，宜以调经养胃为主，柴胡四物汤。

---

① 三：原作“二”，据《金匮要略》改。

② 斫丧：伤害，多指因沉溺酒色而损伤身体。

③ 崇：聚集。《广雅·释诂》：“崇，聚也。”

气血俱虚，八珍汤。骨蒸热，逍遥散、地骨皮散。男人患此，以滋阴补肾为主，加味四物汤、补阴散。气血俱虚，八珍汤、十全大补。气虚者，补中益气汤。汗多者，黄耆散、人参养荣汤。更参虚损条中补阴等药，兼而治之。

清肌凉血须防胃，宁嗽消痰怕火熬骨蒸烦热者，以清肌为主，逍遥散、柴前梅连汤、清骨散、五蒸汤、保真汤之类。咳血吐红者，以凉血为主，犀角地黄汤、天冬丸、四生丸、补阴散。若去血过多者，三黄补血汤、十灰散之类。然寒凉多者，恐伤其胃，以致泄泻，而养胃之药不可缺。若泄泻，以六君子汤加曲蘖等药调其脾胃，泻止，更服本病之药。劳嗽不止者，以宁嗽消痰为主，宁肺汤、保和汤、琼玉膏、人参款花膏之类。然补肺燥痰之药，恐助火销阴而病势益剧，不可不知。更有传尸劳瘵疾，杀虫白蜡与川椒传尸劳者，父祖子孙母子兄弟姊妹相传，以其一气而生，病气相传者，理也。若系外入，原无劳瘵之根，又能保养元气，岂有传染之理。瘵虫因五脏受伤而生异物。如伤肝胆，则为毛虫；伤心与小肠，为羽虫；伤脾胃，为倮虫；肺大肠，为介虫；肾膀胱，为鳞虫之类。然杀虫之药，白蜡尘川椒之类为可用，若天灵盖之方，则药未必效，而取人尸骸，不德孰甚焉？然治虫者治标而已，补养真元，随五脏所伤而治之，乃治其本也。脉看迟数知凶吉，肉脱空夸九候调劳瘵之脉，迟缓细滑，气血尚和，脾胃尚健，尤可救药。弦大急数，则阴虚已极，脾气已损，虽仓①扁复生，莫能救其万一。若形肉既脱，则九候虽调者，不治。又不可专信于脉也。

加味四物汤　治阴虚劳瘵。

川芎八分　熟地一钱　白芍炒　白术　当归各一钱三分　酒檗　知母各七分

加竹沥、童便、姜汁，水煎服。咳嗽，加杏仁、阿胶、冬花各七分，五味十粒。痰盛，加茯苓、贝母、瓜仁各一钱。喘盛，加桑白、大腹皮。盗汗，加牡蛎、酸枣仁各七分，浮小麦一撮。潮热，加柴胡、知母、地骨皮各七分。梦遗精滑，加牡

① 仓：原作“苍”，据文义改。仓，仓公。

蛎、龙骨、山茱萸各七分。赤白浊，加白茯一钱，炒黄连二分。衄血咳血出于肺，加桑白一钱，炒栀芩各五分。嗽血痰血出于脾，加桑白、贝母、瓜仁、天冬、黄连各七分。呕血吐血出[①]于胃，加山栀、黄连、干葛、蒲黄各一钱，韭汁半盏，姜汁少许。咯血唾血出于肾，加桔梗、玄参、侧柏叶炒各一钱。

补阴散　治色欲成劳，阴虚火动，发热咳嗽，唾血脉数，肌肉消瘦等症。

川芎　熟地　天冬　知母蜜炒，各一钱　白术　酒芍　当归各钱二分　黄檗蜜炒，痰盛不用　陈皮各七分　生地酒洗，五分　甘草　干姜各三分

水煎，空心服。咳甚，加桑白、兜铃、瓜仁、五味。痰甚，加姜制半夏、贝母、瓜仁。盗汗，加牡蛎、枣仁、浮小麦。潮热，加柴胡、沙参、地骨皮。遗精，加牡蛎、龙骨、山茱萸。赤白浊，加茯苓黄连。衄血咳血出于肺，嗽血痰血出于脾，呕血吐血出于胃，咯血唾血出于肾，俱照前加味，四物汤内加药治之。若先见吐血盛大者，宜先消瘀血，然后随证治之。医者务以调理脾胃为主，病者务要节戒饮食，勿令泄泻。若胃气复坏，泄泻稀溏，则寒凉之剂难用，急服六君子加曲糵等药，俟胃气复，然后依前药治之。

黄耆散　虚劳，自汗盗汗。

黄耆二钱　当归　麻黄根　熟地　白茯　天冬各钱半　生地　麦冬　五味　浮小麦各七分　防风　甘草各五分

人参养荣汤　虚劳，气血亏损，肌肉消瘦，四肢怠惰。

人参　白术　甘草炙　桂心　黄耆蜜炙　陈皮去白　当归各

① 出：原脱，据文义补。

一两　白芍三两　熟地　五味　茯苓各七钱　远志炒，半两

每服八钱，姜枣煎服。

柴胡梅连汤　骨蒸劳热，三服而除。

柴胡　前胡　乌梅　胡黄连各一钱

上作一服，童便二盏，猪胆一枚，猪脊髓一条，韭白五分，同煎，不拘时服。

逍遥散　男妇骨热。

当归　芍药　茯苓　柴胡　白术　地骨皮　甘草各等分

清骨散　治男妇五心烦热，欲成劳瘵。

柴胡　生苄①各二钱　人参　防风　熟苄　秦艽　赤茯　胡黄连各钱半　薄荷一钱

上二贴，水煎温服。

地骨皮散　虚劳，咳嗽发热。

知母　柴胡　甘草　人参　地骨皮　茯苓　半夏

姜引煎服。

五蒸汤　骨蒸劳热。

人参　知母　黄芩　茯苓各一钱　生地　干葛各钱半　石膏三钱　甘草五分　竹叶七片　粳米钱半

先用小麦二合煎汤，去麦煎药，温服。随证加减于后。

虚热，加乌梅、秦艽、柴胡、蛤蚧、青蒿、丹皮、鳖甲。实热，倍黄芩，加黄连、黄檗、大黄。

肺蒸则鼻干，加乌梅、天冬、紫苑。大肠蒸，右鼻干痛，加硝黄。皮蒸，舌白唾血，加石膏、桑皮。肤蒸，昏昧嗜卧，加丹皮。气蒸，鼻干喘促，遍身气热，加人参、黄芩、栀子。

① 苄（hù 户）：原作“芐”，据文义改。下同。

心蒸则舌干，加黄连生地。小肠蒸，下唇焦，加赤茯、生地、木通。血蒸发①焦，加生地、当归、桂心、童便。脉蒸，唾白浪语，脉缓溢脉缓急不调，加当归、生地。

脾蒸唇焦，加白芍、木瓜、苦参。胃蒸，舌下痛，加石膏、乾②草、硝黄、粳米。肉蒸，食无味而呕，烦燥不安，加白芍。

肝蒸眼黑，加芎、归、前胡。胆蒸眼色白，加柴胡、瓜蒌。筋蒸甲黑，加芎、归。三焦蒸，乍寒乍热，加石膏、竹叶。

肾蒸两耳焦，加生地、石膏、知母、寒水石。膀胱蒸，右耳焦，加泽泻、茯苓、滑石。脑蒸，头眩热闷，加生地、羌活、防风。髓蒸，髓沸骨中热，加生地、当归、天冬。骨蒸，齿黑，腰痛足逆，疳虫食脏，加鳖甲、地骨皮、丹皮、当归、生地。玉房蒸，男遗沥失精，妇人经闭白淫，加知母、黄檗、归芍。脬③蒸，小便赤黄，泽泻、茯苓、生地、滑石、沉香。臀蒸，肢细肢肿，腑脏俱热，加石膏、黄檗。

青蒿膏　治劳热，胃强者可用。

青蒿一斗五升，童便三斗，文武火熬至一斗，去蒿，熬至一升，入猪胆汁七个，或又加辰砂槟榔末三五钱，再熬数沸，甘草收之，每一匙，白汤调服。

黄耆鳖甲散　治虚劳客热，肌肉消瘦，四肢烦热，心悸盗汗，减食多渴，咳嗽有血。

鳖甲醋炙　天冬去心　知母炒　黄耆　赤芍　地骨皮　白茯　秦艽　柴胡头　生地焙　桑白　半夏炮　紫苑　炙甘草　人参　肉桂　苦梗

---

① 发：头发。
② 乾：疑作“甘”。
③ 脬（pāo 抛）：膀胱。

姜引，煎服。

保真汤　治劳症，体重骨蒸。

当归　生芐　熟芐　黄耆　人参　白术　赤茯　白茯各五分　天冬　麦冬　赤芍　白芍　知母　黄檗炒　五味　柴胡　地骨皮　甘草　陈皮各一钱　莲心五分

姜枣煎服。惊悸，加茯神、远志、柏子仁、酸枣仁。淋浊，加萆[①]薢、台乌、猪苓、泽泻。便涩，加木通、石韦、萹蓄。遗精，加龙骨、牡蛎、莲须、莲子。燥热，加石膏、滑石、青蒿、鳖甲。盗汗，加浮小麦、炒黄耆、麻黄根。

十灰散　治呕吐咳咯血不止。

大蓟　小蓟　柏叶　茅根　茜根　大黄　山栀　丹皮　棕榈皮

各等分，共烧存性，出火毒用。藕汁或萝卜汁磨京墨[②]半碗，调灰五钱，食后服。

花蕊石散　治劳症五内崩损，涌喷血出升斗者，立止。

花蕊石，煅，研如粉，童便一盏，男入酒一半，女入醋一半，煎温调三钱，甚则五钱，食后服。其瘀血化为黄水，服此必疏解其体，独参汤补之。

宁肺汤　治荣卫俱虚，发热自汗，肺气喘急，咳嗽唾痰。

白术　川芎　芍药　酒归　熟地　甘草炙　五味　麦冬去心　桑皮炙　茯苓各一钱　阿胶蛤粉炒，二钱四分

分二贴，姜引。

保和汤　治劳症久嗽，肺燥成痿者。

---

① 萆：原作“苹”，据文义改。
② 墨：原作“黑”，据文义改。

知贝母　天麦冬　款花各三钱　薏苡仁　杏仁炒，各二钱　五味　粉草[①]　兜铃　紫苑　百合　桔梗各一钱　阿胶炒　当归　生节　紫苏　薄荷各半钱

每服八钱，姜引煎服，或入砂糖一匙，日三服。血盛，加蒲黄、茜根、藕节、大小蓟、茅花。痰盛，加南星、半夏、陈皮、茯苓、枳壳、枳实、瓜蒌。实喘甚，加桑皮、大腹皮、陈皮、萝卜子、葶苈、苏子。热甚，加芩、连、栀、翘、黄檗。风甚，加荆、防、金沸草、甘菊花、细辛、香附。寒盛，加人参、芍药、桂枝、五味、蜡片。

犀角紫河[②]车丸　治传尸劳神效。

紫河车即男胎胞衣，米泔水浸一宿，焙　鳖甲醋炙　桔梗　胡黄连　芍药　大黄　贝母去心　草龙胆[③]　黄檗　知母　败鼓皮心醋炙，各二钱半　犀角镑　蓬术　芒硝各钱半　朱砂二钱，水飞

上末，炼蜜为丸，如梧桐子大，朱砂为衣，二十丸，空心温酒下。如膈热，食后服之，三月必平复。其余劳症，数服便愈，重病不过一料。紫金锭治传尸劳瘵并女子为尸虫所噬，磨服一锭，甚效。白蜡尘治瘵虫，须入丸散中用。

治传尸劳杀虫神效：真川椒去合口者，炒，去汗，为细末，每服二钱，米汤下。或酒糊为丸，三十丸。一应虫疾并皆治之。

虚损二十六附服食

当年恃壮却轻身，酒色形劳任七情夫人之所以根本性命者，气与血也。男女皆有气血，而不能保全者，盖当少壮之时，自恃其气血有余，而

---

① 粉草：甘草。《本草纲目·甘草》："今人惟以大径寸而结紧断纹者为佳，谓之粉草。"

② 河：原作"何"，据文义改。

③ 草龙胆：龙胆草。《本草纲目·龙胆》："俗呼草龙胆。"

轻用妄为，不自爱恤，或酒色过度，或远行劳役，或饥饱越常，喜怒失节，或冒雨冲炎，形寒饮冷，纵欲恣情，皆使气血受伤。饮食饱甚，汗出于胃，惊而夺精，汗出于心；持重远行，汗出于肾①；疾走恐惧，汗出于肝；摇体劳苦，汗出于脾。久视伤血，久卧伤气，久坐伤肉，久立伤骨，久行伤筋。与夫七情飞越，能伤五脏，遂成劳极。尽力谋虑，劳伤于肝，应乎筋极；曲运神机，劳伤于心，应乎脉极；意外过思，劳伤于脾，应乎肉极；预事而忧，劳伤于肺，应乎气极；矜持志节，劳伤于肾，应乎骨极，此五劳应乎五极也。劳极精气，变生诸证。如心家虚则便浊汗多，肝家虚则筋挛目眩，肾家虚则腰痛泄精，肺家虚则咳嗽閧②热，脾家虚则呕吐不食，或乃胃火消谷，饮食虽多而不生肌肉，日渐尫羸而虚损之病成焉。又云感寒则损阳，阳虚则阴盛。损自上而下：一损损于肺，皮聚而毛落；二损损于心，血脉虚少不能荣于脏腑，妇人则月水不通；三损损于胃，饮食不为肌肤。治宜辛甘淡，过于胃则不可治矣。感热则损阴，阴虚则阳盛。损自下而上：一损损于肾，骨痿不能起于床；二损损于肝，筋缓不能自收持；三损损于脾，饮食不能消克。治宜苦酸咸，过于脾则不可治矣。又云心肺损而色弊，肝肾损而形痿。此虚损之大略也。**虚损既成宜补益，休将燥热耗真阴**治法，潮热者不可过用寒凉，秘结者不可骤与疏泄，喘嗽者不可妄施发散，咯血者不可错认为热。但看气虚补气，四君子汤，血虚补血，四物汤及补阴固本等丸，气血俱虚，八珍十补汤。然气属阳，阳常有余，气虚者十无一二，血属阴，阴常不足而易亏，血虚者十常八九。又当以滋血调气为主，而以养胃消痰之药佐之，补气之药，不可擅用。东垣阳旺则生阴血之法，非圣于医者不能用也，慎之。经云精不足者，补之以味，乃谷蔬果菜天赋之味，所谓精气血气由谷气而生，非醯酱烹调人为之味也。故曰阴之所生，本在五味，非天赋之味乎？阴之五宫，伤在五味，非人为之味乎？善摄生者，不可恣于口腹，以自速其祸也。又曰：形不足者，温之以气。温，养也。温存以养，使气自充，气充则形

① 肾：原作“脾”，据《素问·经脉别论》改。

② 閧（hòng哄）：争斗。宋宗泽《气回銮疏》：“如猬毛起，如蜂閧聚。”

完①。《局方》以燥剂温补，岂理也哉。高年虚损，精血俱耗，阴不足以配阳，孤阳几于飞越，天生胃气尚尔留连，又藉水谷之阴，故羁而定耳。《局方》用温剂劫虚，盖脾得温而食进，故亦暂可。然质有厚薄，病有浅深，设或失手，何以收救？宁可稍迟，计出万全，温剂补虚，决不可用。《难经》治损之法：损其肺者，益其气；损其心者，补其荣；损其脾者，调其饮食，适其温寒；损其肝者，缓其中；损其肾者，益其精。治损之大要也，学者详之。

四君子汤　治气虚，脾胃虚弱，泄泻等症。

人参　白术　茯苓各钱半　甘草五分

有痰，加陈皮、半夏，名六君子汤。吐泻，加藿香、砂仁、扁豆。脾虚，加肉桂、当归、黄耆。咳嗽，加桑白、杏仁、五味。心烦，加辰砂、远志、枣仁。心热，加麦冬、茯神。小儿惊风，加全蝎、白附、细辛。咽干口渴，加干木瓜、乌梅。胃泠②，加丁香、砂仁、附子。脾困气短，加木香、砂仁。腹胀，加白蔻、枳实、砂仁。喘急，加枳壳、半夏。潮热，加柴胡、川芎。盗汗自汗，加黄耆、肉桂。小便不通或水泻，加猪苓、泽泻、木通。大便闭，加槟榔、大黄、当归。久泻，加木香、诃子、肉蔻。身痛，加芍药、肉桂。头痛，加川芎、细辛。小儿疹出未快者，加升麻、葛根。食少，加砂仁、神曲、麦芽。

八珍汤　治气血俱虚。

四君子合四物汤。

十全大补汤　治男妇五劳七伤，气血两虚，自汗尫羸。

八珍汤加黄耆、肉桂，姜枣饮③。

三补丸　治上焦积热，泄五脏火。

---

① 完：坚固。

② 泠：清凉貌。

③ 饮：疑作“引”。

黄芩　黄檗　黄连等分，制炒

为末，蒸饼丸。

大补阴丸　降阴火，补肾水。

黄檗盐、酒炒褐色　知母酒炒，各四两　怀熟地酒洗，焙　龟板酥炙黄，各六两

上末，猪脊髓和炼蜜丸，空心盐汤下。

补阴丸又名虎潜丸

黄檗盐酒炒，半斤　知母酒炒　熟地黄各三两　龟板酥炙，四两　白芍　陈皮　牛膝各二两　锁阳　当归各一两半　虎胫骨酥炙，一两

上为末，酒煮羯①羊肉，丸，盐汤送下。冬加干姜五钱。

补肾丸

黄檗　龟板　杜仲姜汁拌，炒丝断　牛膝　陈皮各二两　干姜五钱，冬用　五味一两，夏用

上末，姜汁或酒糊丸，七十丸，盐汤温酒任下。

补天丸

紫河车一具，即孩儿衣胞也。古不分男女，世传男用女胎，女用男胎，若俱以初胎者为胜。若无初胎者，但求肥盛无病妇人产者亦可。用长流水洗去筋膜，篾笼盛之，纸糊，勿令泄气，焙干。用时以米醋浸一宿，焙干用。

上为末，合补肾丸，末，酒糊丸，或新取河车蒸熟，同补肾丸末捣烂为丸，尤妙。虚劳者，以骨蒸药佐之，气虚加补气药，血虚加补血药。一方用侧柏叶、乌药叶，酒浸，九蒸九晒，同紫河车为丸，名补肾丸。

① 羯（jié 洁）：公羊，特指阉割过的公羊。

六味地黄丸一名肾气丸

治肾气虚损，久新憔悴，寝汗发热，五脏齐损，疲弱虚烦，骨蒸委①弱，下血。

干山药　山茱萸各四两　泽泻　丹皮　白茯各二两　熟地黄半斤

上炼蜜为丸，五十丸，白汤空心下。

八味丸　治肾气虚乏，下元冷惫，脐腹疼痛，夜多旋②溺，脚膝缓弱而皮痿③黄或黧黑，渴欲饮水，小便不利。

熟苄八两　泽泻　丹皮　白茯各三两　山茱萸肉　山药各四两　附子　桂心各一两

炼蜜为丸，盐汤温酒任下，妇人醋汤下。

坎离丸　此药取天一生水，地二生火之意，药轻而功大，久服而取效，先贤王道之药，无出于此，大能生精益血，升水降火。

当归全用，酒浸三日，晒干　川芎大者，清水洗　白芍酒浸一日，炒　知母酒浸三日，晒干，各四两　怀地黄半斤，四两用砂仁、四两用白茯苓，同入绢袋，好酒二壶煮干，去砂仁茯苓，止用地黄　厚黄檗八两，盐酒乳蜜各浸二两，俱晒干，炒赤色

上六味，修制明白合一处，平铺三四分厚，晒露三昼夜，以收日月精华，研末。用冬蜜斤半，加水半碗，火炼，滴水成珠，再加水一碗，煎一沸，丸如梧桐子大，八九十丸，空心盐汤、冬用温酒送下。

---

① 委：通“萎”。委顿。《释名·释方语》：“委，萎也。”《周礼·考工记·梓人》：“爪不泽，目不出，鳞之而不作，则必颓尔如委矣。”

② 旋：小便。

③ 痿：通“萎”。枯萎。《金匮要略·腹满寒疝宿食病脉证》：“病者痿黄，躁而不渴……”

三味补阴丸　治酒过伤少阴。

龟板酥炙　知母酒炒，各半斤　黄檗酒炒，一斤

炼蜜丸，空心，盐汤、温酒任下。

大补丸　去肾经火，燥下焦湿，治筋骨软。气虚，以补气药下；血虚，以补血药下，不可单用。

黄檗，炒褐色，水丸。

秋石四精丸　治肾虚盗汗腰疼。

秋石①　莲肉　茯苓　芡实各二两

枣肉为丸，温酒送下。

加味人参固本丸

酒檗四两　酒归　知母　麦冬各三两　生地　熟地　天冬各二两　人参一两

炼蜜为丸，芡实大，白汤温酒化下，或丸如梧子大亦可。古方止有生熟苄、天麦冬、人参等分。又一方，生熟地、人参、麦冬、枸杞、菟丝子等分。

人参膏　治气虚，及伤寒汗吐下后，及倒仓后，用此补之。肺虚咳嗽亦可用。气虚有火邪者，合天冬膏，时服之。韩飞霞②谓：人参膏回元气于无何有之乡，此王道也。

上用好参一二斤，切片，砂锅内水淹药一手指，文武火煎干一半，摅③水入瓶盛之，查再煎二次，以人参无味为度，三次所煎之水，同入砂锅内，慢火熬成膏。如参一斤，熬膏一碗

---

① 秋石：《本草纲目·秋石》："淮南子丹成，号曰秋石，近人以人中白炼成白质，亦名秋石。"

② 韩飞霞：明代韩懋，字天爵，号飞霞道人。著有《韩氏医通》，临证经验丰富，善治疑难病症，如变化丹溪倒仓法为霞天膏治痰厥、天一丸通利水道等，对后世影响颇大。

③ 摅（lǜ 滤）：收敛。

足矣。将膏入碗内，隔宿上浮清水，一去之，只留稠膏，瓷器贮之，每一二匙，白汤点服。

养心丸　治虚劳心神恍惚，梦遗等症。

柏子仁二两，另研　枸杞两半　当归　麦冬　茯神各五钱　熟地　黑玄参各一两　甘草二钱半　菖蒲二钱

除柏子仁研，熟地蒸捣如泥，合余末，炼蜜丸，白汤下。

八味定志丸　补益心神，安定魂魄。治痰，去胸中邪热，理肺肾虚劳。

人参两半　远志　茯神　茯苓各一两　白术　麦冬各五钱　牛黄另研　菖蒲各二钱　朱砂水飞，五钱

炼蜜为丸，三十丸，米饮送下。髓竭，加生苄、当归。肺气不足，加天冬、麦冬。

固真丹　诸虚百损，五劳七伤，水火不能升降，下元虚冷，脐腹疼痛。

山药两半　人参去芦　黄耆蜜炙　黄檗酒炒　白术　杜仲酥炙　补骨脂炒　白茯去皮　丹皮　山茱萸去核，各一两　五味炒　泽泻各半两　熟地四两，汤蒸烂，石臼内杵成膏

上细末，和地黄膏，入炼蜜为丸，梧桐子大，七八十丸，空心淡盐汤送下。腰腿无力，加牛膝一两酒炒，败龟板一两五钱酥炙。

神仙换骨丹　补元气，固精，治遗滑。

川椒皮二斤，拣去合口者，新瓦焙干出汗　怀庆牛膝一两半，酒浸，焙干　生地　熟地各二斤

上末，不犯铁器，炼蜜为丸，三十丸，渐加至五十丸，空心，温酒送下。

经验方　治心虚手振。

川芎　人参各一两　川归身　粉草　生地黄各两半　远志去心，二两半　酸枣仁　柏子仁各二两　辰砂另研　半夏　胆南星各五钱　茯神七钱　石菖蒲六钱　琥珀三钱　麝香一钱　金箔□十片

上细末，蒸饼为丸，辰砂为衣，七八十丸，津液或姜汤送下。

仙传班龙[①]丸　治真阴虚损及老人虚人，常服延年益寿。

鹿角胶炒成珠子　鹿角霜　菟丝子酒浸，研细　柏子仁去壳，另研　熟地黄各半斤　白茯苓　补骨脂各四两

上细末，酒糊为丸，或以鹿角胶酒化为丸，五十丸，空心，姜盐汤下。

附：服食

神仙既济丹

人参　白茯各二两五钱　熟地酒浸，另捣　菟丝酒浸炒，另捣，各二两　当归身酒洗　干山药　山茱萸肉　川牛膝酒洗　柏子仁另研　枸杞子　生地黄酒洗，另捣　杜仲酒炒，断丝　龙骨末火煅，另研，各两半　五味　远志去心　石菖蒲　麦冬去心　天冬去心，各一两

上细末，炼蜜为丸，空心，淡盐汤下。

延年益寿不老丹

白茯苓去皮，切片，酒洗，晒干　地骨皮酒浸，晒干，各五两　生地酒浸一宿，晒干　人参　天冬酒浸，去心，晒干　麦冬酒浸，去心，晒干，各三两　何首乌半斤，如干者，米泔水浸软，鲜者，用竹刀刮去皮，切片，砂锅内先下乌羊肉一斤，乌豆一二合，量着水，于上加竹箄，铺药于箄，覆盖，蒸一二时，晒干

上共为细末，炼蜜为丸，三五十丸，侵晨温酒送下，常服

---

① 班龙：鹿。《本草分经·同名附考》：“斑龙，鹿之别名。”

功效难言，不可以为药易而轻传也。

大造丸

紫河车一具，制法见补天丸下　败龟板年久者，童便浸三日，酥炙黄脆，二两　黄檗盐酒炒褐色　杜仲酥炙，各两半　牛膝酒浸，晒干，一两二钱　怀地黄沉水者，二两半，用砂仁末六钱，白茯二两，绢袋装入瓦罐内，好酒煮，添酒煮七次，止用地黄　人参去芦，一两　天冬　麦冬俱去心，一两二钱

夏月，加五味七钱。遗精白浊，赤白带下，加火煅牡蛎粉一两五钱。妇人，加当归一两，去龟板。

上各为细末，惟地黄木臼杵成膏，再添酒，打米糊，和诸药末，捣千余杵为丸，八十丸，盐汤，空心、临卧各一服。寒月，以酒送下。滋补第一方也。

鹿角霜丸

黄檗八两，乳汁拌晒三次，炒褐色，或六两七两，随时加减　鹿角霜新解鹿角，锯寸段，长流水浸七日，加桑白、黄蜡各六钱，楮实子一两，砂锅内桑柴火煮七昼夜，去皮穰，研为末，八两，其水即鹿角胶　天冬去皮、心　麦冬去心，各二两　人参一两或二两　生地沉水者　熟地各二两，俱酒浸一宿，晒干

上各细末，炼蜜为丸，七十加至百丸，空心，淡盐汤下，酒亦佳。一方无人参，炼蜜内入鹿角胶四两为丸，名金主①杖。

何首乌丸

八月采赤白各半，极大者佳，竹刀削皮切碎，米泔浸一宿，以壮妇生男乳拌晒三度，木臼捣末，砂锅煮枣肉，千杵为丸，焙燥，瓷器贮之。初服二十，每日加十丸，加至百丸，空心盐

① 主：疑作“拄”。

汤温酒任下。忌铁气、诸血、萝卜。

又方乔白严服

何首乌二斤，竹刀刮切，干者，米泔浸软，铜刀刮　牛膝根一斤，制

黑豆一斗，淘净，先铺豆一层于甑底，次铺首乌，又铺豆一层，又铺牛膝，重重铺尽，蒸豆熟为度，取药晒干，换豆再蒸二次，取药为末，蒸枣肉为丸，三五十丸，温酒空心送下。忌葱、蒜、萝卜。茯苓汤亦可。

药酒方　除湿滋阴，壮元阳。

五加皮　桑寄生　牛膝　生地　当归　枸杞等分

上剉，布袋装入酒坛内，煮片时，取袋，封放半日，用。

固本酒

生熟地各半斤　天麦冬各四两　白茯　人参各一两

上用好酒十大壶，瓶内浸三日，文武火煮一二时，酒黑为度。有热，减人参五钱。如下部虚寒，用炒韭子末，每盏加一钱，调饮之。妇人服之能令有子。连皮核桃为引，此药补虚治劳乌须发。忌葱、蒜、萝卜，与地黄相反，令须易白。亦忌豆饭。

胆槐丹

取槐角内子，入腊月牛胆中，令满，阴干百日，每服一粒，新汲水下，早晚各一服。一月轻身，百日内白发变黑，久服，齿落更生，走及奔马。

女真丹

冬青子，《本草》名女真①实，即今白蜡树子也。拣净，酒

① 真：《神农本草经》作“贞”。

浸一昼夜，粗布袋擦去皮，晒干，用旱莲草汁浸，晒露过三伏天，为末，炼蜜为丸，每服百丸，夜酒送下，能变白发为黑，强筋力，能使老无夜起之功。

龙液膏

坚白茯苓，去皮为末，溪流水浸淘，去筋膜，焙干，和以蜂蜜，贮以瓷罐，顿于铜釜内，水淹药罐之半，桑柴火煮一日，空心白汤点服。解烦渴，除下部诸疾。

金髓煎

枸杞子，逐日旋[1]采红熟者，无灰[2]酒浸于瓮内，蜡纸固封，浸至两月，捞枸杞于石盆内，研极烂，滤净汁，同前渍药酒和匀，银锅内慢火熬，不住手搅，恐粘底不匀。如银锅小，作三五次熬之，膏成，瓷器贮之，勿令泄气，每日早起夜卧各二大匙，温酒化服。身轻气壮，服久可以羽化。

水芝丸　补虚益损。

莲实去皮，酒浸一宿，盛大猪肚内，煮熟取出，焙干为末，酒糊为丸，五七十丸，食前温酒下。

少阳丹

苍术，天之精，米泔水浸半日，去黑皮，晒，捣细末一斤。地骨皮乃地之精，洗净，取嫩皮，晒捣细末一斤。桑椹，人之精，采黑熟二十斤，瓷盆内搓烂，绢袋压汁[3]，调二末为糊，用十数大瓷盆晒干，收入瓷罐内封口，放净棚上，采日精月华

① 旋：频。

② 灰：石灰。黄酒酒精度数低，易酸败成醋，加入石灰防止酸败。

③ 汁：原作“汗”，据文义改。

四十九日，捣罗，炼密①为丸，赤小豆大。每服十丸，无灰酒送下，日进一二服，一年发白返黑，三年面如童子，寿与天齐。

固真丸　治肾精虚损，真元不足。

鹿角霜一斤　白茯五两　鹿角胶二两

前二味末，化胶为丸，空心，酒服百丸。

打老儿丸

西川有一使臣，于青城山下见一妇人，年约三十岁，手执杖赶百岁老儿。使臣问曰：何故打老儿？妇答曰：吾乃五百余岁不老，此吾之孙，不肯修炼服药，百岁即老，所以打之。使臣拜求此方济世，因名为打老儿丸。能治五劳七伤，精神短少，小便无度，眼目昏花，腰膝疼痛，两脚麻冷难行。

枸杞子　熟地酒浸，蒸捣　五味微炒　杜仲姜汁炒去丝　山药　茯神　楮实子酒浸，沉水者，焙干，各一两五钱　牛膝酒浸三宿　山茱萸肉　苁蓉酒浸　茴香酒浸　远志去心　续断各两　巴戟去心，五钱

上细末，炼蜜丸，空心温酒下。

汗症二十七

气血乖离汗匪常，阴虚盗汗致羸尫血为荣，气为卫，荣卫和平，则遇热而汗，乃人之常候，何害之有？然汗乃血之异名，心之所藏，在内为血，发出为汗，故汗为心之液。心虚则不能藏血，卫虚则不能固荣，气血乖离，血液化汗而出，不热自汗或为盗汗，非其常候，元气乃泄，遂致尫羸。且人身阴阳和平则宁，偏胜则病。阴虚则阳必凑，故发热而汗出亦热；阳虚则阴必凑，故发厥而汗出亦冷。自汗者，无论寒暑惺②睡，表虚故也，以养心实表为主，加减建中汤、大补黄耆汤。盗汗者，熟睡沾衾，觉即收，阴虚故

---

① 密：通“蜜”。《释名·释言语》：“密，蜜也。”《农政全书·种植》：“《异物志》曰甘蔗如饴密，甚美，食之四枚可饱。”

② 惺：苏醒。

也，以补阴降火为主，当归六黄汤。热少者，黄耆六一汤。血虚者，四物加知檗。气虚，加参芪、白术。久不止者，四制白术散。然治汗之要，实腠理，养心神，益肾水，使阴阳和调而汗自止矣。风寒暑湿风温异，惊恐劳伤产与房风邪外袭自汗者，微散之，桂枝汤。寒热自汗者，柴胡桂枝汤。头眩痰逆恶心自汗者，抚芎①汤。暑热自汗者，清暑益气汤。虚者，玉屏风。火盛自汗膈热者，凉膈散。胃热饮食自汗者，安胃汤、牡蛎白术散。湿胜自汗淋漓不休者，调卫汤。风温自汗，防己黄耆汤。惊恐自汗者，以养心为主，当归建中汤。劳伤自汗者，补中益气汤。产蓐②自汗者，黄耆汤、当归羊肉汤、黄耆汤③。房劳自汗者，黄耆汤。阴虚甚者，四物加参术。痰症心头阴共足，漏风不止或亡阳痰症自汗者，津津浃背，二陈汤加白术、贝母、海粉、黄耆、胆星。心汗者，别处无汗，独心孔有之，思虑所致，当归人参汤，或以艾煎汤调下茯苓末一钱。头汗者，至颈而还，汗不至身，柴胡桂枝汤。阴汗，属肾虚，青娥丸、大蒜丸，外用洗扑法。足汗者，牡蛎散、杨花法。汗不止名曰漏风，牡蛎白术散。汗多者必亡阳，术附汤、理中汤。

小建中汤　治表虚自汗。

官桂　芍药各三钱　甘草二钱

姜五片，枣二枚，水煎服。加黄耆，名黄耆建中汤，治虚劳自汗。加当归，名当归建中汤，治妇人血虚自汗。加熟附，治汗漏不止。

大补黄耆汤　治自汗，虚弱太甚。

黄耆蜜炙　防风　川芎　山茱萸肉　当归　白术炒　肉桂　甘草炙　五味　人参　白茯苓　熟地　肉苁蓉

枣二枚，水煎温服。阳虚者，加附一片，童便煎服。

---

①　抚芎：即芜䓖、芎䓖，又名鞠穷。《本草纲目·芎䓖》：“出江南者，为抚芎。”

②　蓐（rù 入）：草席，草垫子。坐蓐（临产）。

③　黄耆汤：本门下文有黄耆汤二方。

当归六黄汤　治盗汗之圣药也。

当归　生地　熟地　黄檗炒　黄芩炒　黄耆炒　黄连炒

水煎，临卧时服。或加牡蛎。

黄耆六一汤　治盗汗热少。

黄耆蜜炙，六两　甘草蜜炙，一两

每一两，水煎服。

四制白术散　治盗汗久不止。

白术四两，黄耆、石斛、牡蛎、麸皮各炒一两，止用白术，为末

每服三钱，粟米汤调下。

正气汤　治盗汗。

黄檗　知母各炒，一钱五分　炙甘草七分

水煎服。

抚芎汤　治自汗头眩，痰逆恶心。

川芎　白术炒　陈皮各二钱　甘草一钱

姜五片，水煎，不拘时服。

玉屏风散　治自汗盗汗。

防风　黄耆蜜炙，各一两　白术二两

每服一两，水煎服。

安胃汤　治饮食汗出如洗，日久心虚，令人半身不遂，见偏风痿痹之症，当先去慓悍之气，按而收之。

黄连　五味　乌梅肉　生甘草各二钱　炙甘草九分　升麻稍六分

分二贴，水煎。

牡蛎白术散　治漏风证，饮酒中风，汗多，食则汗出，久不治为渴消。

牡蛎煅，三钱　白术一两二钱半　防风二两半

共细末，每服三钱，白汤调服。

调卫汤　治湿胜自汗，补卫气虚弱，表虚不任风寒。

麻黄根　黄耆各一钱　甘草稍　当归稍　黄芩各五分　生地　麦冬各三分　五味　猪苓各二分　羌活七分　苏木　红花各一分

水煎，食前服。

防己黄耆汤　治风湿脉浮，身重汗出，恶风或痛。

防己一两　炙甘草五钱　白术七钱半　黄耆一两一钱

每服一两，姜枣煎服。喘，加麻黄。气上冲，加桂枝。

黄耆汤　治喜怒惊、房室劳伤，致阴阳偏虚，或发热发厥，自汗或盗汗不止。

黄耆炙，二钱二分半　白术　熟地　肉桂　麻黄根　龙骨　天冬去心，各钱半　五味　小麦炒　防风去芦　当归酒浸　炙甘草各七分半

分二贴，姜引煎服。发厥，加附子炮。发热自汗，加石斛。

黄耆汤　治产后虚汗不止。

黄耆二钱　白术　防风　熟地　牡蛎煅　白茯　麦冬　炙甘草各五分

枣一枚，煎服。

当归人参汤　治心汗。

酒归　人参各二钱半

用猪心一个，切片，连心血煎汤，澄清汁煎药服。

又方，煎艾汤，调茯苓末一钱。

大蒜丸　治阴汗湿痒。

大蒜煨去皮，研，同淡豆豉末为丸，朱砂为衣，三十丸，红枣灯心汤空心下。外用炉甘石一分，真蛤粉半分，扑患处。又方用蜜陀僧蛤粉二味。

牡蛎散　治脚汗，除秽气，兼治体气。

牡蛎煅　白矾枯　蜜陀僧　黄丹

等分为末，掺指缝即干。杨[1]花著鞋中，止脚汗。

术附汤　治汗多亡阳，手足厥逆，及中湿脉细，自汗体重。

白术四钱　附子二钱，炮，去皮、脐　炙甘草一钱二分

姜枣煎服。

温粉止汗法：

川芎　白芷　白术　藁本等分

上细末，每药一两，米粉三两，用绵绢包裹，扑身上。一方用牡蛎一两，定粉[2]五钱，为末扑之。

内伤二十八

饮食内伤病有余，或因饥馁损于脾饮食自倍，肠胃乃伤，痞塞饱闷，为有余之症，当以消导为主，香砂平胃散、曲蘖枳术丸、保和丸。上膈者，须用吐法，下亦不去也。食积作痛者，三棱消[3]积丸。伤热物者，三黄枳术丸。伤寒物者，木香见晛[4]丸。挟外感者，香砂正气散。呕吐者，加干姜。泄泻者，加猪苓、泽泻、肉桂。饮酒伤胃者，葛花解酲汤。酒毒烦渴者，黄连解毒汤。或因年饥缺食，劳虑久饥，以致脾气虚损者，此不足之症，四君子汤加曲蘖。自汗者，黄耆建中汤，或补中益气汤去柴胡加山药治之。形劳气乏须温补，房室劳伤补肾宜远行负重，劳役内伤，为元气不足之症，补中益气汤、调中益气汤或黄耆建中汤、六君子汤之类，随寒热加减。温补者，参芪甘温之类，非温热也。房室劳伤，为真阴虚损之症，当以滋肾为主，四物加知檗补阴丸。气血俱虚者，八物、十全之类。自汗者，人参养荣汤。

---

① 杨：原作“扬”，据文义改。

② 定粉：即铅粉。《本草纲目·粉锡》释名：“铅粉、胡粉、定粉、白粉、水粉、官粉、瓦粉。”

③ 消：原作“稍”，据本门下文改。

④ 晛：原作“现”，据文义改。晛：日光，日气。

挟外感者，以补气滋阴之剂，随六经加减治之。外感内伤原有辩，休教误汗致重虚外感内伤，皆发热恶寒，东垣辩之详矣。大略谓人迎脉大为外感，气口脉大为内伤。外感寒热并作，其热发于皮肤之上，明知其在表。手背热手心不热，鼻气不通而口中尚和。邪气有余，发言壮厉，先轻而后重。其恶寒也，虽重衣厚幕，逼近烈火，犹不能御其寒。只待传里下证，始不恶寒。内伤寒热间作，其热发于筋骨之间，明知其在里。手心热手背不热，鼻气通而口中无味。元气不足，出言懒怯，先重而后轻。其恶寒也，由表虚不能禁风寒，些小门壁之风，则恶之。少得温暖即安，大风暴雨则不忌也。若错认内伤为外感，而误发其汗，是重虚其表而损不足也，祸可胜言哉。

饮食伤

平胃散　治伤食并湿胜濡泄。

苍术泔浸，去皮，钱半　陈皮　厚朴姜制①，各钱二分　甘草三分

姜枣煎服。

痞满，加枳实、黄连，为连枳平胃散。胃脘痛，加香砂，为香砂平胃散。食不消，加神曲、麦芽。久积，加山楂肉。如伤食，服药欲吐者，以手探吐其食，在上者因而越之也。胃热，去苍术，加白术。有痰，加二陈汤。小便不利或水泻，合五苓散。伤酒，加干葛、黄连、泽泻。胃弱，加人参、茯苓，名参苓平胃散。

加味二陈汤　消食导痰，补脾行气。

橘红　茯苓　神曲　川芎　苍术　白术各八分　半夏泡七日　香附各一钱　砂仁　麦蘖各五分　山楂肉一钱半　甘草三分

上除神曲、麦芽，另炒为末，余切，姜枣煎，调曲蘖末服。

白术和胃丸　治病久厌不能食，大便或闭或溏。常服和中

---

① 制：原作"汁"，据文义改。

理气，去湿消痰，进饮食。

白术一两五钱　半夏汤泡　厚朴姜制，各一两　陈皮去白，八钱　人参五钱　炙甘草二钱　枳实麸炒　槟榔各二钱半　木香钱半　干生姜一钱

汤浸，蒸饼为丸，米饮送下。热，加芩连。

枳术丸　治痞，消食，强胃。

白术水淘，去皮为末，二两　枳实麸炒为末，一两

汤浸荷叶，取汤浸晚粳米杵，以原汤煮糊为丸。五七十丸，白汤送下。加陈皮一两，名橘皮枳术丸，治饮食不消。加半夏[1]一两，名半夏枳术丸，治伤冷物。加陈皮半夏各一两，名橘半枳术丸，消痰进食。加神曲、麦芽各一两，名曲蘖枳术丸，治饮食太过，心腹胀满。加木香一两，名木香枳术丸，破滞气，开胃进食。加陈皮、黄连各一两，名橘连枳术丸，和胃，泻火，消痰。加黄芩四两，酒大黄、炒黄连、陈皮、神曲各二两，名三黄枳术丸，治伤肉面、辛辣厚味，闷乱不快。以蒸饼为丸，各量所伤服之。

草豆蔻丸　治伤食心痛，或伤冷物，胃脘当心两胁作痛，噎隔[2]不通。

草蔻面裹，煨　枳实麸炒　白术各一两　麦蘖炒　半夏汤泡　黄芩去朽　神曲炒，各五钱　陈皮　青皮各三钱　干姜二钱　炒盐五分

上细末，汤浸，蒸饼为丸，每服五十丸，白汤送下。冬月去黄芩，岁火不及或伤冷物，皆不用芩。若伤热物并有火之人，虽冬月亦不去芩。加香附子、萝卜子、黄荆子各一两，消导

① 半夏：原作“夏半”，据文义乙正。

② 隔：阻塞。

尤效。

枳实导滞丸　治湿热之物不得施化，痞满不安。

大黄一两　枳实麸炒　神曲炒，各半两　茯苓去皮　黄芩去朽　黄连　白术各三钱　泽泻二钱

或加木香槟榔各二钱，名木香导滞丸。

汤浸，蒸饼为丸，温水送下，以利为度。凡伤食发热久不愈，必先问所伤之物。或肉或面、或糍[①]粽豆腐之类，以原伤之物烧存性，一两，杵，韭汁调下，一二时后，以此丸推之，宿食即下，热退而愈。

白术丸　治伤豆粉、湿面、油腻之物。

白术三两　枳实炒　半夏泡　神曲炒，各五钱　橘红三钱半　黄芩二钱半　白矾一分

汤浸，蒸饼为丸，七十丸，白汤下。因素食多用椒姜，故用黄芩泻之。

木香见晛[②]丸　治伤生冷硬物，心腹满痛。

神曲炒　京三棱煨，各二两　石三棱去皮，煨　草豆蔻面裹煨　香附各五钱　升麻　柴胡各三钱　木香一钱　巴霜五分

蒸饼为丸，三十丸，白汤送下，量虚实加减服之。

三棱消积丸　治伤生冷硬物，不能消化，心腹满痛。

京三棱煨　广术炒　神曲炒　净青皮各七钱　巴豆米炒焦黑，去皮，二钱　茴香炒　陈皮去白，各五钱　丁香不见火　益智去壳，各三钱

上末，醋糊为丸，每服十五丸至二十丸，姜汤送下，量虚实加减，更衣则止。

① 糍（cí慈）：用糯米做成的食品。
② 晛：原作“睨”，据文义改。

备急大黄丸　治心腹暴痛不通。

大黄　巴豆米炒黑　干姜

各等分，炼蜜和捣，丸如小豆大，每服二丸，以利为度。胃虚不纳药者，以黄蜡为衣，针锥眼孔吞下，令不犯胃气，入肠即化。

保和丸　治一切饮食所伤，或有食积癖块，多服渐消。脾胃虚者勿服，虚虚之祸，疾如反掌。或以四君子汤送下。盖山楂大能克化，若胃中无积，反伐脾胃之气也。

山楂肉五两　神曲炒　半夏泡，各三两　茯苓　陈皮去白　萝卜子炒　连翘　麦蘖炒，各一两

上用姜汁神曲糊丸，三五十丸，白汤米饮送下。加白术二两，名大安丸，健脾消食积。一方，山楂肉一味，神曲丸，名宽中丸，治胸痞，停滞饮食，六十丸，白汤下①。

香砂正气散　治内伤饮食，挟外感风寒，中州不利，或呕吐，或心腹痛，恶寒发热，脉沉弦或弦紧者。

藿香　苏叶各钱半　苍术一钱二分　白芷　砂仁各八分　茯苓　厚朴　陈皮　半夏　香附各一钱　甘草三分

姜引，煎服。如霍乱腹痛，加炮干姜一钱。厥逆气少，加人参、附子各一钱。山岚瘴气，加草果、槟榔各八分。伤食，加枳壳一钱。疟疾，加青皮、草果各一钱。

葛花解酲汤　治酒病，上下分消其湿。

白豆蔻　砂仁　葛花各五钱　干姜　神曲　泽泻　白术各一钱　木香五分　青皮　陈皮去白　猪苓去皮　人参　白茯各钱半

上为末，每服三钱，白汤调下。但得微汗，则病去矣。

---

① 下：原脱，据文义补。

劳役伤

补中益气汤　治形神劳役，或饮食失节，劳倦虚损，身热而烦，脉大而虚。或恶寒而渴，或烦痛，自汗无力，气高而喘。

黄耆钱半　人参一钱　甘草七分　白术　当归　陈皮各五分　升麻　柴胡各三分

一方，加黄檗三分以滋肾水泻伏火，红花三分入心养血。一方有芍药，秋冬不用。

脾胃一虚，肺气先绝，用黄耆以益皮毛，不令自汗也；上喘气短，损其元气，用人参以补之；心火乘脾，用炙甘草以泻火热补胃中元气，若脾胃急痛、腹中急缩者多用之。此三味除湿热烦热之圣药也。白术苦甘温，除胃中热，利腰脐间血。升麻柴胡苦平，味之薄者，升胃中之清气；又引黄耆甘草之甘温，补卫气之散解而实其表；又缓带脉之缩急。用当归以和血脉。橘红以理胸中之气，又能助阳气上升以散滞气。表热者，一二服气和微汗而愈。咽痛，加干葛。心刺痛，加当归。精神短少，加人参、五味。头痛，加蔓荆子；痛甚，加川芎五分；顶痛脑痛，加藁本五分，细辛三分。有痰，加半夏、生姜。咳嗽，夏加五味、麦冬，秋加连根麻黄，春加款冬花。久嗽，去人参。食不下，加青皮、木香，倍陈皮。寒月更加草蔻、益智，夏月更加芩、连，秋更加槟榔、砂仁。心下痞，加枳实、芍药、黄连。腹胀，加枳实、厚朴、木香、砂仁。天寒，加姜、桂。腹痛，加白芍药、甘草。有寒，加桂心，夏加芩连干葛，冬加益智、草蔻、半夏。胁痛，倍柴胡，加青皮。脐下痛，加熟地、肉桂。大便秘，倍当归，加酒大黄。脚无力，加酒檗、防己。气浮心乱，加朱砂末一二分调服，或另服朱砂安神丸。

调中益气汤　治四肢倦怠，肢节烦疼，腹中不和，二便不调，饮食无味，胸满短气，咳唾痰涎，耳聋眼花等症。

黄耆□钱　人参　甘草　苍术各五分　柴胡　橘红腹中气不运，加一分　升麻各三分　木香二分

水煎，空心服。宁心绝思，药必神效。下元阴火蒸热，加生地、黄檗各三分。大便虚坐，腹中逼迫，血涩也，加归身二分。身体沉重，虽小便数多，亦加茯苓二分，苍术一钱，泽泻五分，炒檗三分。如胃气不和，加半夏五分，生姜三片。有嗽，加生地二分以制半夏之毒。痰厥头痛，非半夏不能除。春夏腹痛，加芍药三分。

凡遇劳倦辛苦，用力过多，即服此方二三服，免生内伤发热之疾。以补气为主：

黄耆蜜炙，□钱五分　人参□钱　炙甘草七分　五味二十粒　麦冬去心　陈皮　白术各一钱　茯神八分

姜枣煎服。劳倦甚，加熟附二分。

凡遇劳心思虑，操伤精神，心虚气短，惊悸烦热，服此方。以补血为主：

人参□钱二分　五味子十五粒　当归酒洗　麦冬　白芍　茯神去木　酸枣仁　生地各□钱　炒栀仁　炙甘草　陈皮各五分　川芎四分

姜引煎服。

凡阳虚脉浮而无力，背恶寒者，服此方：

人参　白术　黄耆　肉桂　甘草

虚甚加熟附。水煎服。

双和散　补血益气。治虚劳少力，不寒不热，温而有补。大病后亦可服。

白芍药一钱　黄耆　熟地黄　川芎　川归各六分　炙甘草　肉桂各四分

姜三片，枣一枚，水煎服。

门冬清肺饮　治脾胃虚弱，气喘气促，精神短少，吐衄等症。

紫苑茸一钱　黄耆　白芍　炙甘草各七分　人参　麦冬　归身各五分　五味九粒

脾胃二十九

脾胃相通五谷消，肢骸腑脏自丰饶脾为仓廪之官，胃为水谷之海。胃司纳受，脾司运化，表里相通，运行不息，消磨水谷，生化气血。四肢百骸，五脏六腑，皮毛经络，皆赖所养。故曰：胃乃六腑之本，脾为五脏之源。饮食入胃，游溢精气，上输于脾，脾气散精，上归于肺，通调水道，下输膀胱，水精四布，五经并行，合于四时五脏阴阳，揆度以为常也。善摄生者，调其饮食，适其寒温，时其饥饱。不以生冷伤之，不以寒暑侵之，不以六欲七情动之，则脾胃自和，五脏自安，形神丰足而百病不生矣。四时胃气为根本，脉贯弦洪与石毛非惟腑脏四时皆以胃气为本，盖脾胃属土，土为五行之本，而四时之脉俱当有胃气。如春脉弦缓，夏脉洪缓，秋脉毛缓，冬脉石缓。缓者，胃脉也。脉无胃气者死。自倍自伤营运远，生痰生火荣卫销盖人之脾胃盛则多食而不伤，过时而不饥。脾胃衰则多食而伤而瘦，少食而肥，过时而饥。胃强而脾弱，则能食而不能运；胃弱而脾强，则能运而不能食。皆当听其自然，而以保养为主。不善摄生者，饮食自倍，饥饱无节，则肠胃乃伤；寒温不调，劳逸无度，喜怒失常，则脾气乃惫。故饮食入胃，不能营运，或生痰，或生火。气血精神由此而日亏，脏腑脉络自此而日损，肌肉形体因此而日削，荣卫从此而销烁。治疗之法，当审其脾胃之虚实，别其所伤之原由。若伤于饮者，饮乃无形之物，或微汗以散之，升麻葛根汤，或淡渗以利之于下，五苓散、胃苓汤。伤酒者，葛花解酲汤。胃受湿者，平胃散。伤于食者，或损谷以和之，平胃散加曲蘖。痛者，加香砂，或用保和丸或健脾以磨之，曲蘖枳术丸。有痰者，枳桔二陈汤。停滞闷乱者，吐下以夺之，常山平胃散、三棱消积丸、备急大黄丸。脾胃虚寒者，理中汤。胃寒不能食者，人参开胃汤、香砂养胃汤。伤寒冷之物，草蔻丸。伤热物者，三黄枳术丸。胃中伏火，二陈加芩连山栀、三黄枳术丸。虚热津不足，白术散。胃火消谷善饥并伤热物者，三黄枳术丸。脾热口臭，泻黄散。胃热口疮，清胃散。脾不和则食不化，枳术丸、枳缩二陈汤、六君子汤、治中汤。胃不和，平胃散。脾胃虚损者，补中益气汤、参苓白术散、建中汤。人生百病中州起，却病须将饮食调中州者，脾胃也。万物藉土而生，脾胃伤则百病自中州而起，故曰脾胃弱则百病生，脾阴足而万邪息。又曰安谷则昌，绝谷则亡。欲却病，莫先于调理脾胃，欲调脾胃者，莫先于节戒饮食，故曰调理脾胃为医中之王道，节戒饮食乃却病之良方，厥有旨哉。

人参开胃汤　助胃进食。

人参　橘红　木香　藿香　神曲炒　麦芽炒　白术　茯苓　砂仁　莲肉　厚朴　半夏曲　炙甘草等分

每五钱，姜三片，煎服。胃冷，加丁香。

厚朴温中汤　治脾胃虚冷，腹胀，秋冬寒犯胃作疼。

厚朴姜制　陈皮各一两　茯苓　草蔻　甘草炙　木香各半两　干姜炮，二钱

每服五钱，姜枣煎服。

人参养胃汤　治脾虚冷，全不进食，兼治寒疟。寒甚加桂枝。

人参　藿香　苍术　厚朴炒，各一钱　茯苓一钱二分　陈皮钱半　草果六分　半夏八分　甘草五分　乌梅一个

姜三片，煎服。加香砂各一钱，即香砂养胃汤，治呕吐不食。

钱氏白术散

人参　白术　白茯　木香　炙甘草　藿香　干葛等分

每服五钱，水煎服。或作末，白汤调下二钱，日二次。

参苓白术散　治脾胃虚弱，饮食不进，或呕吐泄泻，及大病后调理脾胃。

白扁豆一升，炒　白茯　山药　甘草炙　人参　白术各二斤　莲米　砂仁　薏苡仁　桔梗炒黄色，各一斤

上末，每服二钱，枣汤调服。

治中汤　治脾胃不和，呕逆霍乱，或中满泄泻等症。

人参　甘草炙　干姜炮　白术　青皮　陈皮各等分

每服五钱，水煎服。呕，加半夏。

补脾助元散

白术淘净，刮去皮，隔纸焙，三两　白茯去皮　广陈皮去白，各一两　莲肉去心，两半　麦蘖粉五钱

上臼内杵细末，入白糖霜二钱，研匀，瓷器贮，常近火边，空心，食远白汤下二三匙。大补元气，令人能食，老年宜服，戒怒气。

健脾丸　中满痞胀，饮食难化，嗳气吐酸，呕逆。

白术一两二钱　半夏泡，七钱　厚朴姜制，一两　陈皮去白，八钱　芍药炒　甘草炙　枳实炒　麦芽炒　黄连炒　砂仁各三钱　白茯七钱

汤浸蒸饼，丸如梧子大，三五十丸，白汤米饮任下。

紫霞丹　宽中进食。

苍术米泔浸一宿，半斤　厚朴姜制　陈皮各五两　炙甘草三两　香附米泔浸，四两

上为末，神曲糊丸弹子大，每一丸，姜汤下。

补脾丸

白术半斤　苍术　茯苓　陈皮各三两

有热，加黄连，粥丸。

参术调中汤　泻热补气，止嗽定喘，和脾胃，进饮食。

黄耆四分　桑白五分　白术　人参　炙甘草　白茯苓各三分　五味□十粒　地骨皮　麦冬去心　陈皮各二分　青皮一分

水煎服。忌多言语、劳役。

升阳益胃汤　脾胃病，怠惰嗜卧，四肢不收，节痛体重，口干，二便不调。兼肺病洒淅恶寒，惨惨不乐，乃阳气不升也。秋时燥令，尤宜服。

黄耆一钱　半夏　人参　甘草炙，各五分　独活　防风　白芍　羌活各三分　白术　橘红　茯苓小便利口不渴，勿用　泽泻不淋秘者，不可用　柴胡各二分　黄连一分

姜枣煎，温服。如方喜食，不可过饱，恐胃气再伤，须美食佳果以助药力。又不可纵恣口欲，少役形体，使胃与药得转运，又不可大劳。

疟疾三十

疟备三因有浅深，六经五脏不同形疟疾之作，外因于风寒暑湿，邪气客于皮肤之内。经云夏暑汗不出，秋成风疟。又云夏伤于暑，秋必痎疟。然四时有感皆发，岂必皆因伤暑乎？风寒则散之，小柴胡加葛根、升麻、苍术、川芎。无汗，加羌活、防风，冬加麻黄。有汗加桂枝、芍药。邪在半表半里，小柴胡和之。渴，加生地、麦冬、天花粉、石膏、知母、乌梅之类。热多，清脾饮。寒多，人参养胃汤。暑热则清之，小柴胡加香薷葛根。渴，加天花粉。暑疟自汗，人参白虎汤、柴胡白虎汤。湿疟，寒热身重，骨节烦疼，多因冲冒雨湿而得之，小柴胡加羌活、防风，以去其湿。小便不利，柴苓汤。内因饮食饥饱，食积痰饮停蓄于肠胃之间，谚云无积无痰绝不成疟。恶食胸满噫气者，必因饮食得之，香砂平胃散加山楂、枳实、白术、青皮。有痰者，平胃二陈汤。中焦火盛大便秘者，下之而愈，大柴胡汤。膈上之痰，须用吐法，常山饮、六一丹。久疟诸药不效者，得吐而愈。或饮食之后出冒

风雨，或先冒风雨而后饮食，皆能作疟，柴平汤。有痰，柴陈汤。有因动于七情，房室劳后所伤，以致体虚不任风寒，脾虚不克饮食，郁积成疟，谓之劳疟，此不内外因也，或以六君子汤养其脾胃，或补中益气汤补其虚损，而以治疟之药佐之，或用四兽饮。不可骤用截法，以致虚虚之祸。然而蓄作有时，寒热无定者，乃阴阳上下交争，虚实更作，阴阳相移也。阳并于阴，则阴实而阳虚。巨阳虚则腰背头项痛，阳明虚则寒慄鼓颔。三阳俱虚则阴气胜，骨寒而痛，中外皆寒，此为寒疟。阳盛则外热，阴虚则内热，内外皆热，头痛如破，喘渴冷饮，此为热疟。亦有先寒而后热者，亦有但热而不寒者，亦有寒多而热少者，或温或清，随寒热多少而施治焉。发于上半日者，阳分轻邪，易愈；发于午后者，阴分深邪，难治。发于春夏为顺，秋冬为逆。日一发者，受病一月，有感即发，轻浅易治。二日发者，受病半年，郁久而成，即也痎疟，深而难疗。三日一发，受病一年。连发二日住一日者，气血俱受病。休数日乃作者、受病最深有经年不愈者，皆不可骤用截药，当先补其气血而后治之。然疟状不一，足太阳疟，腰痛头重，寒从背起，先寒后热，熇熇①然热，热止，汗出难已，小柴胡加桂汤。足少阳疟，身体解㑊②，寒不甚热不甚，恶见人，则惕惕然，热多汗甚，小柴胡汤。足阳明疟，令人先洒淅寒甚，久乃热，热去汗出，喜见日光火气乃快，桂枝二白虎一汤、黄芩芍药加桂汤。足太阴疟，令人不乐，好太息，不嗜食，多寒热汗出，病至则善呕，呕已乃衰，小建中汤。足少阴疟，令人呕吐，甚多寒热，热多寒少，欲闭户而处，其病难已，小柴胡加半夏汤。足厥阴疟，令人腰痛，少腹满，小便不利如癃状，非癃也，数便意，恐惧气不足，腹中悒悒③，四物玄胡苦楝附子汤。此六经之疟也。肺疟者，令人心寒，寒甚热，热间善惊，如有所见。心疟者，令人烦心，甚欲得清④水，反寒多不甚热。肝疟者，色苍苍然，太息，其状若死者。脾疟者，令人寒，腹中痛，热则肠鸣，鸣已汗出。肾疟者，令

① 熇熇（hè 贺）：严酷。
② 解㑊：懈惰。
③ 悒悒（yì 意）：不安。
④ 清：凉。

人洒洒然，腰脊痛，宛转大便难，目眴①眴然。胃疟者，善饥而不能食，食而反满腹大。此五脏之疟也，宜各求本脏之药加减治之。东垣云：寒疟属太阳宜汗之，热疟属阳明宜下之，风疟属少阳宜和之，温疟属厥阴亦和之。又作于子午卯酉日者，属少阴；作于寅申巳亥日者，属厥阴；作于辰戌丑未日者，属太阴。盖三日一作故耳。更参虚实弦微代，主治先须识定名汗多为虚，有汗要无汗，补气为主带散。怠惰嗜卧者，柴胡六君子汤。有渴，柴胡石膏汤。汗多不渴，柴胡桂枝汤。日久不止，宜养正气，补中益气汤。无汗为实，无汗要有汗，散邪为主带补，小柴胡加葛根、青皮、苍术。大便不利，大柴胡汤。小便不利，柴苓汤。疟脉自弦，弦数多热，弦迟多寒。弦紧者可发汗针灸，弦小紧者下之，浮大者吐之。弦微则为虚，代散则死。疟有十四种，风寒暑湿温痰食牝牡痎瘅瘴疫劳是也。主治者先须实见得是。风暑则散之，寒疟牝疟则温之，牝疟瘴②热疟则清之，温疟则和之，痰则豁之，食则消之利之或健胃以磨之，膈上痰积须吐之，湿则汗之渗之，痎疟劳疟则养正以胜之，疟母则用疟母丸以消之、鳖甲饮调之，疫瘴则祛之。烟瘴之地，燥湿不常，人多患瘴疟，令人迷闷，藿香正气散。甚则发狂妄，有哑不能言者，柴胡汤加大黄枳壳治之。俟其正来定体，却用正气散调之。亦有岚疟，只一二发而死者。往来瘴地，须带平胃散、正气散以防之。此治疟之大法也。

决胜散

治疟不问久近，立效。

柴胡二钱　黄芩钱半　人参　半夏　苍术　青皮　陈皮　厚朴各一钱　甘草五分　干③姜三片　乌梅一个

渴，加生地、麦冬、天花粉。水煎，未发前二时服。如不止，加常山二钱，川山甲钱半煎，露一宿，临发前④二时温服，忌热汤饮食半日。

---

① 眴（xuàn 眩）：眼睛昏花。

② 瘴：原作“瘅”，据本门下文改。

③ 干：原作“甘”，据文义改。

④ 前：原作“煎”，据文义改。

常山饮　截疟附七宝饮四兽饮。

川常山　草果　知母　槟榔　炙甘草　乌梅　穿山甲煨炮，各等分

每服五钱，水酒各半盏煎，露一宿，清晨冷服。欲吐则顺之，忌热汤一日。然常山性暴悍，善驱痰饮，大伤真气，虚弱者戒，勿轻用。七宝饮有青陈皮、厚朴，无知母、乌梅、川山甲。六君子汤加草果、乌梅，名四兽饮。

清脾饮　治瘅疟脉弦数，但热不寒，或热多寒少，口苦咽干，小便赤涩。

青皮去穰　厚朴姜制　白术　半夏　茯苓各一钱　柴胡二钱　黄芩钱半　草果　甘草各五分

生姜五片，水煎，未发前服。一方有良姜、乌梅，无柴、芩、苓、白术。大渴大热，用小柴胡去半夏，加知母、麦冬、黄连、黄檗、栀子。

鳖甲饮子　治疟疾久不愈，胁下痞满，腹中结块，名曰疟母。

鳖甲醋炙　白术　草果　槟榔　川芎　芍药　厚朴制　橘红　甘草各一钱　黄耆钱半

姜枣、乌梅煎服。或用疟母丸。

治久疟方

青皮　陈皮　知母　草果　白术　槟榔各六分　厚朴　枳壳　香附　甘草各三分　良姜一钱　常山二钱　荆芥二分

姜三片，枣一枚，水酒各半煎，前二时服。寒多加酒，热多加水。

疟母丸

醋炙鳖甲为君，三棱、莪术、香附、海粉、青皮、桃仁、

红花、神曲、麦芽随证加减，为丸，醋汤送下。

老疟系风暑入在阴分，宜用血药引出阳分而散：川芎、芜芎①、当归、红花、苍术、白芷、黄檗、甘草煎，露一宿，服之。

小儿疟疾有痞块：生地、芍药各钱半，陈皮、川芎、炒芩、半夏各一钱，甘草二分，姜引煎，调醋炙鳖末服。

辰砂丹　治疟。

朱砂一两五钱，留五钱为衣　信砒　雄黄各五钱，另研　白麦六钱

研匀，滴水丸如绿豆大，朱砂为衣，每一丸，未发前半日，无根水下。一方雄黑豆②四十丸粒，米醋浸二日去皮，信一钱研，端午日研匀，丸如绿豆大，朱砂为衣。忌鸡犬妇人见，未发前半日，新汲水下一丸。

不二散

人言一两　白扁豆二两　细茶二两　白面四两，与人言用水和软饼，锅内焙干

上为末，每服小半钱，前半日温茶调下，再用水汤下。忌酒面鱼等。

拿法：治疟。

黄丹五钱，主用　白矾三钱，主用　胡椒钱半，为末　麝香半分

上为末，临发时对日坐定，用好米醋调药，男左女右，付手心，外将绢帕紧扎③，待药力热方行，出汗为度，如无日，脚下用火。此药一料能治三人，年老身弱怕服药者用之。

---

① 芜芎：即芎䓖。此二字疑衍。

② 雄黑豆：《本草纲目·大豆》："有黑白二种，入药用黑者。紧小者为雄，用之尤佳。"

③ 扎：原作"札"，据文义改。

祝由科：治疟疾不愈。

咒曰：吾从东南来，路逢一池水。水里一条龙，九头十八尾。问伊食甚的，只吃疟病鬼。

上念一遍，吹在果子①上，念七遍吹七遍在果上。令病人于五更鸡犬不闻时，面东而立，食讫于净室中安因，忌食瓜果、荤肉、热物。此法十治八九，无药处可以救人。

泄泻三十一

泄泻皆因湿所侵，燥脾利水自安宁脾胃安和，分利水谷，何泻之有？然脾恶湿而喜燥，脾胃为湿所侵，不能渗泄，而水谷并入大腹，故成泄泻。《脉诀》云：湿多成五泄。胃泄则饮食不化，色黄。脾泄则腹满呕逆。大肠泄则食已窘迫，大便色白，肠鸣切痛。小肠泄则溲而便脓②血，少腹痛。大瘕泄者，里急后重，数至圊而不能便，茎中痛。大法用平胃散以燥脾胃之湿，五苓散以利其水。又各随五泄之方加减治之，自然安宁。古云治湿不利小便，非其治也。温寒清热风宜散，消食消痰吐与升泻利鹜溏清冷，小便清白不涩，身冷不渴，完谷不化，脉迟细而微者，寒也，宜温之，香砂胃苓汤。腹痛厥逆，理中汤。四肢逆冷，术附汤。肠垢，泻青黄赤黑色，小便赤涩，身热而渴，痛一阵泻一阵，脉洪数者，热也，宜清之，四苓散加滑石、苓③连、木通，或用黄芩汤。凡谷肉消化，不问色症，便断为热，寒泻而谷消者未之有也。火性急速，传化失常，完谷不化者有之。仲景曰：邪热不杀谷。盖热得湿则为飧泄。又曰：暴泻非阳，久泻非阴。噫！寒热二症，冰炭相反，差之毫厘，谬以千里，可不谨乎？然飧泄有兼风者，升阳除湿汤。外伤于风，有表症者，麻黄汤。元气不足，风入肠胃，泻利清血者，胃风汤。食积作泻，腹痛甚而泻，泻后痛减者是也，胃苓汤加曲蘖、山楂以消之，或加枳实、大黄以荡涤之。湿痰作泻，时泻时止，或泻多泻少是也，以豁痰为主，平胃二

---

① 果子：即倮子。泛指糖食糕点。

② 脓：原作“浓”，据文义改。下同。

③ 苓：疑作“芩”。

陈汤，或用海石、青黛、黄芩、神曲为丸。肺与大肠为表里，肺胃停痰，宜大肠之不固，吐去其痰而利自止，此东垣之法也。久泻元气下陷者，宜加防风、升麻、柴胡以升提其气则愈。虚滑不收才补涩，五虚七极病难平脾虚气弱，不能泌别水谷者，卫生汤。自汗沉困，久泻者，黄耆建中汤以补之。脾肾泄者，朝泄暮①已，肾气丸。肠胃滑脱，大孔如竹筒不禁者，诃子散、钱氏白术散涩之。老人气衰滑泄，六君子汤加肉蔻肉桂。然必真知其为虚滑之症，而后用补气涩精之药，不然则益有余而积滞内结，反成祸也。脉细皮寒，少气，泄利前后，饮食不进，故为五虚，不治。然《脉诀》云：下利微小即为生，若脉见弦急洪大六数七极者，其病难平。识者忧之。

胃苓汤　治泄泻呕吐，水道不利，胸膈闷塞。或伤生冷饮食，夏月伤暑，皆可服。

白术钱半　赤茯一钱　泽泻　猪苓各八分　肉桂五分，有热不用　苍术　厚朴　陈皮各一钱　甘草二分

姜三片，水煎服。寒泻，完谷不化，加干姜、香附、砂仁各一钱；泻黄黑红紫，去桂，加芍药钱半，黄连一钱。伤食，加曲蘖、山楂肉各一钱。久泻滑脱，加肉蔻、诃子各钱半；或升提之法，去桂，加升麻、柴胡、防风各八分。痢疾后重腹疼，加木香、槟榔、黄连。

胃风汤　治胃饮食不化，色黄，及元气不足风入胃，泻清血。

人参　白术　茯苓　川芎　芍药　当归等分　肉桂减半

每服四钱，入粟米百粒，水煎服。脾泄，用黄连香薷汤、五苓散，姜汤调服。大肠泄，亦用五苓散。小肠泄，用三乙承气汤加味、解毒汤。大瘕泄，用八正散加木香槟榔，或用天水散。

① 暮：原作“慕”，据文义改。

虙①瘕槟榔丸　治大瘕里急后重，数至圊而不能便。

槟榔　大黄炒　枳实麸炒，各一两　桃仁炒，去皮尖　麻仁去壳，俱另研　木香各五钱

上细末，炼蜜为丸，梧子大，五十丸，白汤下。

术附汤　治寒泻四肢逆冷。

白术　附子炮　甘草炙，各等分

姜枣煎服。

黄芩汤　一名黄芩芍药汤。治协热泻痢。

黄芩炒，二钱　芍药炒，钱半　甘草一钱

水煎温服。

卫生汤　治脾虚泄泻。

即六君子汤加山药、薏苡、泽泻、黄连，去半夏。

水煎，食远温服。

诃子散　治滑泄久不止者。

诃子一两，半生半熟　木香五钱　甘草炙　黄连各三钱

上末，每服二钱，煎白术芍药汤，调服。

白术调中丸　脾胃不和，心下痞胀，肚疼噫腐，霍乱吐泻，水谷不消。

神曲四两，炒　白术五钱　人参　白茯　猪苓　泽泻各三钱　木香二钱　官桂钱半　干姜炮　甘草炙，各一两

面糊丸如梧子大，七十丸，姜汤送下。

车前子散　治暴泻不止，小便不通。用车前子为末，每服二钱，米饮调服。叶亦可。一方，艾叶、车前叶，水煎，入姜

① 虙（fú 符）：通“伏”。《素问·气厥论》：“小肠移热于大肠，为虙瘕，为沉。”王冰注：“虙与伏同。”又虙羲氏，即伏羲氏。

汁再煎一沸，热服即止。

夏月暑泻，黄连香薷汤；吐泻，六和汤。

刘草窗治痛泻方

白术三两，炒　白芍二两，炒　陈皮两半　防风一两

上，剉八服，水煎或丸服。久泻，加升麻六钱。

清六丸　治泻兼治血痢。

六一散一两　红曲半两

上蒸饼为丸。去红曲，加干姜或生姜汁，名温六丸，治呕泻。

益元散　治暑泻。

一方，肉蔻五钱，白滑石春冬一两二钱半，秋二两，夏二两五钱，姜汁调神曲糊丸。

四苓散

猪苓　泽泻　赤茯苓　白术等分

上治湿泻腹不痛者，加苍术。治火泻腹痛腹鸣，痛一阵泻一阵者，加苍术、黄芩。治冷泻腹痛，以热手按之觉止者，加肉桂、木香、芍药、陈皮、甘草、干姜。

治脾泄，五更时泻者是也。兼治小儿食积。止泻止呕，消疳消黄，消胀止肠疼，常服健脾胃：

人参　白术　茯苓　山药　莲肉各一两　山楂　甘草　陈皮　泽泻各五钱

炼蜜丸如弹子大，每服一丸，空心米汤下。

四制香附丸　治妇人久泻，诸病通治。

痢疾三十二

下痢须知积滞深，通因通用有权衡痢疾之作，皆因平素饮食失节，情欲劳伤，湿热积滞于肠胃之间，偶因调摄失宜，复感酷热之气，而积

滞之毒行焉，古方谓之滞下。初起脾胃尚健，必推荡之。仲景治痢可下者，悉用承气汤。大黄之寒，其性善走，佐以厚朴之温，善行滞气，缓以甘草之甘，饮以汤液，灌涤肠胃，滋润轻快。积行则止，此通因通用之法，稍久气虚并年高则不可下。然腹满坚痛，后重谵语，燥屎宿食，与夫愈而复发者，皆宜下之。风寒外来，与夫脉迟脏寒，皆不可下，故曰有权衡也。**腹疼窘迫皆缘火，赤白休将冷热论**腹疼，后重里急，下迫窘痛，每至圊而不能，便脓血稠黏，皆因热甚内实，气滞不通，以伐火行气为主。河间谓后重宜下，酒煎大黄汤、三黄丸。又不可用巴豆、牵牛热毒之物攻之。腹痛则宜和，以白芍、甘草为君，当归、白术为佐。恶寒者，加桂。恶热者，加黄檗。或用黄芩芍药汤，或用胃苓汤加木香槟榔治之。湿热之气干于血分则痢赤，以行血为主，干于气分则痢白，以调气为主。气血俱病者，赤白兼下。又云白痢属气自大肠中来，赤痢属血自小肠中来。豆汁色者，湿也；五色相杂者，五脏俱病也；纯血者，热毒入深也；鱼脑色，脾虚不运，陈积脱滑也；鼻涕冻胶、屋漏陈腐者，元气惫弱，脏腑虚脱之甚也。俗论以痢赤为热，痢白为寒，其误孰①甚，如热生疮疖而溃白脓，可以为寒乎。**气血得调痾自已，温清失度必伤人**河间谓行血则便脓自已，和气则后重自除，而以芍药汤主之。然而寒热之辨，尤为切要。久病身冷，自汗脉沉，所下清冷，小便清白，为寒，宜以理中汤、香砂平胃散之类温之。病久下如冻胶鼻涕，脉迟，四肢倦怠者，升阳除湿汤。暴病身热脉大，宜以黄芩芍药汤、香连化滞汤、香连丸之类清之。噤口痢，乃大虚大热，以姜炒黄连、人参煎汤呷之，或用石莲子汤呷之，或参苓②白术散以石莲子易莲肉，少加菖蒲，陈仓米饮调下，外用田螺捣碎，入麝香，放脐中，以膏药封之，引热下行。若寒热不分，而温清失度，岂不伤人乎。**分消解表随宜用，补涩升提忌早行**湿痢小便赤涩，五苓散、益元散分利之。身重，则除湿升阳，除湿汤。有食积者，保和丸消之，或用胃苓汤分消之。食积腹胀，香连化滞汤。腹中急痛，枳术丸加香连、曲蘖、木通、芍药、槟榔。外挟风邪，宜苍术防风汤汗之。恶寒发热，

① 孰：何。
② 苓：原作“芩”，据文义改。

身首痛，神术散。风邪入胃，下清血，胃风汤。肌表热而不恶寒，大小柴胡汤皆随宜而用。若久病气虚，钱氏白术散补之。阴虚血痢不止，四物汤为主。怠惰不食，卫生汤。滑脱不禁，诃子散。大孔如竹筒者，真人养脏汤。脾气下陷，虚坐努积，补中益气汤、固肠丸，或于气血药中加升麻、柴胡、防风提之。然必久病虚滑而后用之，若邪气正盛，而兜涩升提之药用之太早，则滞气不行，反成祸殃，或成休息痢，经年不止也。大要盛者和之，去者送之，过者止之。兵法云避其来锐，击其惰归，此之谓也。丹溪曰：先水泻而后脓血者，脾邪传肾难愈，先脓血而后水泻者，肾邪传脾易愈。是皆先哲之恪①言，不可不知也。

黄芩芍药汤　治痢身热脉大，腹痛后重，脓血稠糊，及久不愈者。

黄芩　芍药各二钱　甘草一钱

水煎温服。痛甚，加桂二分。

芍药汤　行血则便脓自愈，和气则后重自除，此药是也。

白芍二钱　归尾　黄芩　黄连各一钱　大黄七分　木香　槟榔　甘草　桂心各五分

水煎，空心服。后重窘甚者，倍大黄，加芒②硝一钱。痞气不宣，加枳实一钱。脏毒下血，加黄檗一钱。

王节斋黄芩芍药汤附加减法

白芍炒，二钱　黄芩　黄连　枳壳各钱半　木香　槟榔　甘草各钱

腹痛，加当归钱半，砂仁一钱，木香五分。后重，加滑石一钱，枳壳、槟榔各八分。白痢，加白术、茯苓、陈皮、滑石各一钱。红痢，加芎、归、桃仁、红花各一钱。红白相杂，加

---

① 恪：通“格”。《逸周书·小开武》：“允哉，余闻在夕训典中，规非时罔有恪言，曰正余不足。”卢文弨集校引惠栋曰：“恪，即古文格字。”

② 芒：原作“茫”，据文义改。

芎、归 、桃仁、橘术、茯苓。欲下，加大黄五分。食积，加山楂、枳实各八分。血痢，加芎、归、生地、桃仁、槐花。久不愈，减芩、连各七分，去槟榔、枳壳，加侧柏叶钱半炒黑，干姜白术各一钱。若痢久后重不去，此大肠坠下，去槟榔、枳实、枳壳、黄芩，加升麻、柴胡以提之。

香连化滞汤　治积滞不行，里急后重，频上圊而去少。

青皮　陈皮　厚朴炒　枳实炒　黄芩　黄连　当归　芍药各一钱　滑石钱二分　槟榔八分　木香五分　甘草

水煎温服。

香连丸　治痢赤白相杂，里急后重。

黄连二十两，茱萸十两酒浸，同炒，去茱萸　木香四两八钱，不见火

醋糊为丸梧桐子大，每服三十丸，米饮送下。加石莲肉半斤，治噤口痢。小儿泻痢，加肉蔻。

酒煎大黄汤

痢久不愈，脓血稠黏，里急后重，日夜无度，脉沉实者，大黄一两，好酒二大盏，浸半日，煎至一盏半，去查，分二服，顿饮之。如未止，再进后服。后以芍药汤和之，又服黄芩芍药汤，以彻①其邪。此乃荡涤邪热之剂，用酒煎者，欲其上至顶颠②，以彻皮毛也。

槐花散　治血痢久不止。

青皮　槐花　荆芥穗等分

水煎，空心热服。一方有芎、归、橘、术、熟地、升麻，无青皮。细末，每服二钱，米饮调下。一方用四物汤加黄连、

① 彻：撤除。

② 颠：顶。《玉篇·页部》：“颠，顶也。山顶谓之颠。”

槐花，治血痢久不止。

固肠丸　治痢疾陈积已去，之后用此，以燥下湿、实大肠。

樗根白皮，略炒，为末，米糊为丸，陈米饮送下。或用炒芍药、炒白术、炙甘草、陈皮、茯苓，煎汤下。

苍术防风汤　治痢外挟风邪。

苍术六钱　防风二钱　生姜七片

水煎服。

真人养脏汤　治痢元气滑脱，大孔如竹筒、脱肛等症。

人参　白术　当归各六分　肉桂　木香各八分　诃子一钱二分　肉蔻五分　白芍　甘草各钱半　粟壳二钱

每服四钱，水煎服。脏寒者，加附子。

白术安胃散　治一切泻利脓血，里急后重。男子小肠气痛，妇人脐下虚冷，产后儿枕痛。

五味子　乌梅肉各五钱　车前子　茯苓　白术各一两　粟壳醋炒，三两

每服一两，水煎，食前服。

解毒金花汤　治热毒下利脓血。

黄连　黄檗各一两　黄芩　赤芍药　赤茯苓　白术各五钱

每服一两，水煎服。腹痛，加栀子二枚。

防风芍药汤　治泻痢飧泄，身热脉弦。

防风　芍药　黄芩各等分

每服一两，水煎服。

黄连阿胶丸　治痢赤白，里急后重，腹痛，小便不利。

黄连　茯苓各三两　阿胶二两，炒

上水煮胶成膏，和二末为丸，三十丸，米饮送下。

如痢后糟粕未实，食粥腹疼，以白术、陈皮煎汤和之。如

气行血和，积少，但虚坐努积，此为无血也，芍药、生地，倍归身、尾，以桃仁泥佐之，陈皮和之，血生自安。如痢后脚弱，渐细小，用苍术二两，白芍、龟板各二两半，黄檗五两，粥丸，以四物汤加陈皮甘草煎汤下。痢后手足痛，谓之痢风，用败毒散加槟榔、木瓜。

香连散　治产后痢疾。

木香　滑石各一钱　黄连炒，钱半　白术炒　炒芍各二钱　甘草炙，五分

水煎温服。

小儿痢疾，用芩连、大黄、甘草煎服。赤，加桃仁、红花。白，加滑石末，或用豆蔻香连丸。一八岁小儿下痢纯血，作食积治，用二术并芩、芍、滑石、茯苓、甘草、陈皮、神曲煎汤，下保和丸。

郁症三十三

七情六气令人郁，郁病相因久自成气血冲和，百病不生，一有怫郁，诸病生焉。或因事不如意，内为七情所伤；或因出入不常，外为六气所袭。以致升降阻碍，传化失常，而郁滞不行焉。然有郁久而成病者，当以开郁为主，而治病之药佐之；有病久而成郁者，当于本病方中佐解郁之药，香附、芜芎、苍术之类是也。要解五行开六郁，湿痰食火气和荣如郁在五脏，金郁泄之，谓渗泄解表利小便也；水郁折之，谓抑之制其冲逆也；木郁达之，吐之令其条达也；火郁发之，令其疏散也；土郁夺之下之，令无壅碍也。此特论其大要耳，至于热郁而成痰，痰郁而成癖，血郁而成癥，食郁而成痞，气郁而湿滞，湿郁而成热，痰滞而血不行，血滞而食不消，相因而为病，皆当看其所郁，兼而治之。郁症有六，湿郁周身走痛，阴寒则发，脉沉而缓，头重身重是也。苍术、白芷、川芎、茯苓、香附，或升阳除湿汤。痰郁，凡动则喘，寸沉而滑，二陈加南星、海石、香附、瓜仁，加味润下丸。食郁胸满，嗳酸恶食，气口沉缓，二陈加曲糵、山楂、香附，或保和丸。火

郁瞀闷，小便赤涩，筋骨间热，二陈加香附、山栀、青黛、芜芎、贝母、苍术，或火郁汤。气郁胸满胁痛，脉沉涩，二陈加香附、芜芎、苍术。气实者，再加枳实、厚朴、枳壳、砂仁、栀仁、青皮、木香。血郁，四肢无力，能食，便血，脉沉涩而芤，四物加桃仁、红花、青黛、川芎、香附。

诸郁，春加防风，夏苦参，秋冬吴茱萸，六郁通用越鞠丸。

越鞠丸　解诸郁。

神曲炒　香附童便浸　苍术泔浸　川芎　越栀[①]炒，等分

上末，水丸，五七十丸，温水送下。

六郁丸

神曲　香附　苍术　陈皮　抚芎　栀子　片芩各一两　半夏姜制，二钱

神曲糊丸。

六郁汤　解诸郁。

陈皮去白　半夏泡　苍术浸　抚芎　香附各一钱　赤茯　栀子炒，各七分　甘草　砂仁各五分

姜引温服。

气郁，加木香、槟榔、乌药、紫苏、干姜，倍香砂。湿郁，加白术，倍苍术。火郁，加黄芩，倍栀子。痰郁，加南星、枳壳、牙皂。血郁，加桃仁、红花、丹皮。食郁，加山楂、神曲、麦芽。

升发二陈汤　痰郁火邪在下焦，二便不利。

陈皮去白　茯苓　抚芎各一钱　半夏钱半　甘草　升麻　防风　柴胡各五分　姜引

痞满三十四

满而不痛名为痞，外面原无胀急形“痞”与“否“同，不通之

---

① 越栀：栀子。《别录》名越桃。

意。由土邪为病，阴伏阳蓄，气血不运而成。胸中填塞而不痛，外面亦无胀急之形，盖非结胸胀满之比也。大法，芩连枳实之苦以泄之，厚朴生姜半夏之辛以散之，参术之甘温以补之，茯苓泽泻之淡以渗①之，与湿同治，使上下分消可也。气郁食痰兼湿热，气虚误下亦能成忧思恚怒，气郁成痞，七气汤、消痞汤。饮食填塞胸中，保和丸、枳实导滞丸、木香化滞汤。外伤风冷，饮食不化，平胃散加吴茱萸、藿香、草蔻之类温之。痰气不利者，枳桔二陈汤，或导痰汤加黄连、瓜仁、天花粉。痰兼火者，黄芩利膈丸。痰滞胸膈者，宜用吐法。湿热太甚者，黄连泻心汤、三黄泻心汤。火邪乘于坤土之位作痞者，二陈加芩连、瓜蒌。中气不足，不能运化精微，或大病后元气未复，亦能成痞，补中益气汤。挟饮食，加曲蘖、山楂以消之，或橘皮枳术丸。误下里虚，邪乘虚入，亦能成痞。伤寒下早而痞者，枳桔汤、小陷胸汤。下多亡阴而痞者，四物加参术、升麻、柴胡，少佐以陈皮、枳壳之类监之。更参肥瘦与虚实，峻利求通病益深肥人多有湿痰，宜二陈汤加二术、砂仁、滑石之类。瘦人多郁热在上焦，宜枳实、黄连以导之，葛根、升麻以发之。初病气实者，随所伤之物以消导之，久病气虚，则随气血脾胃之虚以补之。若不分虚实，而概与峻利以求一时之通快，则元气愈伤，病根益深，而不可救也。

厚朴温中汤　治脾胃虚弱，心腹胀满疼痛，时发时止。

厚朴姜汁拌炒　陈皮去白，各一钱　茯苓　草蔻　甘草　木香各五分　干生姜一钱

水煎温服。

木香顺气汤

治膜胀，心腹满闷。

木香　益智　陈皮　苍术　草蔻　当归　人参各五分　厚朴　青皮各四分　茯苓　泽泻　半夏各六分　干生姜　茱萸各三分　升麻　柴胡各一钱

---

①　渗：原作“参”，据文义改。

水煎温服。

消痞汤一名木香化滞汤　治忧气郁结，中满，腹皮微痛，心下痞满，不思饮食。

川归　枳实各四分　陈皮　生姜　木香各六分　柴胡七分　甘草炙　草蔻煨，各一钱　半夏姜制，钱半　红花一分

姜引，水煎温服。

黄连消痞丸　治痞满烦热，喘促不安。

泽泻　姜黄各一钱　干生姜二钱　炙甘草　茯苓　白术各三钱　陈皮　猪苓各五钱　半夏九钱　黄连一两　黄芩一两

蒸饼丸。

黄芩利膈丸　除胸中热，利膈上痰。

生黄芩　炒黄芩各一两　半夏　黄连　泽泻　萝卜子各五钱　南星　枳壳麸炒　陈皮去白　白术各二钱　白矾　皂角各一钱

汤浸，蒸饼为丸，白汤下。忌酒、湿面、鱼腥。

大消痞丸　治一切心下痞，及年久不愈者。

干生姜　甘草炙炒　神曲各一钱　猪苓一钱半　姜制厚朴　泽泻　砂仁各三钱　半夏制　陈皮去白　人参各四钱　枳实麸炒，五钱　黄连　黄芩俱陈壁土炒，各六钱　姜黄　白术各两

汤浸，蒸饼为丸，空心白汤送下。

枳实消痞丸一名失笑　治右关脉弦，虚痞恶食，懒倦。开胃进食。

枳实　黄连各五钱　厚朴炒，四钱　白术　人参　半夏曲各三钱　干生姜　炙甘草　茯苓　大麦蘖面各二钱

蒸饼丸，白汤下。

积聚癥瘕三十五

五积须知有定名，岂如六聚没常形积者阴气也，五脏所生，其形

沉而伏，其发有常处，其痛不离其部。聚者阳气也，六腑所成，其形浮而动，其发无根木，其痛无常处。近而轻者为聚，其治恒易；远而深者为积，其治恒难。《针经》云：厥气生足悗①，足悗②生胫寒，胫寒则血脉凝涩，寒气上入于肠胃，以生䐜胀，而肠外之汁沫迫聚不散，日以成积。或盛食多饮，则肠胃胀满。起居不节，用力过度，则络脉伤。阳络伤则血溢于外而衄血，阴络伤则血溢于内而便血，肠胃之络伤则血溢于肠外，与寒汁相抟，凝而成积。或外中风寒，内伤忧怒，则气上逆而六腧不通，温气不行，凝血蕴里而成积。又或忧虑伤心，重寒伤肺，忿怒伤肝，醉饱伤脾，房劳伤肾，皆能成积。故五脏之积，各有定名部位，而用五积丸、广术溃坚汤、保和消积丸等以治之。若夫六腑之聚，则无常形，但随气血痰火以利导之，如三因散聚汤、大七气汤、阿魏三棱丸等。**瘕常假物癥成块，养正消溶看浅深**瘕者假也，假物而成形，腹中虽硬而聚散无常，推移能动。盖血气滞而不流，未及为癥也。小肠移热于大肠则为虚瘕，大肠移热于小肠则血移而为伏瘕，血涩不利，月事沉滞为虙瘕，“虙”与“伏”同，三棱汤、血瘕石硷丸。妇人血瘕，见睨③丸。癥者坚也，腹中坚硬有块可征，按之应手不能移易。丹溪云：气不能作块，块乃有形之物，痰与食积死血而成。在中为痰饮，在左为死血，在右为食积，妇人血瘕在小腹。本三因动伤五脏，气血凝聚而成，古人谓为痼疾，然有七癥八瘕之名，蛟蛇鳖肉发虱米之异。血以蛟蛇为生，瘕亦不必泥，盖蛇发④等事，因饮食误中，留聚假血而成，自有活性。如永徽中，僧病噎，腹中有物如鱼，即生瘕也。大凡言积聚、言癥瘕、言痃癖者虽异，而病则同。当察其所痛以知其应，详脏腑之上下，辨积聚之浅深，看形气之虚实。轻而浅者、正气尚实者，以销镕为主，而以养正之药佐之。若根深蒂固，气血虚脱者，当以养正为主，而以销镕之药佐之。洁古谓养正积自除是也。治法当以消瘀开痰引经行气为主，而寒者温之，结者散之，客者除之，留者行之，坚者削之，咸以软之。无伐正气，无逆天时。病者尤当节饮食，慎起居。和

① 悗（mèn 闷）：痛滞不利。
② 悗：原作“悦”，据《灵枢·百病始生》改。
③ 睨：原作“现”，据文义改。
④ 发：头发。

其内外，可使必已。若骤以大毒之剂攻之，则积未去而正气已伤，终难治矣。

广茂①溃坚汤　中满腹胀，内有积块，坚硬如石，二便滞涩，喘促黄肿。

厚朴姜制　黄芩　黄连　益智　草蔻　当归各五分　半夏七分　莪术　升麻　红花　吴茱萸各二分　柴胡　泽泻　神曲　青皮　陈皮各三分

渴，加干葛四分。姜引。

三因散聚汤　治久气积聚，状如癥瘕，随气上下，发作有时，心腹疞②痛，攻刺腰胁，小腹䐜胀，二便不利。

半夏炮　槟榔　川归　杏仁去皮、尖，炒　陈皮　茯苓　枳壳炒　厚朴姜制　川芎　甘草各一钱　附子炮，去皮、脐　桂心　吴茱萸各五分

大便不利，加大黄。姜三片，水煎，食远服。

大七气汤　治五积六聚，状如癥瘕。

益智　陈皮　京三棱　莪术　青皮　桔梗　香附　藿香各钱半　肉桂　甘草各一钱

姜引，水煎，食后服。

枳壳散　治积气，三焦痞塞，呕吐痰逆，口苦吞酸。常服，顺气宽中，除痃癖，消积聚。

枳壳　益智　陈皮　京三棱　广术　槟榔　肉蔻　厚朴　青皮　木香各一钱　肉桂　干姜　甘草炙，各五分

姜枣煎服。

半夏汤　治右胁有块，洒淅寒热，咳嗽，名曰肺积息贲。

---

① 广茂：(shù 树)：蓬莪茂。《本草纲目·蓬莪茂》："志曰：蓬莪茂生西戎及广南诸州。"

② 疞 (jiǎo 绞)：腹中急痛。

半夏泡　细辛　桑白皮炙　前胡各一钱　桔梗　贝母　柴胡　诃子煨，去核　人参　白术　甘草炙，各七分

姜枣，水煎热服。又方，枳实、木香、槟榔、葶苈、赤茯、五味、诃子、甘草、杏仁九味，姜引，名枳实散，亦治肺积。

匀气汤　治脾积呕吐，胃脘不安，肌瘦减食。

神曲炒　麦蘖炒　桂心　郁李仁半生半熟　厚朴姜制　白术各一钱　大腹子　牵牛半生半炒　良姜　甘草炙，各五分

姜枣煎服。

蓬莪术散　治久积癥瘕，胁下如覆盆。腹痛呕酸，面黄，并皆服之。

蓬莪　肉桂　枳壳炒　三棱煨　大黄煨　当归　槟榔　木香各一钱　柴胡钱半　干姜　赤芍各五分　鳖甲醋炙，二钱

姜引煎服。

奔豚汤　治肾积发于小腹，状如奔豚，久不愈，喘逆，骨痿，其脉沉滑。

甘李根皮　干葛　川芎　当归　白芍　黄芩　甘草炙，各钱半　半夏泡七次，一钱

姜二片，水煎服。

木香化滞汤　治因忧气食湿面，结于中脘，痞满微痛，不思饮食，食后不散，常常痞气。

木香　柴胡　橘皮　草蔻各钱半　当归　枳实炒，各一钱　半夏泡，一钱　红花　甘草各五分

姜引，煎服。

木香化滞丸　治酒食面积。

木香　槟榔　青皮　莪术　三棱　枳壳炒　荆芥穗各五钱　甘草二钱　当归七钱　香附二两　人参五钱　黑丑末，二两　大黄

一两

上细末，面糊为丸，梧桐子大，三四十丸，茶清送下。

千金硝石丸　止可磨块，量虚实用之。

硝石六两，另研　大黄八两　人参　甘草各三两

上细末，三年陈米醋三升，置瓷器中，以竹片作准，煮折①一升。先入大黄，不住手搅，便使微沸，又折一升。乃下余药，微火熬，可丸则止。或丸如鸡子大，每一丸白汤化下，或丸如梧桐子大，每服三五十丸。服后下如鸡肝、米泔、赤黑等物乃效。宜饮粥将息，忌风冷。

木香三棱丸　治气闷痞满，胁痛，吐酸呕逆，恶心，饮食不化。不问新久，并治之。

青木香　破故纸　茴香　黑丑　甘遂　芫花　大戟　京三棱　莪术　川楝肉　葫芦巴　巴戟以上各一两　巴豆不去油，二分　陈仓米三合，与巴豆同炒黑　砂仁两半

上细切，除木香、砂仁外，余药用米醋二升浸一宿，煮醋尽，焙干，同木香、砂仁为细末，醋糊为丸，绿豆大，每服五七丸，食后服。看虚实大小加减，随汤水任下。

阿魏丸　治肉积。

连翘半两　山楂　阿魏各一两　黄连六钱半

上三味细末，醋煮阿魏作糊，丸如梧桐子大，二三十丸，白汤下。脾胃虚者，白术三钱，陈皮、茯苓各一钱，煎汤下。一方，加皂角、制半夏一两，石硷三钱。一方无连翘，以醋煮神曲糊丸。又方既兼诸药，而加瓜仁、贝母、南星、风化硝、胡黄连、莱菔子、麦芽，姜汁浸，蒸饼为丸，治诸般积聚。

---

① 折（shé）：折耗，亏损。

香棱丸　破痰癖，消癥块冷气。

木香　丁香各五钱　三棱剉，酒浸一宿　青皮　广术酒浸一宿用，去皮，巴豆三十粒同炒豆黄，去豆不用　枳壳炒　川楝子　茴香炒，各一两

醋糊丸，如梧子大，朱砂为衣，二十丸，姜盐汤下。

三棱煎丸　治食癥酒癖，气块血瘕，时发刺痛。

三棱　莪术各二两　芫花五钱　一方加青皮半两

上用醋五升，同入瓷罐中，封口，浸，以灰火煨熟，取出棱莪，以余醋炒焙芫花，共为末，醋糊丸如梧子大，五十丸，姜汤下。

小三棱煎丸　治癥瘕积聚，化痰饮软坚，顺气宽中。

杏仁炒，去皮、尖，一两　萝卜子炒　神曲炒　麦芽炒，各二两　硼砂二两　干漆炒　青皮去白，各二两　京三棱末，以酒三升，石器内熬成膏

上细末，用三棱膏丸如梧子大，十五丸至二十丸，食远米汤下。

保安丸　治癥积心腹内结如拳，上抢心痛，及脐腹痛。

大黄三两，新水浸一宿　大附子炮，去皮、脐，半两　干姜一两，炮　鳖甲两半，醋煮一伏时①，炙黄

上细末，米醋一升，煮去四五合，和药，丸如梧子大，二十丸，空心醋汤、米饮任下，以积下为度。

佐脾丸

山楂肉三两　半夏　茯苓各一两　连翘　陈皮　萝卜子各半两　白术一两　人参六钱

① 一伏时：一昼夜。

粥丸，七十丸，白汤下。

瓦垄子石硷丸　治血块。

海粉醋炙　三棱　莪术醋炙　红花　五灵脂　香附　石硷去痰积食积，洗涤垢腻有功　瓦垄子即蚶壳也，以其壳上有棱如瓦屋故以名，火煅醋淬

上等分细末，醋糊丸如梧子大，白术汤下。

见晛丸　治妇人血癥，状如怀子。

附子泡，四钱　鬼箭羽　紫石英各三钱　泽泻　肉桂　玄胡　木香各二钱　血竭①　槟榔二钱半　桃仁炒，三十个　三棱五钱　水蛭一钱，炒烟尽　大黄三钱，同三棱酒浸一宿，焙

酒糊丸如梧子大，三十丸，食前盐汤任下。

三圣膏　贴积块。

未化石灰半斤，瓦上炒红，微冷，入大黄末一两，炒热，入桂末五钱，微炒，米醋熬膏，烘热贴之。

丹溪治块方

海石　三棱　莪术　香附以上四味，末，醋炙成膏　桃仁　红花　五灵脂末，等分

共为丸，石硷白术汤下。

黄蜀葵根煎汤，入参、术、青陈皮、甘草稍、牛膝末，煎减②膏，入细研志仁、玄明粉少许，热饮之，二服见块下。病重者，补接之后，加减再行。

治妇人：死血食积，痰饮成块，胁间雷鸣，嘈杂眩运，身热，时作时止。

黄连两半，茱萸半两同炒一半去萸，益智半两同炒一半去智　莱菔子

---

①　竭：原作“蝎”，据文义改。下同。

②　减：疑作“成”。

两半，炒　台芎①　栀子　三棱　莪术醋炙　麦蘖　桃仁去皮、尖，各五钱　香附童便浸，焙，一两

蒸饼为丸，梧子大，五十丸，姜汤下。

膏芩散　治茶癖。

石膏　黄芩　升麻等分

细末，每二钱，砂糖水调服。

治妇人血块如盘有妊不可服峻药：

香附四两，醋煮　桃仁二两，去皮②、尖　海石一两，醋煮　白术一两

神曲糊丸服。

肥气丸　肝之积，左胁下如覆杯，有头足，久不愈，令人发咳逆痃疟。

厚朴姜制，五钱　黄连七钱　柴胡一两　川椒四钱　巴霜五分　干姜炮，五分　川乌炮，二分　皂角去皮、弦，炙，钱半　白茯钱半　广术炮　人参各二钱半　甘草炙，三钱　昆布酒洗，二钱半

上各为细末，和匀，炼蜜为丸，梧子大。初服二丸，日加一丸，渐加至大便微溏，再从二丸起加服之，周而复始，积减大半，勿服。

伏梁丸　心之积，起脐上，大如臂，上至心下，久不愈，令人烦心。

黄连两半　厚朴姜制　人参各五钱　黄芩三钱　桂枝一钱　干姜炮　菖蒲　巴霜各五分　红豆蔻三分　川乌头炮，五分　茯神　丹参炒，各一钱

上为细末，入巴霜，炼蜜丸梧子大，如上法，淡黄连汤下。

---

① 台芎：芎䓖。《本草纲目·芎䓖》："出天台者，名台芎。"

② 皮：原作"去"，据文义改。

痞气丸　脾之积，在胃脘，覆大如盘，久不愈，令人四肢不收，发黄疸，饮食不为肌肤。

厚朴姜制，四钱　黄连八钱　茱萸三钱　黄芩二钱　白茯另研　人参　泽泻各一钱　川乌炮　川椒各五分　茵陈酒炒　干姜炮　砂仁各钱半　巴霜另研　肉桂各四分

上细末，入巴霜茯末，炼蜜丸如梧子大，淡甘草汤服如上法。

息贲丸　肺之积，在右胁下，如覆杯，久不愈，令人洒淅寒热，喘咳发肺痈。

厚朴姜制，八钱　黄连炒，一两三钱　干姜炮　白茯另研　川椒炒　紫苑各钱半　川乌炮　桔梗　白豆蔻　陈皮去白　三棱炮　天冬　人参二钱　青皮五分　巴霜四分，另研

上细末，入巴、茯末，炼蜜丸如梧子大，淡姜汤服如上法。

以上四方，秋冬加厚朴，减黄连四分之一。

奔豚丸　肾之积，发于小腹下，上至心下，若豚状，上下无时，久不愈，令人喘逆，骨痿少气。及治男子七疝，女人瘕聚带下。

厚朴姜制，七钱　黄连五钱　白茯另研　泽泻　菖蒲各二钱　川乌炮　丁香各五分　苦楝酒煮，三钱　玄胡钱半　全蝎　附子　独活各一钱　桂二分　巴霜四分

上细末，入巴茯，炼蜜丸如梧子大，淡盐汤服如上法。

倒仓法：能去积聚，但病人不诚信者与夫老羸之人，用之反成大害，兹不复录。

水肿三十六

水肿只缘脾不运，脉参迟数辨阴阳诸湿肿满，皆属脾土。盖人藉水谷以有生，谷赖脾土以运化，脾土受伤则传化失常，肾水泛溢，反得以浸

渍脾土，由是三焦停滞，经络壅塞，渗入皮肤，注于肌肉，而四肢面目浮肿。手按成窟或阴囊肿亮，咳嗽怔忡，股间清冷，小便黄涩。然有阴阳之分。病阳水者，脉必沉而数，身热烦渴，便秘，溲赤或黄，五皮散或六君子加栀芩、厚朴。小便不利，四苓加苡仁、山栀。病阴水者，脉必沉而迟，身冷不渴，二便清利，实脾散或防己茯苓汤。风皮里石兼黄汗，气血风黄肿更详风水者，面肿有热，体重而酸，自汗恶风，骨节疼痛，金匮越婢①汤，或五皮散加苍术、防风、羌活。皮水者，外症肤肿，按之没指，不恶风，腹如鼓，防己茯苓汤。里水者，脉迟，自喘，越婢加术汤。石水者，脉沉，腹满，不喘，五皮饮。黄汗风水者，脉浮，骨节痛，恶风，防己茯苓汤。诸水通用胃苓汤加黄芩麦冬，随寒热加减。气肿者，皮厚，四肢瘦削，腹胁胀满，六君子加木香木通，或枳术汤。血肿者，皮肤红缕赤痕，四物加桃仁、红花。风肿者，皮肤麻木不仁，走注疼痛，四君加升麻、苍术、柴胡、羌活、防风。黄肿者，面目黄肿，胃苓加茵陈。实土清金为要药，开门净府是良方诸肿皆用人参、苍白术，以实脾土，用黄芩、麦冬清肺金以制肝木，使脾无贼邪。脾气得实而健运，则水气自行。然腰以上水，宜汗，甘草麻黄汤，所谓开鬼门也。腰以下水，宜利小便，五苓散，所谓洁净府也。此上下分消其湿，治肿之良法也。膏粱淡薄根由异，细涩浮洪福祸彰膏粱之人，由湿热所致，多阳水。淡薄之人，由寒湿而然，多阴水。其脉以浮洪易愈为福，细涩难愈为祸。叔和谓水气浮大得延生，沉细应当是死别是也。

加味五皮散　四肢浮肿，不论阴阳俱治。

陈皮　桑白皮　赤茯苓　生姜皮　大腹皮　姜黄　木瓜各一钱

水煎服。一方，有五加皮地骨皮。

实脾散　治阴水。

厚朴　白术　木瓜　大腹皮　附子炒，减半　木香　草果仁　白茯苓　干姜炮　炙甘草减半

① 婢：原作“脾”，据《金匮要略·水气病脉证并治》改。下同。

上等分，姜枣煎服。

防己茯苓汤　治阴水、皮水、黄汗、风水。

防己　黄耆　桂枝各三钱　茯苓六钱　甘草二钱

分二贴，水煎服。

金匮越婢汤　治风水。

石膏四钱半　生姜二钱　大枣二枚　甘草二钱

水煎服。恶风，加附子。加白术四钱，治里水。

加味枳术汤　治气为痰饮所隔，心下坚胀肿满，名曰气分。

枳壳　白术　紫苏　陈皮　木香　槟榔　北梗　肉桂　五灵脂炒，各二分　半夏　茯苓　甘草各钱半

姜三片，煎服。

五子五皮散　治水气，上气喘息。

紫苏子炒　香附子各七分　葶苈子醋炒存性，五分　萝卜子炒　车前子　大腹皮各七分　茯苓皮　山栀皮　陈皮各八分　姜皮五分

水煎服。

甘草麻黄汤　治腰以上水肿。

甘草五分　麻黄一两

水煎服，取汗。

疏凿饮子　治通身浮肿，喘急烦渴，二便不利。

泽泻　赤小豆炒　商陆　羌活　腹皮　椒目　木通　秦艽　槟榔　茯苓各二钱

分二贴，姜引，食远服。

葶苈木香散　下水湿，消肿胀，止泻利小便之圣药也。

葶苈子　茯苓去皮　猪苓去皮　白术　辣桂各二钱半　木香五分　泽泻　木通　甘草各五钱　白滑石三两

上细末，每服三钱，白汤下。

白术木香散　治喘嗽肿满，欲变水病，不敢多食，不能卧，小便不通。

白术　猪苓　甘草　泽泻　木通　赤茯苓各五分　木香　槟榔各□分　官桂二分　陈皮去白　滑石各二钱

姜三片，煎服。

导水丸　去湿热腰痛，泄水湿肿满。

大黄　黄芩各二两　牵牛头末　滑石各四两

水丸，梧子大，五十丸，温水下。

中满分消丸　治水胀、气胀、热胀。

黄芩去朽，酒炒，六钱　黄连　枳实麸炒黄　半夏泡七次，去皮，各五钱　姜黄　白术　人参各二钱半　甘草　猪苓各一钱　干生姜　白茯　砂仁各二钱　厚朴姜制，五钱　知母酒炒　泽泻　陈皮去白，各三钱

蒸饼为丸，每服百丸，白汤、姜汤任下。

产后浮肿，以大补气血为主，少佐苍术、茯苓，使水自降。大剂白术补脾。壅满者，用半夏、陈皮、香附、紫苏。有热，加黄芩、麦冬。

鼓胀三十七

脾气不输成鼓胀，外虽坚急内空虚诸腹胀大，皆属于脾。人身五脏，以脾为主，脾气健运，能使心肺之阳降，肝肾之阴升，而成天地交之泰。七情内伤，六淫外侵，饮食不节，房劳致虚，脾土之阴受伤，转输之官失职，胃虽受谷不能运化，故阳自升阴自降，而成天地不交之否。清浊相混，隧道壅塞，湿热相生，遂成胀满。以其外坚中空，有似于鼓，胶固难治。又名“蛊”者，若虫侵蚀之义。养脾去湿为王道，峻利轻施祸必随治法以参术补脾为君，苍术、陈皮、茯苓行湿为臣，黄芩、麦冬清肺金以制肝木为使，使脾无贼之虑。少加黄连以泻心火，使肺得清化之令。少加厚朴、枳实、

萝卜子、香砂之类，以消痞满。气不运，加木香木通。气下陷，加升麻、柴胡。血虚者，朝宽暮急，四物加厚朴及行血药。气虚者，朝急暮宽，四君子加陈皮、腹皮、厚朴。气血俱虚者，朝暮俱急，八珍汤加疏导药。又当却盐味，以防助火邪，断妄想，以保母气。远音乐，断厚味，无有不安者。医者不察，急于获效，病者苦于胀满，急求通快。殊不峻利轻施，宽得一日二日，复作愈甚，去死不远矣。且此病之起，固非一年，根深蒂固，欲取速效，是自求祸耳。知王道者，可以语此。实可疏通旋用补，诸般胀类各宜推若受病之浅，脾胃尚健，亦可略与疏导，保和丸、草蔻丸之类。按之坚痛者，保安丸、木香槟榔丸。有积块者，广茂溃坚汤或保安丸泄之，利后旋用参芪、白术养之，或于利药中加补养之药。外有食积作胀，内热者，保和丸加木香阿魏。蓄血者，脉涩而芤，大便黑，桃仁承气汤，取尽黑物。外寒郁胀者，升麻、干葛、防风、苍术之类，以表之。内寒作胀者，丁香脾积丸、三棱丸之类消之。忧虑过度者，济生紫苏汤。大怒作胀者，青皮、厚朴、香附、山栀、柴胡之类，或龙荟丸。肥人多湿，平胃散。瘦人多火，黄连、香附、厚朴、芍药之类。各宜以类而推，又不可只归于脾也。

絜矩①三和汤　健脾行湿消胀。

陈皮去白　紫苏　甘草炙，各七分　厚朴姜制　槟榔　白术各一钱　海金沙四分　木通三分

姜引，煎服。

木香顺气汤　治浊气在上，则生䐜胀。

木香三分　厚朴四分　青皮　陈皮　益智　茯苓　泽泻　生姜　半夏各二分　吴茱萸汤泡，二分　当归五分　升麻　柴胡各一分　草蔻三分　苍术五分　白术一钱

煎服。

济生紫苏汤　治忧虑伤脾，心腹胀满，喘促肠鸣，二便不利。

① 絜矩：法度。絜，度量；矩，画方形的用具。引申为法度。

紫苏子研　人参各一钱　白术二钱　大腹皮　草果仁　半夏　厚朴　木香　陈皮　枳壳各五分　甘草二分

姜枣煎服。

草豆蔻汤　治腹中虚胀。

泽泻一分　木香三分　神曲四分　半夏炮　枳实麸炒　草蔻　黄耆春夏不用　益智各五分　甘草三分　青皮　陈皮各六分　茯苓　当归各七分

姜引，水煎服。

枳中分消丸　扶脾胃，克饮食，消痞块胀满嗳气，可常服。

黄连三钱，姜炒　白术七钱　赤茯　白茯各五钱　枳壳五钱，麸炒　半夏二钱，姜汁炒二次　山楂肉　神曲　麦芽炒　莲肉各五钱　砂仁二钱　香附三钱　红花二钱，酒洗　当归身二钱，酒洗　广莪术三钱　甘草稍一钱　陈皮二钱　大腹皮四钱

上细末，米糊丸，每服七八十丸，沸汤送下。

黄疸三十八

五疸皆因湿热生，分消利水用茵陈中央黄色，入通于脾，湿热郁于脾胃之中，久而不散，故其色形于面与肤也。其症有五，同是湿热，如盦①曲相似，宜利水为上，解热次之。治湿不利小便，非其治也。又曰：湿在上宜汗，在下宜利小便，或二法并施，使上下分消，无有不安者。谷疸者，食已头眩，心中怫郁，或客热消谷，食强肌瘦，饥饱所致，胃气蒸冲而黄也，胃苓汤去桂加茵陈、小柴胡加谷芽枳实厚朴山栀大黄、济生谷疸丸。酒疸者，身目俱黄，心中懊憹，胫满溲赤，面黄赤斑，醉卧当风，水湿得之，二因白术汤、栀子大黄汤，或小柴胡加茵陈、豆豉、大黄、黄连、葛根。欲吐者，吐之即愈。女劳疸，额黑牙黄，少腹满急，小便不利，房事后为水湿所搏而得之，四物四苓散、硝石矾石散。黄汗者，汗如栀子水染衣，不渴，因脾热

① 盒：疑作“盦”。

汗出，入水澡浴所致，济生黄耆散。黄疸，身目俱黄如金，茵陈五苓散，随寒热加减，实者茵陈汤。伤寒食积并瘀血，阴症虚黄别有形五疸之外，更有伤寒热病，阳明内实，当汗不汗，当下不下，当利不得分利，湿热怫郁令人发黄，茵陈大黄汤。瘀血发黄，发热，小便自利，大便反黑，脉芤涩，桃仁承气汤。食积留滞于胃，不得传化，湿蒸胃中，胸胁满闷，脉大，大小温中汤丸。阴黄者，四肢冷，自汗泄利，小便清白，脉沉，茵陈四逆汤。虚黄，口淡，怔忡耳鸣，脚软，怠隋无力，寒热溲白，脉沉细，四君子汤下八味丸。

黄疸方

黄芩　黄连　山栀　茵陈　猪苓　泽泻　苍术　青皮　草龙胆等分

上剉，水煎服。谷疸，加三棱、莪术、砂仁、陈皮、神曲。

三因白术汤[①]　酒疸。

桂心　白术各一两　豆豉　杏仁　甘草各五钱　枳实炒，三钱　干葛五钱

每服四钱，水煎服。

栀子大黄汤　治酒疸。

去大黄加葛根，名葛根汤。

栀子十五个　大黄一两　枳实五个　豆豉一升

水煎服。

当归白术汤　治酒疸发黄，心下痃癖坚满，体重，妨饮食，小便赤。

白术　茯苓各一钱　当归　黄芩　茵陈各三分半　前胡　枳实　甘草炙　杏仁各六分　半夏八分，炮

姜三片，煎服。

---

① 三因白术汤：由白术、五味子、茯苓、甘草、半夏组成。

又方，治饮酒伏暑，郁发为疸，烦渴嗜饮，小便不利。

茵陈　赤茯去皮　猪苓去皮　白术　泽泻等分

或加黄连、葛粉、栀子。水煎。

济生黄耆散　治黄汗。

黄耆　赤芍　茵陈各二两　石膏四分　麦冬去心　豆豉各一两　甘草炙，半两

每服五钱，姜三片，食远服。

四物四苓散　治女劳疸。

茵陈　白术　茯苓　猪苓　泽泻　当归　芍药　生地　滑石　麦冬等分　甘草减半

水煎服。

硝石矾石散　治女劳疸。

硝石　矾石各烧过，等分

上末，每二钱，大麦粥汁调服。

茵陈汤　治黄疸身热，鼻干汗出，小便不利。

茵陈六两　栀子十四个　大黄二两

每两半，水煎服。

茯苓渗湿汤　治黄疸寒热呕吐，渴欲饮冷，身目俱黄，小便不利，不得安卧，不思食。

白茯五分　泽泻二分　茵陈六分　猪苓二钱　黄连　栀子　防己　白术　苍术　陈皮　枳实各二分

水煎服。

茵陈大黄汤　治伤寒大热发黄，小便赤涩。

茵陈　栀子　柴胡　黄檗　黄芩　升麻　大黄各七分　草龙

胆①三分半

水煎温服。

肾疸汤　治身目俱黄，小便赤。

羌活　防风　藁本　独活　柴胡各五分　升麻一钱，以上治身目黄　白茯二分　泽泻三分　猪苓四分　白术五分　苍术一钱，以上治小便赤涩　黄檗二分　人参三分　葛根五分　神曲六分　甘草五分

水煎服。

胃疸汤　治阳明积热，色黄，小便不利。

赤茯　陈皮　泽泻　桑白皮各三分　赤芍　白术　人参　官桂各三分　石膏八分

病甚者，加大黄一钱。姜五片，水煎服。

济生谷疸丸

苦参二两　牛胆　草龙胆各一两

上细末，牛胆汁入炼蜜，丸如梧子大，空心，生姜甘草汤下。

小温中丸　治黄疸与食积。又可制肝燥脾。脾虚者，白术汤下。

针砂十两，醋炒七次令通红，另研　苦参夏加冬减　山楂各二两　茱萸冬加夏减，一两　苍术半斤　白术五两　川芎夏减　神曲各半斤　香附一斤，童便浸②一宿

上细末，醋糊丸如梧子大，七十丸，食前盐汤下。一方，有栀子，无山楂、苦参、茱萸。

大温中丸

① 胆：原脱，据文义补。
② 浸：原作“侵”，据文义改。

针砂十两，依前法制　陈皮　青皮　苍术　厚朴姜制　三棱醋煮　莪术醋煮　黄连　苦参　白术各五两　生草二两　香附一斤，童便浸一宿

上细末，醋糊丸。一方，无黄连、苦参、白术、甘草，名温中丸。

针砂丸　治谷疸酒疸，湿热发黄等症。

针砂半斤，依前法制　苍术四两，米泔制　香附四两，童便浸　神曲炒微黄　茵陈姜汁炒　麦蘖炒，取面，各二两　芍药　当归酒浸　生地黄　川芎　青皮炒，各两半　陈皮去白　莪术醋煮　三棱醋煮，各二两　栀子去壳，炒　姜黄　升麻　干漆各两半，炒烟尽

上为细末，醋糊为丸，梧子大，每服六七十丸，姜汤下。

绿矾丸　治黄胖。

皂矾半斤，醋煮干　胶枣[①]二斤，煮，去皮　平胃散四两

上捣枣膏，入矾为丸，平胃散为衣，五十丸，临卧酒送下。

呕吐哕翻胃三十九

哕声吐物呕相兼，吐属三焦气积寒呕吐哕三者，俱属于胃，以其气血多少为异。阳明气血俱多，故呕而有物有声，气血俱病也。太阳多血少气，故吐而有物无声，血病也。少阳多气少血，故哕而有声无物，气病也。上症有三，曰气积寒，皆从三焦论之。上焦在胃口，上通于天气，主纳而不出；中焦在中脘，上通天气，下通地气，主腐熟水谷；下焦在脐下，下通地气，主出而不纳。上焦吐者，皆从于气。气者天之阳也，其脉浮而洪，食已即吐，渴欲饮水，大便燥结，气上冲胸而发痛，当降气和中。中焦吐者，皆从于积，有阴有阳，食与气相假为积而痛，其脉浮而长，或先痛而后吐，或先吐而后痛，当以毒药去其积，木香、槟榔行其气。下焦吐者，皆从于寒，

---

① 胶枣：《本草纲目》引《食经》作干枣法："切而晒干者，为枣脯。煮熟榨出者，为枣糕，亦曰枣瓤。蒸煮者，为胶枣。"

地道也，其脉沉而迟，朝食暮①吐，暮食朝吐，小便清利，大便不通，治法以毒药通其秘，温其寒，大便渐通，复以中焦药和之，不令大便秘结而自愈。寒热暑风兼气血，胃虚食郁与停痰脉迟，食久而吐者，胃寒也，理中汤加半夏、木香、姜汁。心腹疞痛而吐，丁附治中汤。吐清水者，二陈加丁香砂仁。食积为寒所假而吐，紫沉丸。脉数，得食即吐，为胃热，二陈汤加姜炒芩连。食已暴吐，和中桔梗汤、荆黄汤调下槟榔散。发热而呕，小柴胡加竹茹、陈皮、姜汁。夏月伏暑呕吐，香薷饮、六和汤。时令不正，风寒外来而呕吐，藿香正气散。风邪羁绊于胃，茯苓半夏汤。气郁而吐者，木香散、木香调气散。气逆，枳桔二陈汤。瘀血作吐者，先逐瘀血，桃仁承气汤，或用韭汁呷下以消瘀，次用藿香安胃汤。久病胃虚不纳谷，白术汤或六君子随寒热加减。胃虚伤食，枳术丸或枳术二陈汤。食郁胃口，新谷不得下而吐者，瓜蒂散。吐后用二陈加曲蘖、山楂、厚朴、枳实、姜炒黄连，或保和丸、胃苓汤。脾气太湿，不能运化精微，以致痰壅食不下者，二陈汤加姜汁、竹沥、枳实、瓜仁，加味二陈汤，黄连二陈汤。肝火逆而吐，抑青丸。胁痛而吐，木乘土位，二陈加柴芩、青皮。虫症作吐，得食则止者，二陈加川楝、使君子。若然翻胃求虚实，少壮堪医老更难翻胃者，食入反出。实者，胃中有火，食不能停，脉数有力，黄连解毒汤、二陈汤加竹沥。内有痰阻者，脉滑而有力，二陈加枳壳、瓜仁、姜汁、竹沥，或用化痰丸。气滞，木香调气散，或二陈加木香、砂仁、青皮、枳壳。血虚者，脉数而无力，血槁不能营润肠胃，故上不能纳，下不能便，幽门不通，上冲吸门，四物加桃仁、红花、麻仁、枳壳。结甚者，少加熟大黄以润之。中年人，四物加童便浸苍术、韭汁、姜汁、竹沥、牛羊乳。气虚者，脉缓而无力，四君子加芦根童便、参苓白术散。气血两虚者，口中多沫，八珍汤加竹沥牛羊乳，但沫大出者死。少壮之人，气血未衰，犹可保全；年高之人，气血衰耗，难治；粪如羊屎者，不治。

藿香养胃汤　治胃气不和，呕吐。

藿香　陈皮　厚朴姜制　苍术米泔水浸，炒，各一钱　半夏姜

① 暮：原作“慕”，据文义改。下同。

制，一钱五分　白术一钱二分

姜五片，水煎热服。如冬月胃受寒冷，呕吐不止，元气虚者，加人参炮干姜各一钱。

丁附治中汤　治胃伤寒冷之物，心腹疖痛而呕吐不止。

人参　附子各五分　白术　干姜　陈皮　青皮各一钱　甘草三分　丁香五分　姜五片，枣二枚，煎服。

和中桔梗汤　治上焦气热上冲，食已暴吐，脉浮而洪。宜先和中。

桔梗　白术各钱半　半夏曲二钱　陈皮去白　枳实麸炒黄　白茯　厚朴姜制，各一钱

姜引，水煎取清汁，调木香散二钱，空腹时服。三服后吐渐止，去木香散，加芍药二钱，黄耆钱半煎服，病愈则已。如大便燥结，食不尽下，大承气汤去硝微下之，再服前药补之。再结，依前再微下之。

木香散

木香槟榔等分，细末，煎药调服。

荆黄汤　治暴吐，上焦气热所冲，脉浮洪者。

荆芥穗五钱　人参二钱半　甘草一钱　大黄钱半

水煎，调槟榔散二钱，空腹时服。

槟榔散

槟榔三钱　木香钱半　轻粉少许

上细末，煎药调服。水浸蒸饼，丸如小豆大，二十丸，食后服亦可。

茯苓半夏汤　治脾胃虚弱，身重有痰，恶心欲吐。风邪羁绊于脾胃，当先实脾土。

白术　茯苓　半夏　炒曲各钱　橘红　天麻各七分　麦蘖面

炒，钱二分

姜三片，水煎热服。

木香调气散　治气滞胸痞，宿食不消，心腹疼，恶心呕吐。

白蔻　丁香　檀香　木香各二钱　藿香　甘草各八钱　砂仁四钱

上为末，每服二钱，入盐少许，沸汤调服。

加味二陈汤　胃中有伏火，膈上有稠痰，胃口时疼，恶心，呕吐清水。

陈皮　茯苓　栀子炒　川芎　白术　苍术　香附各二钱　半夏炮　黄连姜炒　牡荆子炒，另研，各钱半　干姜炒，五分　甘草三分

挟虚者，加人参一钱。生姜三片，水煎热服。如胃口痛甚，加姜汁一合，和匀服。

藿香平胃散　治内伤饮食，填塞太阴，呕吐不已。

藿香　厚朴姜制　陈皮各一钱　苍术钱半　砂仁研　神曲炒，各五分　甘草炙，三分

姜五片，枣一枚。

黄连六一汤　治多食煎炒热面之类，以致胃脘当心而痛，或呕吐不已，渐成翻胃。

黄连六钱　甘草炙，一钱

水煎温服。

白术汤　治胃虚有痰而吐。

半夏曲五钱　白术　茯苓各二钱　槟榔二钱半　木香　甘草各一钱

上细末，每服二钱，食前生姜汤调下。

济生竹茹汤　治饮酒过度而呕。

葛根　半夏泡七次，各二两　甘草炙，一两

每服四钱，竹茹一小团，姜五片。

紫沉丸　治中焦吐食，由食积与寒气相假，故吐①而痛。

半夏曲　乌梅肉　丁香　槟榔　代赭石　砂仁各二钱　杏仁去皮、尖，另研　沉香　木香　白术各一钱　陈皮五钱　白蔻　巴霜另研，各五分

上末，入巴霜和匀，醋糊丸如黍米大，五十丸，食后生姜汤下。丸如芝麻大，治小儿食积呕吐，大妙。

紫金锭　治妇人膈气，男子转食，磨服并愈。抑青丸治肝火呕逆，黑锡灰槟榔末，治虫痛呕逆，得食则止。

治注舡②大吐，发渴，若饮水即死，以童便饮之最妙。

霍乱关格四十

霍乱须分湿与干，吐空泄尽始能安霍乱者，心腹卒痛，吐利寒热，头痛眩晕，挥霍变乱而不宁也。外有所感，内有所伤，或因渴而大饮，或因饥而过食，以致湿热内甚，清浊相干，阴阳乖隔，阳气暴升，阴气顿坠。偏阳则多热，偏阴则多寒，先心痛则先吐，先腹痛则先泻，心腹齐痛，则吐利并作。仲景曰：邪在上则吐，在下焦则泻，在中焦既吐且泻。卒然而来，危若风烛，然而得吐利者，名为湿霍乱，易治。所伤之物吐空而泄尽，始能安。治法宜散风行湿，用藿香正气散；分利阴阳，用藿苓汤、五苓散。内伤多者，六和汤、保和丸。火甚者，加降火药。寒甚腹痛，理中汤，或刺委中出血，或刺十指出血，或炒盐熨脐，皆其治法。若还关格阴阳拒，生死分明反掌间若躁扰痛闷，而上不得吐，下不得利，所伤之物不出，壅闭正气，关格阴阳，谓之干霍乱。其死生至速，治法须吐提其横膈之气，用盐汤灌下一二碗探吐，或用二陈汤探吐。不能自探吐者，用六一丹、常山饮之类

① 吐：原作“土”，据文义改。

② 注舡（xiāng 香）：晕船。舡，小船。

吐之。湿霍乱虽自吐利，未尽者亦宜吐之。有表亦宜发汗，然吐中即有发散之义，或用二陈加川芎、苍术、防风、白芷以散之。外用吴茱萸三四两，盐十两同炒热，熨脐。不得吐者，多死，生死如反掌之易也。甚则转筋或厥逆，理中四物看温寒甚则脐腹绞痛，肢体转筋。血热者，四物汤加酒芩、红花、苍术、南星。厥逆者属寒，理中汤温补回阳，不已，用木瓜散。不拘干湿霍乱，但有转筋者，诸方中俱加四物以凉血，或加桂附以温经。热多而渴五苓散，暑症温清法用参凡霍乱热多，而渴欲饮水者，五苓散以分利其湿热，或用益元散、甘露饮、藿薷汤。因餐生冷而致者，宜六和汤以温散其标寒，次用清暑之药可也。

藿苓汤　治霍乱吐泻齐作。

藿香　厚朴　陈皮　甘草　半夏　白术　茯苓　泽泻　猪苓

姜五片，水煎服。转筋者，加肉桂温经。

四生散　治霍乱吐泻，但一点胃气存者，服之回生。

陈皮去白　藿香去土，各五钱

水煎温服。

华佗[①]危病方　治霍乱吐泻转筋，或因饮冷胃寒，或大怒，或乘舟车伤动胃气而得。

吴茱萸　木瓜　食盐各五钱

三味同炒焦，用瓷罐盛水三升，先煮百沸，次入药煎至一二升，随病人意，用冷热服之。如仓卒无药，用枯白矾一钱，百沸汤调服。或用盐一撮，醋一盏，同煎温服。或盐梅咸酸者，皆可煮服。

半夏汤　治霍乱转筋。

半夏曲　茯苓　白术各五钱　淡桂钱半　炙甘草一钱

---

① 佗：原作“陀”，据《后汉书》改。

上细末，每服二钱。渴者凉水，不渴温水调下。

木瓜散　治霍乱转筋。

吴茱萸汤洗七次，炒　茴香炒，各一钱　木瓜一钱半　紫苏叶五分　甘草炙，三分　姜五片

藿薷汤　清暑止霍乱。

藿香一钱　厚朴姜制，一钱　陈皮　半夏各一钱　甘草五分　香薷二钱　扁豆一钱

姜枣，水煎服。

恶心四十一

畏食分明是恶心，呕而无物亦无声无声无物，欲吐不吐，欲呕不呕，心中①兀兀，想见饮食则有畏恶之□。"恶"字，当作"畏恶"之"恶"，非"善恶"之"恶"。胃寒胃弱兼痰火，脉数为阳迟属阴胃中有痰有火者，脉必数大而滑。呕酸，二陈汤加姜炒黄连、炒山栀。胃弱有热，六君子加炒栀仁、姜炒黄连。胃中有寒者，脉必沉而迟，呕清水，理中汤加半夏、陈皮、生姜。二症皆挟痰而作，通用大半夏汤、小半夏汤、茯苓汤。

大半夏汤

陈皮　半夏　茯苓等分

姜引，水煎服。

嘈杂四十二

胸中嘈杂不安宁，似痛如饥类恶心胃为水谷之海，无物不受，恣食湿面鱼腥生冷烹饪黏滑等物，朝伤暮损，而成痰饮，滞于中宫，令人嘈杂。虽有气血食火之异，而属痰者为多，其症似痛不痛，如饥不饥，而与恶心相类，或兼嗳气，或兼痞满，及早不治，渐成胃脘作痛乃成反胃。伐火开痰消食积，补虚散郁法须斟火盛者，脉数而大，以伐火为主，三补丸或二

---

① 心中：原作"中心"，据文义乙正。

陈汤加芩连、山栀。火郁者，二陈加香附、抚芎、苍术、山栀。肥人多是湿痰，二陈加抚芎、苍白术、炒栀子。痰因火动，治痰为先，二陈加姜炒黄连、山栀为君，南星为佐。热多，加青黛。食郁不消，胸满嘈杂，大安丸。食郁有火者，脉数而大，先治火，芩连枳术丸加曲蘖、橘半、山楂。心嘈索食者，为胃虚，三圣丸。思虑过多，以致血虚，五更嘈杂者，四物加香附、栀仁、黄连、贝母。气郁者，脉必沉而涩，或兼嗳痞，越鞠丸或二陈加枳桔、香附、乌药、姜炒黄连、苍术。有痰，加贝母、二陈汤、炒栀子、姜炒黄连，治嘈杂通用必用之药也。

三圣丸　治心嘈索食。

白术四两　黄连五钱　陈皮一两

神曲糊丸，绿豆大，五十丸，姜汤下。

呃逆嗳气四十三

呃气攻冲逆作声，阴虚火旺是其因诸逆冲上，皆属于火。呃逆者，气自脐下，直冲逆上，出于口而有声也。人之阴气依胃为养，胃土损伤，则木来侮之。木挟相火之势，直冲清道而上。古言胃弱者，阴虚火旺之甚，而非阳虚也。属胃火者，小半夏茯苓汤加栀芩、石膏以清之。阴火自脐下逆上，夜分转甚者，四物加知檗、竹茹、陈皮、茯苓，以助阴抑阳。而丁香柿蒂汤不可擅用也。停痰过饱皆为实，久病胃虚或有阴痰气闭塞于上，火起于下，从胸中冲出者为实，小半夏茯苓汤加枳壳、木香，或萝卜汤调下木香调气散，或用蜜汤探吐其痰。饮食过饱，填塞胸中，而气不得升降者为实，重则用瓜蒂散吐之，轻则用香砂平胃散加曲蘖、芩连，以消谷降火。久病元气不足，人参白术汤。气虚挟痰，六君子汤、橘皮半夏汤。痢后发呃，人参白术汤调益元散。呃逆自利，用滑石、甘草、黄檗、芍药、陈皮、白术、人参煎，加竹沥服。胃虚寒而呃，人参理中汤、丁香柿蒂汤。吐利后，胃虚寒足厥冷者，羌活附子汤。更有伤寒分四呃，阴阳虚实莫差论伤寒发呃有四症，不可不分。中气不足，脉虚微气不相续而呃者，补中益气汤加生脉散、黄檗，以降虚火，或少加附子汤。阳明内实失下而发呃，大承气下之。渴而饮水太过，成水结胸而呃，小陷胸汤或小青龙汤去麻黄加附子，治水寒相抟发呃大妙。有传经热症，误用姜桂，痰火相持而呃者，解毒白虎汤加竹沥治之。凡呃属火者多，阴寒者十无一二，久病亦是脾阴虚者多，胃寒者十无一二，以脉之数大为阳为实，沉迟者为虚为寒，不可差论也。寻常嗳气非同呃，胃火稠痰阻降升胃中有实火，膈上有稠痰，阻碍升降，故成嗳气。以南星、半夏、香附豁痰，以软石膏、炒栀仁治火，或汤或丸服之。有食积噫气吞酸，火气冲上作嗳，以芩连、石膏治火为君，南星、半夏、陈皮为佐，热多再加青黛、桃仁、瓜仁，或润下丸。

人参白术汤　治气虚呃逆。

人参　黄芩　柴胡　干姜　栀仁　甘草炙，各两半　白术　防风　五味　半夏泡七次，各一两

每服四钱，姜三片煎，下大补丸。

治阴火呃逆：

黄连　黄檗　滑石

水煎服。益元散亦可。

橘皮竹茹汤　治吐利后胃热呃逆。

橘皮三钱　竹茹四钱　甘草炙，一钱　人参二钱

姜三片，枣一枚，煎服。

丁香柿蒂汤　治胃寒呃逆不止，胸满或痛。

丁香　柿蒂　陈皮　青皮等分　人参减半

每服四钱，姜五片。

羌活附子汤　治胃寒呃逆，四肢厥冷。

木香　附子炮　羌活　茴香炒，各半两　干姜炮，一两

每服二钱，盐一捻，水煎服。

橘皮半夏汤　治气虚有痰呃逆。

陈皮　半夏　干生姜　人参　通草

水煎服。

酸症四十四

中州湿热郁于肝，本热标寒易作酸诸呕吐酸，皆属湿热。盖湿热非热则为痰饮，热非湿则为燥渴，二者相挟后能作酸。河间谓：酸乃肝木之味，火盛制金，不能平木，肝木自甚则为酸，故肝热则口酸。然必挟湿热而后作酸，盖脾土湿热，则肝木被郁，木曲作酸，如瓜蔬蒸沤则酸，饮食热甚则易酸是也。泻肝行湿，宜回令丸。有因风寒外束，腠理闭密，湿热怫郁而为酸者，有内伤生冷，抑遏湿热而为酸者，皆本热而标寒。如饮食在器，覆盖之，则内热不得泄而酸是也。当用寒凉清热为君，燥渗行湿为佐，用温热散寒为使，则湿热疏通而病自止矣。吞吐不同方少异，薄餐粝①食可痊安吞酸者，郁积之久，不能自涌，伏于肺胃之间，咯不得出，咽不得下，酸水刺心。肌表得风寒愈甚，得温暖则少安，或食辛温之物少止。二陈汤加茱萸、黄连顺其性而折之，佐以苍术、茯苓行湿，或再加姜炒黄连，常服茱连丸。吞酸有食不化者，平胃散加曲蘖、山楂、姜炒黄连。吐酸者，平时津液随上升之气郁滞日久，湿中生热，遂作酸水，二陈加茱萸、炒黄连、山栀、苍术、厚朴、生姜，常用渗湿茱连丸。中脘有宿食留饮，酸味刺心齘牙者，曲术丸。凡患此者，必须粝食薄餐以自养，庶可痊安。若不能节戒厚味，恣食黏滑鱼腥肥腻，能令气不通畅，湿热愈积愈酸而难愈也。

回令丸　泻肝火行湿，为之反佐，开痞结，治肝邪，或佐补脾药。

黄连六两　茱萸一两

俱用陈壁土炒，粥丸。

茱连丸　治吞酸。

黄连　黄芩各二两，俱陈壁炒　苍术七钱，泔浸，炒　吴茱萸春夏减半，三钱　陈皮□钱

上末，神曲糊丸，如绿豆大，五十丸，津液咽下。

---

① 粝（lì 立）：粗米，糙米。

渗湿茱连丸　治吐酸。

陈皮　半夏　茯苓　泽泻　苍术各一两　吴茱萸五钱　黄连一两五钱

上细末，蒸饼丸，绿豆大，三十丸，食后服。冬倍茱萸，夏倍黄连。

参茱丸　上可治吞酸，下可治自利。又云治湿而气滞者；湿热甚者，用之为向导。

六一散七两　吴茱萸一两

饭丸。

三因曲术丸①　治中脘宿食留饮，酸刺心痛，嗳牙，吐清水。

神曲炒，三两　苍术泔浸，炒　陈皮去白，各一两　砂仁五钱

姜汁别煮，神曲糊丸梧子大，五十丸，姜汤下。

治吐清水：

苍术土炒　茯苓　滑石　白术炒　陈皮各等分

煎服。

① 三因曲术丸：《三因极一病证方论》中曲术丸无砂仁。

卷之三

虫症四十五

虫是阳明湿热生，真①元壮实岂能侵阳明者，肠胃也。肠胃为市，无物不受，无物不包。饮食不节，生冷无忌，朝损暮伤，积久成热，湿热相蒸，诸般奇哇②之虫化生焉。若腐草为萤之类也。然人之元气壮实，则诸虫依附于肠胃之间，亦赖饮食以养，不能为害。一有虚损，则谷气不盛，虫失所养，随其虚损之腑脏而侵蚀，以成诸病。治法当以扶元气、养脾胃、清湿热为主，而以杀虫之药佐之。若急则治其标，则先用杀虫之药，随即补养，否则正气愈虚而侵蚀愈甚，多至③不救。诸虫通用宝鉴④化虫、集效万应等丸，锡灰、槟榔、陈皮、雷丸、芜荑、干漆等药。五劳九种兼狐惑，蛊噎尸劳与应声五脏皆有劳虫。心劳，雷公丸。肝劳，五凤丸。脾劳，前胡汤、茱萸根汤。肺劳，三圣饮、五膈下气汤。肾劳，千金散。以上七方，当与痨瘵门互用。《外台秘要》分虫有九种：一曰伏虫，长四寸许，为诸虫之主。二曰蛔虫，长尺许，生发多则贯心杀人。三曰白虫，长四五尺余，母子相生，转大而长，亦能杀人。四曰肉虫，状如烂杏，蚀人令人烦满。五曰肺虫，其状如蚕，令人咳嗽。六曰猬虫，状如虾蟆，令人呕吐呃逆喜哕。七曰弱虫，又名膈虫，状如瓜瓣，令人多唾。八曰赤虫，状如生肉，令人肠鸣。九曰蛲虫，状如菜虫，形细，居广肠，多则为痔，剧则为癞。更有狐惑、蛊胀、噎膈、飞尸、劳瘵、应声等虫，皆随其所病而治之，不可过伤元气。盖杀虫之药，多伤脾胃损元气，戒之。用药须分头上下，安虫须用苦酸宁上半月虫头向上，易治；下半月虫头向下，难治。“月”字恐是“日”字，盖虫无半月转身之理。又当以蜂蜜砂糖煎肉，引虫头向上，方用杀虫之药。

① 真：原作“贞”，据文义改。
② 哇：疑作“怪”。
③ 至：导致。
④ 宝鉴：《卫生宝鉴》，元·罗天益撰。

虫得甘则动，故小儿忌食甘以动虫。得苦则安，故用黄连、黄檗之苦以安蛔。得酸则降，故用乌梅酸石榴根以下虫。

治䘌桃仁汤　治内热肠胃虚，虫行求食。上唇有疮，曰惑，虫食其脏；下唇有疮，曰狐，虫食其肛。

桃仁　槐子　艾叶各五钱　大枣十五枚

水煎服。

广济疗蛔虫方

酸石榴根东引者，切二升　槟榔十枚，细切

水七升，煮二升半，去查，以粳米煮稀粥，平旦空腹食之，虫死快利，神效。

又方：用苦楝根生子者，东行不出土者，去粗皮，取白肉二两，以水二碗，煮取一碗半，去查，用晚粳米三合煮粥，空心，先以炒肉一二片吃，引虫头向上，然后进粥一二口，少顷又进一二口，渐渐加至一二碗，虫尽下而愈。

治寸白虫方

用鸡子炒白蜡尘，酒糊丸服。一方，黑铅炒成灰，槟榔末等分，米饮调下，治诸虫。

前胡汤　治脾劳身热，内有白虫。在脾为病，令人胸中咳呕不出。

前胡　白术　赤茯　细辛　杏仁去皮尖，研　草龙胆　常山各一钱　枳实　松萝各七分　旋覆花五分　竹叶七片

水煎温服。若腹内热，加芒硝、栀子、黄芩、苦参各五分。忌桃李、雀肉、醋、葱菜等物。

茱萸汤　治症同前。

茱萸根东引者，一钱　火麻子八钱　陈皮两半

煎服，下虫或下黄水。合药时禁声语，虫觉则不效。此方

治虫甚验。

千金散　治肾劳热，四肢肿急，蛲虫生于肾中。

贯众三两，炒　干漆二两，炒烟尽　芜荑　胡粉①　槐白皮各一两　吴茱萸四十粒　杏仁四十五粒，炒，去皮尖

上细末，平旦井花水②调服方寸匙，以病瘥止。

三圣饮子　治劳热生虫在肺。

茱萸根东引者，五两　桑白皮东引者，一升　狼牙子二两

酒七升，煮取升半，平旦服。

雷公丸　治心劳发热。心表有长虫，名曰蛊虫，长尺许，贯心即死。

雷丸炒，五枚　陈皮　桃仁各一两二钱半，去皮尖，另研　贯众　芜荑　青葙③子　干漆炒烟尽，各一两　乱发如鸡子大，烧存性　僵蚕十四枚，炒

上细末，炼蜜丸如小豆大，二十丸，空心温酒送下，日三服。

五凤丸　治肝劳热，生长虫在肝，令人恐畏不安，眼中赤瘫。

乌鸡卵五枚，去黄　东引吴茱萸根切，三升　黄蜡三两　干漆四两，炒烟尽　粳米粉半升

上五味，以茱萸根干漆杵末，和入铜铫中，火炼，丸如小豆大，隔宿勿食，清晨米饮下百丸，小儿五十丸，虫即烂尽。

---

① 胡粉：铅粉。《本草纲目·粉锡》：又名胡粉。弘景曰："即今化铅所作胡粉也，而谓之粉锡。"

② 井花水：井华水。《本草纲目·井泉水》："平旦第一汲，为井华水。"

③ 葙：原作"箱"，据文义改。

五膈下气丸　治肺劳热，内有肺虫，令人咳逆气喘，瘦损，为膏肓疾。

麦冬去心，五两　蜀椒炒去汗，一两　远志肉　附子　干生姜　炙甘草　细辛各半两　桂心二钱半　人参　百部　白术　黄耆各七钱半　杏仁去皮尖，二十四粒

炼蜜丸如弹子大，每一丸徐徐噙下。忌猪肉、雀肉、桃李、生葱、海藻、松①菜等物。

乌梅丸　治蛔厥。

乌梅七十五个　细辛　附子炮　人参　黄檗　桂枝各两半　干姜二两半　黄连四两　川椒　当归各半两

醋浸梅肉，捣膏，加蜜和丸桐子大，十丸至二十丸。

宝鉴化虫丸　治诸虫。

鹤虱去土　槟榔　苦楝根东引，不出土者　胡粉炒，各一两　枯白矾三钱半

米糊丸如梧子大。一岁儿五丸，量人大小加减。温浆水入生麻油三四点，和匀，不拘时送下。清米饮亦可。虫细者化为水，大者自下。

集效丸

木香　鹤虱炒　槟榔　诃子肉面裹，煨　芜荑炒　附子泡，去皮、脐　干姜各七钱半　大黄一两半　乌梅肉十四个

炼蜜丸如麻子大，陈皮汤或醋汤下。一方，加黄连、黄檗各七钱半。

万应丸

---

① 松：疑作“菘”。

槟榔五两　大黄八两　黑丑四两，以上为末　皂荚不蛀者，十锭[1]　苦楝根皮一斤

后二味熬成膏，和末，丸如梧子大，以沉香、木香、雷丸各一两，末为衣。先以沉香衣，次用雷丸衣，次用木香衣。每三丸，四更时砂糖水送下。

治应声虫：以诸品药物开作一单，令病人念过，如虫不应之，药乃其所畏恶者也，即以所畏之药治之。

外台化虫丸　化虫为水。

硫黄一两　木香五钱　蜜陀僧　附子各一两，炮，另为末

上以醋熬附末成膏，和余药，丸如绿豆大，二十丸，茶清、荆芥汤任下。

噎隔[2]附梅核气四十六

噎隔生于血液干，三焦阻逆食皆难胃为水谷之海，脾为消化之器，清和健运何噎之有。人为饥饱劳役所伤，自伤成积，自积成痰。率用辛香燥药治之，久则胃火日生，脾阴渐耗，诸经皆失所养，以致三阳燥结。三阳者，大小肠膀胱也。三阳既结，前后闭塞，而噎隔之病生焉。先哲之论，有分噎隔者，大率谓血液俱耗，胃脘干槁。其槁在上，近咽之下，水饮可行，食物难入，或入而不多，名之曰噎。其槁在下，与胃为近，食虽可下，难尽入胃，良久复出，名之曰隔，亦曰反胃。有分三焦者，咽喉闭塞，食不能下，其槁在吸门，上焦之隔噎也。食下则胃脘当心而痛，须臾吐出，食去痛止，有食虽不痛，而良久亦吐者，其槁在贲门，中焦之噎隔也。朝食暮吐，暮食朝吐，其槁在幽门，此下焦之噎隔也。名虽不同，病出一体。开痰降火生津液，行气消瘀病自安丹溪治噎隔，以二陈汤加姜汁、竹沥、童便、韭

---

① 锭：原作“皮”，与“定”形近误。“定”，后作“锭”。

② 隔：通“膈”。《管子·水地》：“五脏已具，而后生五内；脾生隔，肺生骨。”

汁以开痰，或用化痰丸，或用吐法。胃中有热者，加土炒芩连、瓜仁、桔梗之类。火气冲上不下食者，加酒大黄以降之。瘦人血虚，四物合二陈汤，少加桃仁、红花、童便、韭汁，常服牛羊乳，以润燥生津。不用人乳者，以其有饮食蒸调之厚味也。倘乳不可得，当于养血药中，加天麦二冬、五味、天花粉之类，以助金水二气，而津液自生。肥人气虚者，六君子加竹沥、姜汁，而降火生津之药，犹不可少。气血俱虚者，八珍汤加减治之。七情郁结成气噎者，时下时阻，二陈汤加香附、抚芎、木香、槟榔、砂仁、瓜仁，以行其气，或四七汤加减治之。瘀血在胃口，阻碍饮食或作痛者，四物加桃仁、红花、韭汁以消之。韭汁细呷，能消膈上瘀血。上焦瘀血，犀角地黄汤；中焦，杏仁承气汤。如朝食暮吐，暮食朝吐，或良久即吐，此胃可容受而脾不能传送也，二陈加曲蘖以助化之。若二便不通，食反上奔，四物或二陈汤加酒大黄以润之。莫把辛香重助火，须知衰老不延年此病属燥火者，十常八九，属痰气者，十有二三，属阴寒者，百无一二。若以《局方》辛香燥热之药治之，反助火邪而耗津液，愈不可救。然粪如羊屎者，大肠无血，口沫大出者，脾胃已绝，皆气血衰惫之甚。与夫年高近五十者，皆不可治，岂能延年？不可不知也。一般梅核多英少，通治三焦始得痊梅核气，乃气郁痰火于上焦，喉中有物如梅李核，或如茶叶状，阻碍吞吐，时有时无，饮食无碍，但食后作痞。多因大便不利，火气上冲吸门。英少性急之人多有之。轻则用二陈加香砂、芩连、栀子，郁结之甚，必须通利三焦，始得□除，三焦通利汤。

五噎汤　治噎食不下，呕哕不彻，胸背刺痛，泪与涎出。

人参　白术　茯苓　厚朴炒　陈皮各一钱　甘草　枳壳炒　三棱　莪术　神曲　麦芽各五分　诃子　桂心　木香　槟榔　干姜各二分

姜枣煎服。有热，加芩连、栀子。有痰，加半夏。

平胃通隔散　治噎隔反胃。

陈皮　当归　芍药各一钱二分　苍术　甘草各三分　枳实八分　厚朴　栀子各一钱

胃弱，加白术、茯苓。火盛，加芩、连，去苍术，更服乳酪、芦根汁、竹沥、姜汁。大便不利，加酒大黄。

三焦通利汤　治梅核气并噎隔。降火化痰，开郁顺气，通利三焦，活人颇多。

青皮　陈皮　桔梗　枳实　香附各七分　砂仁　半夏各五分　贝母　百合　木香　槟榔　三棱　莪术　厚朴各八分　黄芩　黄连各一钱　大黄　苏叶　萝卜子各五分　甘草二分　气柑皮[1]七分

姜引，水煎噙下。大便利，去大黄或渐减服。

人参利膈丸　治膈噎胸中不利，大便燥结，痰嗽喘满，脾胃壅滞。推陈致新，膈气之圣药也。

木香　人参各七钱半　槟榔　当归　藿香　枳实　酒大黄　厚朴姜制，各一两　甘草三钱

滴水丸如梧子大，温水下。

瓜蒌实丸　治隔噎胸痞，痛彻背胁，喘急妨闷。

瓜蒌仁另研　枳壳麸炒　半夏汤泡七次　桔梗炒，各一两

姜汁糊丸，姜汤下五十丸。

三消四十七

肺热津枯饶引饮，中焦伏火善消磨水之本在肾，其源在肺。真水不竭，肺经无火，肠胃清和，何渴之有？惟酒色是耽，嗜食辛热厚味，或饵丹石之药，慓悍之气，能助火邪，熏蒸脏腑，津液枯干而三消之病生焉。上消者，心移热于肺，传为膈消，舌上赤裂，大渴引饮，小便频数。能食者，生津甘露饮、人参白虎汤、人乳膏、猪肚丸、黄连天花粉膏。天花粉，治渴之圣药也。不能食者，钱氏白术散、麦冬饮子、地黄饮。上焦之药宜剂小而频服。中消者，热蓄于中，脾受之，伏阳蒸胃，善食而瘦，不甚渴，多食亦

① 气柑皮：柚子皮之别名。

饥，虚是也，清凉饮、人参白虎汤、酒煮黄连丸。便秘者，调胃承气汤、三黄丸。中焦之药，宜食远服。肾消饮水尿稠浊，传变痈疽肿胀多肾消者，热伏于下，肾受之。耳轮焦干，腿膝枯细，骨节痠①痛，精竭髓枯，饮水自救，小便稠浊如膏，焦烦，水易亏是也，清心莲子饮、补阴丸、六味地黄丸。便秘，大承气汤。下焦之药，宜剂大而顿服。三消通用四物汤为主。上消，加人参、五味、麦冬、天花粉煎，入姜汁、地黄汁、人乳服。饮酒人加生葛汁。中消加知母、石膏、寒水石、黄连。下消加知檗、熟地、五味。常服缫②丝汤，三消通治。消渴不愈，传变诸症。能食者，必发脑疽、背痈、腰带等疮。不能食者，必传肿满鼓胀，皆为难治。

生津甘露饮　治上消能食，中消善食而瘦，大便秘，小便数。一名清凉饮。

升麻四分　防风　生甘草　汉防己　生地黄各五分　当归六分　柴胡　羌活　黄耆　酒知母　酒黄芩各一钱　酒龙胆　石膏　黄檗各钱半　红花少许　桃仁十个　杏仁五个，去皮尖，另研

水煎，加酒二匙。上消，徐徐呷服。中消，食远服。

辛润缓饥汤　治渴症将愈，止有口干。

生地　细辛各一分　熟地　石膏四分　酒檗　知母　生甘草　黄连各五分　柴胡　当归　荆芥穗　桃仁　防风　升麻各钱　红花少许　杏仁八个，另研　小椒一粒

水煎，食远服。

麦冬饮子　治膈消，胸满烦心，短气而渴。

知母　甘草　瓜蒌仁　五味子　人参　葛根　生地　茯神　麦冬去心

上各等分，竹叶十四片，煎服。一方，有天花粉、黄连，

---

① 痠（suān 酸）：酸痛。

② 缫：原作“澡”，据文义改。

无人参、瓜仁。喉痛，加桔梗、玄参各一钱。血虚，加当归、芍药。胃弱，加白术、人参。火盛，加黄芩、石膏。

地黄饮　治渴，咽干，面赤烦燥。

甘草　人参　生苄　熟苄　黄耆　天冬　麦冬俱去心　泽泻　石斛　枇杷叶炒，等分

每服五钱，水煎，食远服。

猪肚丸　治消渴。

黄连五两　麦冬　知母　瓜蒌根各四两

上为细末，入雄猪肚内缝定，蒸熟，乘热石臼[①]中捣烂。如干，加炼蜜。丸如梧子大，每百丸，饭后米饮送下。

一方川黄连丸：川黄连五两，天花粉、麦冬各二两半，地黄汁牛乳捣和为丸。

酒煮黄连丸

黄连半斤，酒二升，瓦罐内重汤[②]煮，连烂，取出晒干，为末。滴水丸如梧子大，五十丸，食前温水下。

玉泉丸　治燥渴口干。

麦冬去心　人参　茯苓　黄耆半生半蜜炙　乌梅焙　甘草各一两　瓜蒌根　干葛各两半

上细末，蜜丸弹子大，每一丸温汤嚼下。

茯菟丸　治肾消白浊。

菟丝子酒浸，十两　茯苓五两　北五味七两　石莲肉三两

蜜丸梧子大[③]，五十丸，米汤下。

丹溪人乳膏　治消渴。

---

① 臼：原作“旧”，据文义改。

② 重汤：隔水煮。

③ 大：原脱，据文义补。

人乳汁　黄连末　天花粉末　藕汁　生地汁

后二味为膏，少佐姜汁，入前三味，和蜜为膏，徐徐留舌上，白汤少许送下琼玉膏，通治三消，肾消尤妙。

黄连天花粉膏

二味为末，人乳、藕汁、生地汁，佐以姜汁，熟蜜为膏，和二末。徐徐留舌上，白汤少许送下。能食者，加石膏。

癫狂四十八

喜属于心怒属肝，癫狂喜怒火兼痰。《难经》既作阴阳论，曾见狂人又作癫心热甚则多喜，肝火甚则多怒，癫多喜而狂多怒，皆二脏有余之火。大抵癫为心血不足，狂为痰火实盛，多为求望高远不得志者有之。《难经》以狂为阳癫为阴，曾见病此者，时喜时怒，时歌时哭，则是癫狂并作矣。夫阴阳如水火相投，一盛则一衰，岂有阴阳并作而为病者乎？盖癫狂可以喜怒别，可以虚实分，而不可以阴阳论也。登高却是阳明实，四肢有火故能然阳明者，胃与大肠也。阳明之火，能实四肢，火盛则四肢有力。加之心血虚耗，痰火迷乱，或五志之火因七情而起。天君无主，故癫狂互作，奔走叫呼，不食不卧，妄言妄笑。自高贤焉，自辨智焉。骂詈不避亲疏，甚则弃衣而走，登高而歌，所上非素所能，皆阳明实热燥火之所为也。若止是心肝二经之痰火，则能喜能怒而不能登高也。实宜吐下虚难用，养血开痰神自安大法，实则下其火，或吐其痰，虚则吐下难施。吐下后，痰用导痰汤，火用大剂白虎汤、苦参丸、安神丸、牛黄清心丸，养血开痰而神自安也。醉饱后，妄语妄见作狂，痰所为也，灌盐汤大碗，吐痰即愈。蓄血作狂者，桃仁承气汤，或用紫金锭酒磨服。

苦参丸　治癫狂披头大叫，欲杀人，不避水火。

用苦参末，炼蜜丸如梧子大，薄荷汤下。

祟症四十九

鬼祟乘虚逼附人，妖邪精怪夺元真祟者，神祸也。气血者，心之神也，神既虚乏，则鬼邪因而逼害其人，如尸厥、见鬼、神迷之类。或附体而妄言神祸，理或有之。而妖魔邪魅、老狐古物之精，皆能害人。或与人交媾以夺其真元之精。若非自己心神虚怯迷乱，以自招致之，则同行同坐之人何不见，而病者独见之耶。辟邪养正还魂妙，禁咒烧针勿妄行治法，用辟邪丹以祛其邪，用补中益气汤或八珍汤加降火豁痰宁神之药，以养正气。尸厥者，还魂汤灌醒，或半夏末吹鼻即醒。古有禁咒一科及龙树咒之类，皆移精变气之术，但可解疑释惑，使心神归正耳。倘气血两虚，痰客中焦，防①碍升降，以致十二官各失其职，视听言动皆有虚妄。若不养正而以邪治之，或以水噀面，或令饮符水，立致死亡。秦承祖②灸鬼法，丹溪亦用之。五邪刺法，出《素问》遗篇，大率谓五脏虚则见所胜之鬼，如心虚见黑尸鬼之类。刺法见医经正宗，恐有此理而无此事，故不录。

秦承祖灸鬼法：治一切惊狂谵妄，踰垣上屋，骂詈不避亲疏，邪祟等症。

以病者两手大拇指，用细麻绳扎缚定，以大艾炷置于其中两介甲及两指角肉四处，著火一处，不著火即无效，灸七壮。神验。

还魂汤　治中恶已死。

麻黄三两　桂枝二钱　杏仁十二粒

作一服，水煎，灌下即醒。

辟邪丹　治冲恶怪疾，及山谷间狐精为患。

人参　茯神　远志　鬼箭羽　九节菖蒲　白术　苍术　当归各一两　桃奴焙干，五钱　雄黄另研　辰砂另研，各三钱　牛黄另研，一钱　金箔二十片　或加麝香一钱

---

① 防：堵塞。

② 秦承祖：南北朝时期南朝刘宋太医令。南朝刘宋文帝元嘉二十年(443)，太医令秦承祖奏置医学，以广教授，是学校式医学教育的发端。见《唐六典》卷十四。

上用酒调米糊为丸如龙眼，金箔为衣，临卧，以木香汤化下一丸。诸邪不敢近体，更以绛纱囊盛五七丸，悬床帐中，尤妙。

怔忡惊悸健忘无睡嗜卧五十

怔忡原是心亏血，惊悸由来心胆怯怔忡者，心中躁动而不宁也。盖心主血，血旺则心自安。或为喜怒忧恐所动，真血亏耗，痰饮水气乘心，胸中流动，心自畏之。故怔忡无时而宁也，益荣汤、天王补心丸、平补镇心丹。痰火盛者，温胆汤加炒黄连、山栀、当归、贝母。水气乘心，朱雀丸。心气郁滞，痰气结于心下而作者，七气汤加竹沥、姜汁。惊悸者，心中惕惕惊畏，如人将捕之，而坐卧不安也。盖心者君主之官，神明出焉，胆者中正之官，决断出焉。或因危险惊触，心胆虚怯而痰客之，故惊悸时作而不安也。血虚者，四物汤加贝母、橘红、黄连、山栀，安神丸。气血两虚者，益荣汤、养心汤、宁志丸、天王补心丸。痰迷心膈者，定志丸加郁金琥珀。痰因火动，二陈汤去半夏，加贝母、黄芩、山栀、姜汁、竹沥，温胆汤。过在心脾则健忘，无眠嗜卧须分别健忘者，转盼①遗忘也。盖心之官则思，脾亦主思，若遇事繁冗，谋虑过度，或事不如意，思想无穷，致伤心脾。伤心则真血耗散，神不守舍而痰迷之。伤脾则胃气虚惫，而气郁生痰，使心脾之气不得舒而健忘也，归脾汤。心气不定恍惚者，定志丸。年老神衰，二丹丸。痰多郁滞于心脾者，导痰汤或温胆汤，俱加竹沥、姜汁。因怒气挟痰者，四七汤加姜汁、竹沥、胆星、瓜蒌。三症之外，更有虚烦不眠者，乃心血不足，四物汤加酸枣仁、远志、茯神、麦冬之类。有怠惰嗜卧者，乃脾气困乏，神爽②不清，用健脾丸随寒热加减治之。

益荣汤　治思虑伤心，怔忡恍惚，悲忧少颜③，无寐便浊。

---

① 盼（pǎn）：动目。《集韵·产韵》："盼，动目也。"

② 爽：古称魂魄。《字汇补·爻部》："爽，神魄也。阳曰神，阴曰爽。"《左传·召公二十五年》："心之精爽，是谓魂魄，魂魄去之，何以能久。"

③ 颜：色彩。此处指笑容。

当归　黄耆蜜炙　小草①　酸枣仁炒　柏子仁炒　茯神去木　紫石英　芍药各八分　木香　人参　甘草各三分

姜枣煎服。

温胆汤　镇惊悸，豁痰气，清心宁神。

二陈汤加枳壳炒，一钱　竹茹一钱

姜引，煎服。

养心汤　治血虚惊悸不宁。一方，有黄连、麦冬、芍药、陈皮、莲肉，无黄耆、半夏、辣桂。

黄耆炙　白茯　茯神　半夏曲　当归　川芎各半两　远志去心　辣桂　柏子仁　酸枣仁炒　五味　人参二钱半，炙　甘草四钱

每服三钱，姜枣煎，食前服。

宁神养心汤

远志肉，黑豆甘草煮　酸枣仁炒　当归　茯神各钱半　柏子仁　生地　黄连各一钱　人参八分　石菖蒲五分　甘草二分　龙眼肉，三个

煎，调朱砂末一二分。怔忡心跳不眠者，皆可服。昼夜不眠，倍枣仁。心虚甚，加紫石英、龙齿。阴火盛，加知檗。自汗，加黄耆。思虑伤脾，加白术。痰，加半夏、南星、竹沥。

归脾汤　治思虑过度，劳伤心脾，健忘怔忡。

白术　茯神　圆眼②肉　枣仁各一两　人参　木香各半两　炙甘草二钱半

每服四钱，姜枣煎服。

天王补心丸　宁心保神，益血固精，壮力强志，令人不忘。除怔忡，定惊悸。清三焦，化痰涎。祛烦热，疗咽干。育养心

---

① 小草：远志。

② 眼：原作"根"，据文义改。

神。旧方无黄连生地，有杜仲、菖蒲、熟地、百部、茯神、甘草，十七味等分。

人参五钱，去芦　五味子　麦冬去心　天冬去心　柏子仁　酸枣仁各一两　白茯去皮　玄参　丹参　桔梗　远志各五钱　生地四两　黄连酒炒，二两

上细末，炼蜜为丸梧子大，朱砂为衣，每服三十丸，临卧，灯草竹叶煎汤下。

平补镇心丹　治心血不足，时或怔忡，夜多异梦，如坠层崖。常服安心肾。

白茯去皮　五味　车前子　茯神去皮、木　肉桂各一两　麦冬去心　远志去心　天冬去心，各一两半　山药姜制　熟苄各一两　人参去芦，五钱　枣仁炒，二钱半　龙齿一两半　朱砂五钱，别研为末

上细末，炼蜜为丸，梧桐子大，每二十丸，空心，米饮、温酒送下。一方，有当归、生地、柏子仁。

朱砂安神丸　治惊悸怔忡，胸中乱气。

朱砂一两，另研，水飞　黄连酒炒，两半　酒生苄　酒归身　炙甘草各五钱

上五味细末，蒸饼丸如黍米大，朱砂为衣，五十丸，津液下。

定志丸　治心气不足，恍惚多忘。

人参　茯苓三两　石菖蒲　远志肉，各二两

加琥珀、郁金各一两，天花粉、贝母、瓜仁、黄连各两半，治怔忡。

上末，炼蜜丸如梧桐子大，辰砂为衣，三十丸，米汤下。

宁志丸　治心血虚，多惊。

人参　白茯　茯神　柏子仁　琥珀　当归　酸枣仁酒浸，去

壳，隔纸炒　乳香　朱砂　石菖蒲二钱半

炼蜜丸如梧子大，三十丸，食后枣汤下。

朱雀丸　治怔忡。

白茯二两　沉香　朱砂各半两，研，为衣

炼蜜丸如小豆大，三十丸，人参汤下。

二丹丸　治中风后健忘。养志和血，安神，外华腠理。

天冬　熟地　丹参各两半　白茯　麦冬　甘草各一两　人参　远志　朱砂　菖蒲各半两

上细末，炼蜜丸如梧子大，五十丸至百丸，空心，煎愈风汤下。不因中风者，白汤下。

寿星丸　治心胆被惊，神不守舍，痰迷心窍，恍惚健忘。

天南星一①斤，掘坑，用火烧红，去炭净，好酒五升，泼火坑中，放南星坑中，盖，勿令泄气，一宿取去，焙干为末　朱砂二两，另研　琥珀一两，另研

上以猪心血姜汁糊丸，如梧子大，三十至五十丸，食后，煎人参石菖蒲汤下。

痫症五十一

牛马猪羊鸡五痫，须臾苏醒盖因痰牛痫，直视腹胀。马痫，张目摇头，马鸣。猪痫，吐沫。羊痫，扬目吐舌。鸡痫，摇头反折，善惊。以其形之相类而名之也。名虽不同，而治法无异。盖因痰涎迷满孔窍，发则头眩颠倒，手足搐搦，口眼相引，项背强直，叫吼吐沫，食顷乃苏。先将吐法开迷结，清热宁神更豁痰大法，痰者涎壅脉滑，必先吐，后二陈汤加瓜蒌、南星、黄连，后用寿星丸。兼火者，安神丸。火者，面赤脉散，吐后用二陈加青黛、黄连、川芎、柴胡，后服龙荟丸、宁神丹。因惊者，神不守舍，

① 一：原作“乙”，据文义改。

舍空痰聚，吐后以行痰为主，清热定惊宁心佐之，后用安神丸、三痫丸、五痫丸。大抵肥人多痰，瘦人多火，小儿多惊。阳痫身热脉浮，在腑易治，阴痫身冷脉沉，在脏难治。

宁神丹　治诸痫不时潮作者。清热养气血。

天麻　人参　陈皮　白术　归身　茯苓　荆芥　僵蚕　独活　远志去心　犀角　麦冬　酸枣仁　辰砂另研，各五钱　半夏　南星　石膏各一两　甘草　白附　川芎　郁①金　牛黄各三钱　珍珠三钱　生苄　黄连各五钱　金箔三十片

上细末，醋糊丸，每五十丸，空心，白汤下。

三痫丸　治一百二十种惊痫。

荆芥二两　白矾两半，半生半枯

细末，面糊为丸黍米大，朱砂为衣，姜汤下二十丸。

五痫丸　治诸痫。

蜈蚣一条，去头足，炙　南星一钱　麝香一字　全蝎　防风　远志姜汁炒　白附　芦荟　延胡索　辰砂各一钱　金银箔各三片

上末，糊丸梧桐子大，每一丸，菖蒲紫苏汤下。

追风祛痰丸　治风痫。

防风　天麻　僵蚕炒，去丝、嘴　白附煨，各一两　全蝎去毒，炒　木香各半两　朱砂另研，七钱半　牙皂炒，一两　白矾枯，半两　半夏汤泡，为末，六两，一半用皂角水，一半用白矾水，洗浆澄粉　南星三两，剉，一半白矾水浸，一半用皂角水浸，各一宿

上为细末，姜汁糊丸如梧桐子大，每七八十丸，食远、临卧，淡姜汤或薄荷汤下。

头痛五十二

外感头疼审六经，厥头痛甚怕逢真外感头痛，当审六经。太阳恶

① 郁：原作“玉”，据文义改。

风寒，痛在巅顶两额，脉浮紧者，川芎、藁本、羌独活、麻黄为主。阳明发热，自汗恶寒，痛连目眦齿颊，脉浮长者，升麻葛根汤加石膏、白芷、葱白为主。少阳寒热往来，痛连耳根，脉弦者，柴胡汤为主。太阴头痛必有痰，头重体重，腹痛，脉沉，苍术、半夏、南星、川芎、蔓荆子主之。少阴头痛，足寒气逆，为寒厥头痛，脉沉细，麻黄附子细辛汤主之。厥阴头痛，吐痰沫，厥冷，痛引目系，脉浮缓，吴茱萸汤主之。仲景已汗未汗头疼，皆用葱为使。丹溪治头疼，以二陈汤为主，随六经并虚实寒热加减。治头疼多用风药者，以其风从上受之也。然于风药中必加石膏等镇坠之药。内症与外感不同，外感头痛无时而疼，邪去则止。内症头疼，有时而疼，盖痰火动则疼，不动则止。厥头痛者，亦属外感所犯，大寒内至骨髓，髓以脑为主，脑逆故头痛齿亦痛，羌活附子汤。若真头痛者，痛甚入连于脑，手足寒至节，旦发夕死，夕发旦死，不可治矣。**湿痰风火分偏正，或在眉眶或在棱**湿热头痛者，心烦重痛，病在膈中，清空膏。风湿热痛，片芩散。寒湿头痛，气上而不下，头痛颠疾，下虚上实，羌活附子汤。肥人湿痰头痛，半夏、苍术为主，加引经向导药。痰厥头痛，二陈加苍术、南星、蔓荆、防风，三生丸。痰厥唾稠黏，头眩眼黑，苦头痛如裂者，半夏白术天麻汤、安神汤。风痰上攻头痛，南星、半夏、细辛、白芷、川芎、防风、芽茶，或青州白丸子。风火盛者，酒芩、天麻、川芎、防风、薄荷，或用彻清膏。瘦人火盛头痛，不能俯首者，通圣散。风热壅盛，头目昏眩，羌活汤。湿痰风火，有偏头痛者，非柴胡不能除，用细辛散倍柴胡。热盛，用清空膏。风多偏左，火多偏右，痰多偏右，血虚偏左，当与头风参看。有痛在眉眶者，属风热，选奇汤、羌活散。肝虚羞明眶痛者，熟地黄丸。有痛在眉棱者，眼不可开，昼静夜剧，属风痰上攻者，导痰汤或二陈汤吞青州白丸子。寒湿攻眉棱者，芎辛散。**血少气虚兼补治，温清吐利莫差行**血虚者，自鱼尾上攻头痛也，芎归汤或四物加酒芩、羌活、柴胡、蔓荆。瘦人血虚火盛，素冒风寒，以致寒邪郁于太阳经，颠顶一块作痛者，四物加羌活、防风、藁本、肉桂、细辛治之。或恶风者，以补中益气汤加风药治之。气虚头痛耳鸣，九窍不利，四君子加川芎。气血两虚头痛者，加味调中益气汤。治头痛，寒者温之，热者清之，痰壅者吐之豁之，火郁气滞者疏通以利导之，而不可有毫厘之差也。

荊防清头饮

荆芥　防风　白芷　黄芩　连翘　薄荷　桔梗　枳壳　甘草　柴胡　芍药

痰，加二陈汤。顶痛，加藁本、天麻、羌活。姜葱引。

麻黄附子细辛汤　治少阴足寒气逆，为寒厥头痛，脉沉细。

麻黄去节　细辛各六钱　附子炮，去皮、脐，一钱

上水三升三合，先煮麻黄减七合，掠去上沫，纳余药，煎一升，分三服。

吴茱萸汤　治厥阴头痛，吐痰沫，厥冷，脉浮缓。

茱萸　生姜各半两　人参二钱半

枣一枚，水煎温服。

羌活附子汤　治冬寒犯脑痛，齿亦痛，名曰厥头痛。

麻黄不去节　附子炮　防风　白芷　僵蚕　黄檗各七分　羌活　苍术各五分　黄耆　佛甘①草各三分，如无不用　升麻　甘草各二分

水煎温服。

元戎三阳头痛方

羌活　防风　荆芥　升麻　葛根　白芷　石膏　柴胡　川芎　芍药　细辛　葱白

各等分，每五钱，水煎温服。

片芩散　治风湿热头痛。

酒片芩一两　苍术　羌活　防风各五钱　苍耳子三钱　细辛二钱

上细末，生姜一片擂细，和药三钱，捣匀，茶清调下。一

① 甘：疑作“耳”。

方无防风、细辛，有生甘草、酒连、川芎、炒半夏曲。

安神汤　治头痛头旋眼黑。

生甘草　炙甘草各二分　防风二分半　柴胡　升麻　生地酒浸洗　知母酒浸，炒，各五分　黄檗酒拌炒　羌活各一钱　黄耆钱半

上作一服。水二盏煎至一盏半，加蔓荆子五分，川芎三分，再煎至一盏，临卧稍热服。

羌活汤　治风痰壅盛，上攻头目，昏眩。

炙甘草分半　泽泻三分　酒瓜蒌根　白茯苓　酒檗各四分　柴胡五分　防风　酒芩①　酒连　羌活各六分

水煎，食后、临卧服。

细辛散　治偏正头痛。

细辛　瓦粉②各二分　生芩　芍药各三分半　酒连　川芎各五分　酒芩　甘草各八分　柴胡去芦，一钱

水煎，食后服。

选奇③羌活散　治风热眉眶眉棱痛。

羌活　防风各二钱　甘草一钱　酒芩一钱半

冬月去黄芩，夏月倍用。水煎，食远温服。一方，白芷酒芩等分，细末，茶清调下二钱。

《三因》芎辛散　治寒湿攻眉棱痛。

附子去皮尖，生　乌头生　天南星　干姜　炙甘草　川芎　细辛各一钱

作一服，姜五片，茶一撮，煎服。一方有羌活、酒芩，无

---

① 芩：原作"苓"，据文义改。下同。

② 瓦粉：铅粉。

③ 选奇：《选奇方》，宋·余纲撰，原书亡佚，部分内容散见于《本草纲目》等书。

川芎、南星、干姜。

细末，茶清调服。

加味调中益气汤　治气血俱虚头痛。

陈皮　蔓荆　酒檗各三分　升麻　柴胡头各四分　人参　炙甘草　川芎各六分　黄耆□钱　细辛二分

水煎温服。一方有木香二分，无黄檗。大便虚坐，血虚也，加归身五分。

芎归汤　治血虚头痛眩运，并去血过多者。

川芎当归等分，每五钱，水煎服。

川芎茶调散　治诸风上攻，头目昏重，偏正头疼，鼻塞。

薄荷叶二两　川芎　荆芥穗各一两　羌活　炙甘草　白芷各五钱　细辛钱半　防风三钱八分

上末，食后茶清调下二钱。

石膏散　治阳明头痛。如发热恶寒而渴，只服白虎汤加吴白芷①，立愈。

川芎　石膏　白芷

等分细末，每服四钱，茶清调下。

茯苓半夏汤　治风热痰逆，呕吐头痛。

半夏二钱　赤茯一钱　片芩　甘草　橘红各五分

姜三片，煎服。

清空膏　治风湿热偏正头痛、脑痛，久不愈者。惟血虚不可用。

川芎五钱　柴胡七钱　酒连　防风　羌活各一两　炙甘草两半　酒片芩三两

---

① 吴白芷：《本草纲目·白芷》：“颂曰：所在有之，吴地尤多。”

上末，每服二钱，茶酒调如膏，少用白汤送下。苦头痛，每服加细辛末二分。太阴脉缓，有痰，名痰厥头痛，减羌活、防风、川芎、甘草，加半夏曲两半。如偏正头痛，服之不愈，减羌防、川芎一半，倍柴胡。

彻清膏

蔓荆子　细辛各一钱　薄荷叶　川芎各三钱　生甘草　炙甘草各五分　藁本一两

上末，茶清调下二钱。

玉壶丸　治风湿痰头痛。

雄黄一钱，研　南星炮制　半夏泡七次，去皮　天麻煨　白术各二钱

姜汁浸，蒸饼为丸。

三生丸　治痰厥头痛。

半夏　南星　白附子各等分

生姜自然汁浸，蒸饼为丸，食后姜汤下。

青州白丸子　治风痰壅盛头痛，小儿惊风。

南星　白附各二两　半夏七两　乌头五钱

为末，袋装水摆，换水晒露澄七日，糊丸，姜汤下。

熟地黄丸　治肝虚眉眶痛，羞明。

生地　熟地　金钗石斛　玄参各一两

蜜丸，茶汤下。

紫金散　治诸热苦头疼。

郁金一钱　白芷　石膏各二钱　雄黄　芒硝　薄荷叶各三钱

上细末，口噙水，鼻内搐之。

头风五十三

痰火风寒郁在头，先风病甚过时休头者，诸阳之会，素有痰火

者，易聚于头。痰火上攻，则腠理疏泄，风寒易入，且风从上受之。凡人新沐中风及坐卧当风，或产后失于护恤，皆令风寒入脑。加之痰火与风相抟，遂为头风，即首风也。其状头面多汗，恶风。先风一日则病甚，头痛不可以出内①，至其风日，则病稍愈，通用片芩散。痰盛则多呕，加半夏、南星、藿香、白术。火盛则多眩，加酒连石膏。风盛则走痛不止，加荆芥、薄荷。血虚在左痰居右，风火还将左右求头风在左者，属风与血虚。风者，荆芥、薄荷为主。风热者，消风散、茶调散。血虚者，芎归汤或四物加荆防、白芷、酒芩、薄荷、蔓荆。在右多属火与痰。火者，酒芩为主，通圣散或二陈加酒芩、荆芥、薄荷、石膏、川芎、细辛。痰者，苍术半夏为主，二陈或导痰汤加酒芩、苍术、防风、川芎、白芷。头风挟湿痰者，酒芩三钱，苍术四钱，川芎、细辛二钱，甘草一钱，为末，姜茶擂匀，调服。凡芩连用酒炒者，以其上行头角也。

治远年近日偏正头风，诸药不效，收功如神：

白芷　川芎各二钱

上细末，牛黄脑子一个，擦药末，瓷器内加酒顿热，乘热和酒食之，尽量一醉，睡后酒醒，其病如失。一方，用蕲艾不时烧烟熏之，甚效。

吹鼻散　治偏正头风。火眼亦可吹之。

火硝四钱　黄丹　石膏各二钱　乳香　没药各二分　藜芦　细辛各三厘　天麻二分　雄黄三厘　川芎三分　天冬　麦冬　皂角　甘草各六分

上细末，口噙水，吹入鼻中。

一粒金　治偏正头风。

荜拨不拘多少，细研，豮②猪胆拌匀，入胆内，悬，阴干用　藁本

---

① 内：内室，房屋。《仪礼·少牢馈食礼》："宰夫以笾受，啬黍，主人尝之，纳诸内。"俞樾评议："纳诸内者，纳诸房也。古谓房室为内。"

② 豮（fén 汾）：阉割过的猪。

玄胡索　白芷　川芎等分

上细末，用无根水丸，每一粒长流水化开，嗅鼻。以铜钱二三文咬定，出涎为度。

眩晕五十四

眩晕皆因痰火生，或因过欲与伤情眩言其黑，晕言其转。头旋眼黑，若坐舟车之上，起则欲倒，甚至卒倒昏迷无知，皆痰火为病。痰在上火在下，冲动其痰，正气不能胜敌，忽然而作。丹溪谓无痰不能作眩晕。经云：诸风掉眩，皆属肝木。然风与痰皆挟火而作，亦未有不因气血之虚也。通用白术半夏天麻汤。盖眩晕之痰，非天麻不能除。肥人宜清痰降火为主，而兼补气之药，二陈或导痰汤加酒芩连、苍白术、天麻、南星、石膏煎，入竹沥、姜汁。气虚，六君子加蜜炙黄耆、天麻、防风、川芎、荆芥。瘦人以滋阴降火为主，而兼抑肝之剂，二陈合四物加片芩、薄荷、天麻煎，入竹沥、童便，或加青皮、柴胡以疏肝气。火盛者，通圣散。有因七情所伤，郁而生痰，痰因火动，随气上厥，此七情致虚而眩晕也，七气汤、乌药顺气散加痰火之药治之。有因色欲过度，肾虚不能纳气归元，使诸气逆奔而上，此气虚而眩晕也，四物或八珍汤加清降之药治之。血虚运，芎归汤。风寒暑湿乘虚至，吐衄崩中运不宁有外感乘虚而眩晕者。风则有汗，寒则掣痛，暑则热闷，湿则重滞。风热，川芎茶调散、羌活汤。风寒，芎术除眩汤。暑火眩晕，二陈加川芎、栀子、芩连。伤湿眩晕，除湿汤。有吐衄崩漏或产后失血，脾虚不能收摄荣气，使诸血失道妄行，此血虚眩运也，芎归汤或四物加焦姜。产后失血，清魂散。

白术半夏天麻汤　治痰火眩运，挟气虚者。兼治痰厥头疼。

酒檗分半　干姜二分　泽泻　茯苓　天麻　黄耆　人参　苍术各三分半　神曲炒　白术炒，各五分　麦蘖面　半夏制　陈皮各七分半

姜三片，水煎，食前稍热服。苦头痛，为足太阴痰厥，头痛非半夏不能除。眼黑头旋，风虚内作，非天麻不能除。黄耆

甘温，大补元气，实表虚，止自汗。人参甘温，泻火，补中益气。二术俱苦甘温，除湿补中。泽泻、茯苓，利小便，导湿。橘皮苦温，益气调中。神曲消食，荡胃中滞气。麦蘖宽中助脾。干姜辛热，以涤中寒。黄檗大苦寒，酒洗以寮①冬天小火在泉发燥也。有热，加酒芩连，或加石膏，以坠上升之火。

加味二陈汤　治痰火眩晕。

二陈汤加天麻、柴胡、酒芩各一钱。火盛，加酒连一钱，石膏钱半。气虚，加人参八分，姜引。火盛上冲，令人不能俯仰②者，通圣散，徐徐服之。

玉液汤　治七情感动，气郁生痰，随气上冲，头目眩运，心慒③忪④悸。

大半夏泡⑤七次，去皮、脐，切片，四钱

姜十片煎，入沉香，磨汁呷服。

六合汤　治风虚眩运。

四物汤加秦艽、羌活为佐使，水煎服。通圣散治风热眩运。

平肝清上汤　治目昏头眩，膈热痰甚。

川芎五分　黄连八分　柴胡一钱　甘菊花　薄荷　防风　羌活各六分　青皮　草龙胆　片芩　瓜蒌根各八分　甘草二分

茶叶一撮，水煎食远服。

羌活汤　治风热壅盛上攻，头目昏眩。

炙甘草分半　泽泻三分　酒瓜蒌根　白茯苓　酒檗各四分

---

① 寮：疑作“疗”。

② 仰：原作“俛”，据文义改。

③ 慒（cóng 丛）：乱。

④ 忪（zhōng 忠）：心跳，惊惧。

⑤ 泡：原作“炮”，据文义改。

柴胡　防风　酒芩　酒连　羌活各六分

水煎，食后服。

芎术除眩散　治外感风寒，头重眩运。

附子生　白术　川芎各半两　官桂　甘草炙，各二钱半

每服三钱，姜七片，水煎服。

除湿汤　治伤湿眩运。

茯苓　白术各四钱　炙甘草　干姜各一钱　川芎三钱

每服四钱，水煎，空心服。去川芎，名肾著汤。

芎术汤　治冒雨中湿，眩运呕逆，头痛不食。

川芎　半夏泡　白术各钱二分　甘草六分

姜七片，水煎温服。

川芎散　治头目不清利。

川芎五钱　柴胡七钱　羌活　防风　藁本　生甘草　升麻各一两　炙甘草　生地各一两半　酒芩　酒连各二两

上细末，每二钱，食后茶酒调下。

治眩运不可当者。以大黄酒炒为末，茶汤调下。

紫金锭　治男妇苦头风作晕，数年不愈。酒磨服一二锭，吐痰碗许，不复发。

凡妇人头风眩运，登车乘舡即运，眼涩手麻，健忘喜怒，皆胸中宿痰所致，瓜蒂散吐之。

神清化痰丸　治痰火炎上，头疼眩运。

陈皮　茯苓　半夏　香附各一两　白术一两二钱　甘草　厚朴　荆芥　薄荷　菊花各五钱　黄芩　黄连　栀子各八钱

上细末，姜汁糊丸。若作汤药，加川芎、枳壳各两半。每一两，水煎服。

面部五十五附须发

面会诸阳独能音耐寒，足阳多病面皮间诸阳皆会于头面，故童稚之时，头面皆能寒。而人加巾帽之后，则头恶风寒而面独能寒矣。若上古之人，至老不加巾帽，头岂恶寒哉？然六阳皆会于头，而足阳明胃经起鼻交頞，侠口还唇，循颊上耳，专在面部，故面皮间病，多属胃经。或寒或热兼疮肿，疹刺侵淫及癣斑面寒者，胃中郁寒，升麻附子汤。面热者，胃中郁热，升麻黄连汤。胃中湿热上冲，头面生疮，黄连解毒汤、上清汤、通圣散，外搽胡粉散。胃有风热，或风热外乘，令人面肿，胃风汤。头项偏肿连面，其脉洪大，乃风乘阳明经也。阳明气血俱多，宜汗，用通圣散去硝黄加生姜葱豉微汗，以草茎刺鼻出血，其肿立消。凡面瘾疹粉刺侵淫癣痒之类，皆阳明风热所致，内以通圣散加减服之，外随症用药搽之。若夫斑痣之属，乃是生成，宜以外法取之，而无内服之方也。面鼻紫红心肺火，青黄黑白不同看鼻乃肺之窍，红乃心之色，紫乃热之甚也。面鼻红紫，皆当清心肺二经之火，而阳明经之药不可缺，通圣散去硝黄、麻黄，加黄连、麦冬治之。若夫面青者，肝病；面黄者，脾病；面黑者，肾病，而不拘于阳明经也。

升麻附子汤　治面寒。

升麻　葛根各一钱四分　白芷　黄耆　附子炮，各九分　炙甘草　益智各四分　人参　草豆蔻各七分

葱白五根，水煎食后服。

升麻黄连汤　治面热。

升麻　葛根各钱半　炙甘草五分　白芷一钱　酒连六分　白芍药七分半　生犀角四分半　荆芥穗三分　川芎四分半　酒芩六分　薄荷三分

水煎，食后服。

黄连解毒汤　治面疮及通身疮疥。

黄连　大黄　滑石　朴硝　黄耆　连翘　栀子　甘草　黄芩　黄檗等分

水煎温服，忌生冷。

上清汤　治头面生疮。

栀子　黄芩　川芎　芍药各二钱　白芷　荆芥　桔梗　生地　升麻　枳壳麸炒，各一钱　大黄一钱　甘草五分

作二服，水煎，食后服。

胃风汤　治虚风麻木，牙关急搐，目瞤①动。胃中有风热，故面独肿。

白芷二钱四分　升麻二钱七分　葛根　苍术米泔浸，各八分半　甘草炙，分半　柴胡　藁本各四分　羌活　黄檗　草蔻各四分半　蔓荆子分半　当归钱半　白姜②二分　麻黄去节，分半

上作二贴，每贴枣二枚，水煎，食后服。

胡粉散　治面部热毒恶疮。

胡粉炒　黄檗炙　黄连各等分

上为末，用面油或猪脂调搽。

铅红散　治风热上攻阳明经，面鼻紫色，风刺瘾疹。

硫黄　枯矾各五钱

上为末，入丹，染与面色同，用津涂敷，更服通圣散。

硫黄膏　治面部生疮，或鼻赤，面风刺粉刺。

生硫黄　白芷　括蒌③根各五分　腻粉④五分　芫青七个，去翅、足　全蝎一个　蝉退五个，洗

上为末，用脂麻油、黄蜡约合面油多少，熬溶，离火，入

① 瞤（shùn 顺）：转眼。

② 白姜：即干姜。《本草纲目·干姜》："时珍曰：干姜以母姜造之。今江西、襄、均皆造，以白净结实者为良，故人呼为白姜，又曰均姜。"

③ 括蒌：即瓜蒌。

④ 腻粉：水银粉。《本草纲目·水银粉》释名："汞粉，轻粉，腻粉。"

前药末在内，临卧时洗净面，以少许涂患处，勿近眼。数日疮肿自平，赤鼻亦消。风刺一夕见效。一方，加雄黄、蛇床子少许。

白附丹　治男妇面生黑斑点。

白附子　白及　白蔹　白茯苓去皮　蜜陀僧研　白石脂　定粉研，等分

上为末，入乳汁丸如圆根①大，阴干，先用洗面药洗净面，次用温浆水磨化敷之。只用乳调末敷亦可。

玉容散　治面生黑点雀斑。

甘松　三奈　茅香各五钱　白芷　白及　白蔹　白僵蚕　白附子　天花粉各一钱　零陵香　防风　藁本各二钱　绿豆粉一两　肥皂②二锭

上为细末，每早洗面用之。

擦牙固齿乌须方

地骨皮一两　川芎　白蒺藜各七钱　没石子四钱　香附子三钱，以上五味，炒　细辛二钱，去土　旱莲草四两，去根，连花阴干，以上二味炒黄色，不犯油气　青盐一两，用银匠大砂锅，入盐在内，瓦片盖著③，铁线缚之，文武火炼，待内不响，取出听用

上八味为末，每早擦牙咽下，二七后，摘去白须，自生黑须。摘白，忌本命日。

乌须发：

一钱倍子不拘多少，打碎如绿豆大，铁锅铁刀炒，先起青烟，后起白烟，取出，用湿青布包，脚踏成饼，少间，放地下出火毒，临时为末，听用

---

① 根：疑作“眼”。

② 肥皂：肥皂荚。

③ 著：定。

一钱一分盐食盐　分半铜花用红铜烧红，淬水中，澄末，焙干　分半矾一分麦面　一分粉即铅粉

上用菜叶摊药，临卧时包之，次早洗去。如乌发，用二料。

目病五十六

目主肝经统五轮，诸经百脉上归荣肝者血之海，开窍于目，目得血而能视，又厥阴肝脉连于目系，故目主肝经而统属五轮。两角属心为血轮，白睛属肺为气轮，乌睛属肝为风轮，瞳仁属肾为火轮，两胞属脾为肉轮。凡五脏六腑、十二经、三百六十五络，其血脉皆禀受于脾，上荣于目以为明，而主乎一身之机要也。内因情欲兼劳役，外感风温及暑蒸内因七情郁结，或因怒气伤肝，或因酒色过度，嗜食辛辣鱼面煎炒，或因苦亲灯火、抄写彫①镂过用目力，或泣泪过多，或因久处热地、衣被太厚，或日冒风沙、夜卧火炕，或外感风温之气，或冒暑热炎蒸，皆病目之由也。暴赤肿疼先降火，久虚翳障必滋阴暴发赤肿疼痛，通圣散徐徐服之，以降其火，或用黄连汤。赤涩多泪，肝火盛也，洗肝散。乌睛被翳，虚火旺也，四物龙胆汤、龙荟丸。白睛赤肿，火乘肺也，桑白皮散。两眦赤涩，心火盛也，黄连汤、导赤散。胞肿多泪，湿热乘脾也，四苓散加芩连栀翘归芍。翳遮瞳仁，火胜水也，急用三黄泻心汤，次服滋肾丸。风毒赤翳，内积热也，秦皮散、退翳丸。努②肉攀睛，决明子散。风热翳障，蝉花③散。瞳子散大者，以芩连除热为君，归身地黄养血凉血为臣，五味子收敛散大、天冬地骨皮泻热养气为佐。或服熟干地黄丸。若夫久虚昏暗翳障，当以滋养为主。肝血不足，眼暗生花，久视无力，生眵者，养肝丸。肾水不足，视不分明，渐成内障，熟干地黄丸、六味地黄丸。眼见五色花，还睛丸。内生翳膜，眶弦赤烂，退翳丸。血虚昏

① 彫：雕刻。

② 努：凸出。

③ 花：原作“化”。《本草纲目·蝉花》：“乃是蝉在壳中不出而化为花，自顶中出也。蝉之不蜕者，至秋则花，其头长一二寸，黄碧色。功同蝉蜕。”下同。

睛，明目地黄丸。能近视不能远视，地芝①丸、六味地黄丸。能远视不能近视，定志丸。亦有久服凉药而眼转甚者，当温剂从治，其火自降，补胃汤。经云壮水之源，以镇阳光，壮火之主，以消阴翳，此之谓也。转输失职难荣目，君主无神视不真脾者转输之官，诸阴之首，目者血气之宗也。饮食劳役内伤，脾气不足，则五脏之精皆失所司，不能归荣于目，以致内障耳鸣，目昏不能视物，益气聪明汤。浑身麻木，眼紧缩小，视物无力，黄耆汤。阴胜阳虚，九窍不利，青白翳见于两眦，补阳汤。心者君主之官，目者心之使也，心主无神则精神乱而不守，妄见非常之物，或邪中其睛则睛散而视一物为两物，安神丸。急则治标宜点洗，休将针割丧人明内服汤丸，治其本也，外用点洗，治其标也。赤肿翳障方急，若不点洗，以救其标，吾恐服药之力未效，而目先废也。赤肿隐涩，紫金光明丹点之。疮翳障膜，珍珠磨翳散点之。眶弦赤烂，绿粉散搽之。然亦不可过用辛香石药，恐有辛散损明之祸也。不拘肿涩翳障，皆用立胜散、汤泡散洗之。切忌冷水冰水洗，恐血凝而不流，则成痼疾。至于针刀割取之法，不可轻用。间有侥幸得愈者，苟或失误，则为终身之害，可不慎哉。

通用明目流气饮　治肝经不足，内受风热，视物不明，常见黑花，当风多泪，隐涩难开，或生翳障及时行暴赤。

酒大黄　牛蒡子炒　川芎　菊花　白蒺藜炒　细辛去叶　防风去芦　玄参去芦　山栀去皮　黄芩　甘草炙　蔓荆子　荆芥　木贼去根、节　苍术泔浸，各五分　草决明七分

水煎，食后服。

黄连汤　治暴发赤肿疼痛。

酒连　酒芩　当归　生地　柴胡各一钱　防风　羌活　川芎各七分　升麻五分　甘草二分　草龙胆五分

水煎，食后服。白睛红，加白豆蔻少许。便秘，加大黄五

① 芝：疑作"黄"。

分。不眠，加栀子。

洗肝散　治肝火太盛，风毒上攻，眼目暴赤，童[1]子肿痛，隐涩眵泪。

薄荷　当归　羌活　甘草减半　大黄　防风去芦　栀子　川芎各一钱

水煎，食后热服。去大黄加芍药，名芍药洗肝散。

四物龙胆汤　治暴赤生翳疼痛。

当归酒洗　川芎　芍药　生地各钱半　羌活　防风各一钱　草龙胆酒洗　防己各七分

水煎，食后热服。瞳子散大，加五味、天冬。

加味导赤散　治心火自盛，目眦赤涩。

木通　生地各三钱　黄芩　黄连　栀子各一钱　甘草五分

水煎，食后服。

桑白皮散　治肺气壅塞，热毒上攻，白睛赤肿疼痛。

玄参　桑白皮　枳壳　升麻钱半　杏仁炒，去皮、尖　旋覆花　防风去芦　赤芍药　黄芩　甘草减半　甘菊花　葶苈各一钱

生姜三片，水煎，食后服。

决明子散　治风热上攻，眼目肿痛，努肉攀睛。

黄芩　甘菊花　草决明　木贼　石膏　赤芍　川芎　羌活减半　甘草减半　蔓荆　石决明各一钱

水煎服。

蝉花散　治风热翳障，畏日羞明。

谷精草　甘菊花　蝉蜕　草龙胆　炙甘草　白蒺藜　草决

---

① 童：通“瞳”。《正字通·立部》：“童，与瞳通。”《汉书·项籍传》：“舜盖重童子，项羽又重童子。”

明　羌活　山栀仁　川芎　蜜蒙花　防风　荆芩[1]　黄芩　蔓荆子　木贼各等分

上末，每一钱，茶汤调下。

菊花散　目明退翳，治痘眼神效。

地黄钱半　菊花三钱　当归　柴胡　黄连　黄芩　天冬　麦冬　芍药　天花粉各一钱　甘草五分

水煎服。

黄耆汤　治身体麻木不仁，两目紧急缩小，羞明视物无力。

黄耆一两　人参四钱　炙甘草半两　蔓荆子二钱　白芍药半两　陈皮三钱

每服五钱，水煎服。减黄耆、陈皮一半，加酒黄檗一两，名补胃汤。

益气聪明汤　治饮食劳役，脾胃不足，内障耳鸣，视物不明。

黄耆　甘草炙　人参各两半　升麻　葛根各三钱　蔓荆子　酒檗各一钱

每服五钱，水煎，临卧热服，近五更再服。一方有白芍。

补阳汤　治阴胜阳亏，九窍不通，青白翳见于大眦。

羌活　独活　甘草　人参　熟地　黄耆　白术各一钱　泽泻　陈皮各五分　生地　白茯　知母　柴胡　当归各三钱　防风　白芎各五分　肉桂一分

每服五钱，水煎，空心服。

肥人眼痛，多是风热，用羌活、防风、荆芥、酒芩煎服。

瘦人眼痛，多是血虚有火，当归、玄参、川芎、防风、荆

① 芩：疑作"芥"。

芥、菊花、酒生地，水煎服。久病昏暗，亦以当归熟地为君，防风甘菊佐之。

秦皮散　治风毒赤眼，肿痛痒涩，眵泪昏暗，羞明。

秦皮　滑石　黄连

等分为末，每五分，沸汤泡出味，乘热洗。

汤泡散　洗风热眼。

赤芍　当归　黄连

等分汤泡，热洗。

立胜散　治风热眼，隐涩羞明，肿痛。

黄连　秦皮　防风　黄芩

等分，水煎，用新笔乘热蘸洗。

紫金光明丹　治一切风火暴赤，肿涩疼痛，眵泪烂弦，翳障等眼病。

白炉甘石两半，炭火煅通红，黄连水淬，再煅再淬，七次。研取细末，一两　宣黄连四两，剉细，瓦罐内水煎，头次汁留下，研药用，再煎二次汁，淬炉甘石用　辰砂二钱，另研，水飞过　硼砂二钱，另研　轻粉五分另研　片脑①三分，多至五分，研　麝香一分，研

如赤眼肿痛，加②乳香微炒，研末，五分，没药微炒，研末，五分。内外翳障，加珍珠五分，生研，鸭嘴胆矾二分研，熊胆二分。烂弦风眼，加铜青五分，飞丹五分。或以诸药合为一，以治诸般眼疾。只合前七味，可以常点。上，各为细末，称和一处，入黄连头水研干，又添黄连水再研，再添三五次，研十余日。或加青鱼胆研作锭，金箔为衣，用新水滴掌中，磨

---

① 片脑：冰片。《本草纲目·龙脑香》："龙脑者，其状加贵重之称也。以白莹如冰，及作梅花片者为良，故俗呼为冰片脑，或云梅花脑。"

② 加：原作"如"，据文义改。

浆点眼，极效。凡合成时，用瓷罐收贮，黄蜡封口，勿令泄气。

珍珠磨翳散　治赤白翳障，胞里细疮。

焰硝三钱　硼砂一钱　胆矾五分　雄黄　辰砂　珍珠各三分　磦硝　枯矾　铜青　轻粉　鲤鱼胆各二分　心红三分

上细末，黄连水研三五日，成锭，滴水掌中，磨浆点眼，三次效。

绿粉散　治风眼烂弦。

铅粉七分　铜青三分　胡椒一粒

上研极细末，临睡时用水调少许，搽烂弦上，次早用沸汤洗三五十度，以眼不涩为度。

治打伤血浸眼珠：用血竭①桃仁，研极细，点二次即散。

养肝丸　治肝血不足，目昏，生眵多泪，久视无力。

当归酒浸　车前酒蒸　防风　白芍　蕤仁汤泡，去皮　熟地酒蒸，焙　川芎　楮实子

等分为末，炼蜜为丸，食后白汤下。

明目地黄丸　治肝肾俱虚，风热攻目，翳障涩泪。

牛膝酒浸，三两　石斛　枳壳炒　杏仁炒，去皮、尖　防风各四两　生熟地各二斤

上细末，炼蜜②丸，食前盐汤送下。

熟干地黄丸　治阴虚火旺，瞳子散大，视物则花，头目昏眩。

熟地一两　当归酒洗　地骨皮　黄芩各五钱　枳壳麸炒　天冬去心　生地　五味各七钱　炙甘草　黄连各三钱　柴胡八钱　人参

① 竭：原作“蝎”，据文义改。下同。

② 蜜：原脱，据文义补。

二钱

上末，炼蜜为丸，每百丸，食后茶汤送下。

地芝丸　治目不能远视能近视，或能远视不能近视。

生地　天冬去心，各四两　甘菊　枳壳炒，各二两

上末蜜丸，茶清送下百丸。

连檗益阴丸　治阴虚目痛。

石决明三钱　羌活　独活　甘草　当归稍　五味　防风各五钱　草决明　条芩　黄连酒炒　黄檗盐酒炒　知母各一两

上炼蜜丸如绿豆大，五十丸，茶酒送下。

还睛丸　治肝虚眼见黑白红花，赤涩。

人参　桔梗　细辛　防风　五味各一两　黄芩　熟地　茺蔚子　车前子　知母　玄参各二两

上末蜜丸，空心白汤送下。

拨云退翳丸

瓜蒌根　枳实　甘草　蔓荆子焙　薄荷各五钱　川芎　木贼　蜜蒙花　荆芥穗　地骨皮　羌活　白蒺藜　甘菊花各一两　蝉退　黄连各三两　川椒炒，七钱半　当归酒浸，一两五钱　蛇退三钱

上炼蜜，每丸一钱，食后、临睡各进三丸。

治拳[1]毛倒睫：木鳖子仁一个，研细绵裹，塞鼻中，左眼塞右，右眼塞左鼻，一二夜其睫自分上下。

治眼漏山根并两眼角生疮疖：初用通圣散，久则成漏，服八珍汤。初起即当治之尤易，成漏则难治矣。

治眼眵：用生白矾研细，点一米许于眼角中，三日即消。

---

① 拳：卷曲。

耳病五十七

肾虚精脱耳应聋，气厥劳聋热并风耳者肾之窍，肾气充足则耳闻而聪，精脱肾惫则耳转而聋，益肾散、六味地黄丸。然肾气一虚，则诸邪乘虚而入。有阴阳不和，脏气逆而抟耳为厥，聋必有时乎，眩运清神散。怒气厥逆耳聋，和剂①流气饮。气实人耳鸣而聋，槟榔丸。气郁耳聋，通圣散。气闭耳聋，用甘遂末丸塞耳中，口内噙下甘草汤。有劳碌伤于气血，媱②欲耗其精元，瘦悴力疲，昏昏瞶瞶，是谓劳聋。将息得宜，气血和平，则其聋少愈，人参养荣汤。大病后气血损伤，耳聋或鸣，调中益气汤。血虚者，四物汤。少阳厥阴，热多耳聋，通圣散。饮酒耳鸣，加枳壳、柴胡、干葛、南星。内热耳聋出汗者，犀角饮子、蔓荆子散。外有风邪乘入耳中，使经气壅而不宣，则为风聋，必有头疼之症，桂香散。实则通圣散。鸣响痒疼干结核③，浮沉数涩尺中穷阴虚火动耳鸣，四物加知檗。痰气鸣者，滚痰丸。风入耳中，虚鸣，芎芷散。肝火盛，当归龙荟丸。风邪与气相搏，其声嘈嘈而响，通圣散。耳痒亦属阴虚，大补丸。耳痛者，鼠黏子汤。外用枯矾末吹耳中，或用杏仁汁滴耳中，其痛立止。耳湿肿痛，加味凉膈散。又有结核塞于耳中令人聋者，谓之耵④耳，用猪脂、地龙、釜底墨等分，葱汁和如枣核大，绵裹塞耳中数日，待软，挑出即愈。但凡耳病，肾脉可推，风则脉浮，热则脉数，虚则脉涩，气郁则脉沉。风则散之，热则清之，虚则补之，郁则开导之。然必先散风热，而后补肾虚，治之大法也。

益肾散　治肾虚耳聋。

磁石火煅　巴戟去心，各一两　沉香　石菖蒲　川椒去目，炒，各半两

上末，每二钱用猪肾一枚，细切，和葱白少盐并药，湿纸

---

① 和剂：《太平惠民和剂局方》。

② 媱（yáo 摇）：嬉戏。

③ 核：原字漫漶，据本门下文补。

④ 耵（dīng 丁）：耳垢。

裹数重，煨熟，空心嚼，酒送下。

清神散　治气壅头目不清，耳常重听。

甘菊花　僵蚕炒，去丝、嘴，各五钱　荆芥　羌活　木通　川芎　防风各四钱　木香　炙甘草　石菖蒲各钱半

上末，每服三钱，食后、临卧茶调下。有热，加芩、连、芎、归。

和剂流气饮①　治风厥耳聋。

陈皮　青皮　甘草　厚朴姜制　香附　紫苏各四钱　木通二钱　大腹皮　丁香　槟榔　木香　草果　莪术　藿香　官桂各钱半　麦冬去心　人参　白术　木瓜　赤茯　石菖蒲　白芷　半夏　枳壳各一钱

每服五钱，姜枣葱白煎服。

犀角饮子　治风热上壅，耳闭瞽②肿，掣痛，流脓血。

犀角镑　木通　石菖蒲　甘菊花去梗　玄参　赤芍药　赤小豆炒，各三钱　炙甘草钱半

分二服，姜引煎，食后服。

蔓荆子散　治耳鸣而聋，出脓汁。

炙甘草　升麻　木通　赤芍　桑白皮蜜制　麦冬　生地　前胡　甘菊花　赤茯苓　蔓荆子各五分

姜枣引，食服。

桂香散　治风虚耳聋。

辣桂　川芎　当归　细辛　石菖蒲　木香　木通　白蒺藜炒　麻黄去节　甘草各二钱半　南星泡　白芷各四钱　紫苏一钱

① 和剂流气饮：《太平惠民和剂局方》作“木香流气饮”，丁香作丁皮，无枳壳。

② 瞽（xìng 杏）：肿起。

每服五钱，葱二茎，水煎。

芎芷散　治风入耳虚鸣。

白芷　石菖蒲炒　苍术　陈皮　细辛　厚朴　半夏　甘草　木通　紫苏　桂各二钱半　川芎二钱

每服五钱，姜葱煎服。

鼠黏子汤　治耳痛生疮。

昆布　苏木　甘草生　蒲黄　草龙胆各二分　鼠黏子　连翘　生地　当归稍　黄芩　甘草炙　黄连各三分　柴胡　黄耆各四分　桔梗钱半　桃仁三个，去皮研　红花少许

水煎食后稍热服，忌寒药利大便。

柴胡聪耳汤　治耳中干结，耳鸣而聋。

连翘四钱　柴胡三钱　炙甘草　归身　人参各一钱　水蛭五分，炒，另研　虻虫三个，去翅、足，炒，另研　麝香少许，另研

后三味别研，余切，加生姜三片，水煎去柤①，入三味再煎一二沸，服。

加味凉膈散　治耳湿肿痛。

酒大黄　酒芩　防风　荆芥　羌活　朴硝　甘草二钱　连翘四钱　栀仁　薄荷各一钱

作二服，加竹叶水煎。

塞耳丹　治耳聋。

石菖蒲一寸　巴豆一粒，去壳　全蝎一个，去毒

上末，葱涎丸如枣核大，绵裹塞耳中，即通。或用生川乌为末，丸，绵裹塞耳中亦效。一方，用松香五钱，溶化，入巴豆二十粒，末，葱汁为丸如莲子大，绵裹塞耳中，左聋塞右，

① 柤（zhā 渣）：原作"相"。柤，《广韵·麻部》："柤，煎药渣。"

右聋塞左，双聋次第塞之，过夜效。

耳疳丸　治脓耳作痛。红绵散有黄丹、龙骨，无陈皮灰。

枯矾一钱　麝香五厘　胭脂胚二分半　陈皮灰五分

上末，先用绵杖子绞去脓，另用绵子裹药作丸，塞耳中。一方用桑螵蛸[①]一个，麝二分，为末，吹之。或加胭脂枯矾。一方用枯矾、雄黄、姜黄三味，为末吹之。白矾青矾灰，吹耳皆效。三黄散：雄雌硫等分。

治耳痛：蛇退烧存性，研，吹之。或用杏仁炒焦，研，和葱涎为丸，绵裹塞耳中，枯矾亦可止痛。或用鳝鱼，斩尾血入耳。

治耳鸣：乌头、石菖蒲末，绵裹塞之，或生乌削如枣核塞之，一二日效。耳中出血，龙骨末吹之。百虫入耳，香油或鸡冠血或好酒滴耳中，皆出。蜈蚣入耳，姜汁韭汁，皆可灌出。冻耳，用橄榄核烧灰，清油调付。

鼻病五十八

娇脏由来候鼻中，风寒风热总难通鼻乃肺之外候，肺为娇脏，其性恶寒而又畏热，故外伤风寒，内壅风热，皆令鼻塞不通。风寒鼻流清涕，神术散。咳，用参苏饮。头疼，消风百解散。风热鼻塞声重或失音，浊涕不止，防风通圣散加减治之。鼽渊衄息皻[②]齆[③]痔，瓮臭皆因肺热攻风热郁久，乃生诸症。鼽者，鼻中流水不止，千金细辛膏。肺热，鼻塞流水，抑金散。渊者，浊涕流下不止，辛夷荆芥散、苍耳散。胆移热于脑，则辛頞鼻渊，通圣散加薄荷、黄连。衄者，火逼血上出于鼻也，犀角地黄汤，重则用凉膈散加归芍、生地。鼻中息肉，由胃中食积热痰流注，用轻黄散。皻者，

---

① 螵蛸：原作“磦硝”，据文义改。

② 皻（zhā 楂）：鼻上的小红疱，俗称酒糟鼻。

③ 齆（wèng 瓮）：鼻道阻塞。

饮酒血热熏肺，见于鼻面，外遇风寒，血凝而不散，故色紫赤，治宜化滞血生新血，四物加酒芩、酒红花、陈皮、茯苓、甘草、生姜煎，调五灵脂末。气弱者，加黄耆，或用清热防风汤。外用硫黄散。齆者，息肉，不闻香臭，芎䓖散、通草膏。鼻中生疮，以辛夷末，入脑、麝少许，绵裹塞鼻中，或以枇杷叶拭去毛，煎汤，调消风散。鼻痔，以瓜蒂甘遂丸塞之。瓮鼻塞肉，乃肺气壅盛，通圣散加京三棱、山茱萸肉、海藻，并用酒浸，炒为末，每钱半酒调服，外用木通、附子炮、细辛末，蜜和，绵裹塞鼻中。枯矾末面脂裹塞，亦消。鼻中时臭，流黄水，脑亦时痛，名控脑沙，香黄散，或用丝瓜近根藤三五尺，烧存性，酒调服。

抑金散　治肺热鼻塞，流水。

细辛　白芷　防风　羌活　当归　半夏　川芎　桔梗　陈皮　茯苓等分

每服七钱，加薄荷一钱，姜一片，煎服。

辛夷荆芥散　治鼻渊。

辛夷　荆芥　酒芩　神曲　南星　半夏　苍术　白芷等分

白水煎，食后温服。

芎䓖散　治鼻为齆。

芎䓖　槟榔　麻黄去节　肉桂　防己　木通　细辛　白芷　石菖蒲各三分　木香　川椒　甘草各分半

生姜、紫苏煎服。

离泽通气汤　治鼻不闻香臭。

黄耆四钱　羌活　独活　防风　升麻　葛根　苍术各三钱　甘草　白芷　麻黄不去节　川椒各一钱

每服五钱，姜、枣、葱白水煎，食远稍热服。忌冷物及风寒。

苍耳散　治鼻流浊涕不止。

辛夷仁五钱　苍耳子炒，三钱半　白芷一两　薄荷五分上细末，每服二钱，葱汤或茶清调服。

防风散　治鼻渊脑热，浊涕不止。

防风三两　黄芩　人参　炙甘草　川芎　麦冬去心，各二两

上细末，每二钱，食后白汤调下。

千金细辛膏　治鼻塞脑冷，清涕水出。

川椒　细辛　川芎　黑附子炮　干姜　吴茱萸各二钱半　桂心三钱二分　皂角屑一钱六分半

先以米醋浸药一宿，取，入猪油二两。

同前，附子色黄为度，以绵蘸药，塞鼻中。

轻粉散　治鼻中息肉。

杏仁去皮尖　轻粉各五分　雄黄七分半　麝香少许

上细末，夜卧时，以箸点一米许于鼻中。

通草膏　治鼻息肉，不知香臭。

通草　附子炮　细辛等分

上末炼蜜丸，绵裹塞鼻中。

硫黄散　治酒皶鼻及女人鼻上黑粉刺。

硫黄一钱　轻粉少许　杏仁十四个，去皮研膏

上细末，用杏仁膏和药作饼，卧时贴鼻上，次早洗去。一方用草乌尖七个，麝少许，为末，入大枫子油，以瓷器盛，火上调匀，先以生姜擦鼻，次用药擦之，日三次，专治肺风面鼻赤。一方用硝黄末，冷水调敷鼻上。

清热防风汤　治酒皶鼻。

黄芩　黄连　芍药　当归　连翘　桔梗　甘草　防风　白术　生地　白蒺藜

水煎食后服。又用山栀仁为末，蜜蜡溶，和为丸，如弹子大，食后茶清嚼下。

蓖麻子膏　治酒齄鼻，面赤生疮。

蓖麻子仁研　轻粉研　沥清[①]研　黄蜡各二钱　麻油一两

熬膏，擦患处。

香黄散　治鼻渊臭气，名控脑沙。

沉香少许　宿香去白，二钱　雄黄　皂角各少许　白牛尾　橙叶焙干，各二钱

上细末，吹鼻中。倘有血出不妨，血出加栀子。

灸鼻泄方

野椒根、韭菜根、鸡粪、米粉，同捣作饼，分六饼，安颏上近发际处，每饼灸三壮，共灸三十六壮，效。

口齿五十九

阳明脉贯肾之标，槁豁因虚热动摇齿者，骨之余，肾之标。足阳明胃经之脉，贯络于齿上龈上，龈止而不动，喜寒而恶热。手阳明大肠之脉，贯络于齿下龈下，龈动而不休，喜热而恶寒，故齿病皆属肾与阳明，而足阳明居多焉。肾虚则齿缝疏豁，饮食不便而痛，甚则焦槁脱落，宜滋阴补肾为要，安肾丸、六味地黄丸，外用牢牙散。阳明热甚，则动摇袒露，作痛不已，憎寒恶热，而臭秽难近，宜以清胃泻火为良，清胃散。实则用调胃承气汤去朴硝加黄连，外用立效散、姜黄散。风肿疳虫皆胃热，恶寒恶热不同疗有风毒牙疼者，胃热生风，独活散。有龈肿连颊车而痛者，胃中湿热，犀角升麻汤，外用当归龙胆散。胃中湿热，龈肿出血，上片尤甚者，凉膈散，内用酒大黄为君，加知母石膏为佐。有疳蚀龈缺，血出为痛者，有虫蚀齿空，色黑作痛者，有臭气不可近者，有牙宣出血成流者，皆胃中湿热化生而成，俱用清胃散随症加减治之，而外用消疳杀虫止臭止血之药。牙宣血出，谓之齿衄，必胜散。有胃中风邪，但见风即痛者，升麻散。有胃中气少，不能于寒袒露其齿而作痛，羌活散。有客寒犯脑，脑痛齿亦痛者，羌活散。有恶热

① 沥清：松脂。

而痛，见风寒则安者，清胃散、调胃承气汤服之，而外用胡桐①泪散搽之。但凡恶热饮者，为寒痛，宜用良姜、荜拨、细辛等药搽之。恶寒饮者，为热，宜用姜黄、雄黄、荆芥等搽之。故曰恶寒恶热不同疗，而不可以手足阳明恶寒热为例也。心脾热气冲唇舌，口臭疮糜有异调口者脾之窍，舌者心之苗。凡口舌生疮糜烂臭秽者，皆心脾湿热为病，通用凉膈散、三黄汤、酒煮黄连汤呷服，皆效。外用碧雪散搽之。口疮糜烂者，柴胡地骨皮汤、赴筵散。口臭，芎芷散。口疮及咽肿者，升麻汤。口疮服凉药不愈者，乃中气不足，虚火泛上无制，用理中汤反治之，甚者加附子或用官桂噙之。舌肿出血，谓之舌衄，蒲黄散。唇口瞤②动或结肿，风热在脾，薏苡仁汤。茧唇，黄檗散。唇燥裂，泻黄散。外用青皮烧灰付之。腑脏不平何以别，辛甘淡苦口中潮诸经皆会于口，腑脏有不平，其味皆见于口。心热则口苦，黄连泻心汤、凉膈散。胆热则口苦，小柴胡加麦冬、杏仁、远志、地骨皮，龙胆汤。肝热则口酸，小柴胡加青皮龙胆，或用当归龙荟丸。谋虑不决，肝胆虚而口苦者，人参、远志、茯神、枣仁为君，柴胡、龙胆、黄芩为佐。脾热则口甘，三黄平胃散。肺热口辛，泻白散、甘桔汤。肾热口咸，滋肾丸、大补丸。胃热则口淡无味，白虎汤。脾热则口臭，凉膈散。齿禁者，胃中停酸，茱连丸。

清胃散　治胃经有热，齿疼龈肿，或牵引头脑，或面热，并治之。

归身酒浸　黄连酒炒，各一钱　生地酒制，三钱　丹皮二钱　升麻一钱

水煎，食远服。

独活散　治风毒牙疼龈肿。

川芎　独活　羌活　防风　地黄各一钱　细辛　荆芥　薄荷各五分

水煎食后漱牙，徐徐咽下。

---

① 桐：原作“挏”，据本门下文改。

② 瞤（rún）：肌肉抽搐跳动。

犀角升麻汤　治阳明经风湿热，口唇颊车连牙肿痛。

犀角　升麻　防风　羌活各一钱　川芎　白芷　黄芩各八分　甘草二分

水煎，食后漱而服。有寒，加附子。有热，加黄连、石膏。

升麻散　治胃中风邪，见风即痛。

升麻　白芷　防风　荆芥　薄荷　桔梗　甘草等分

煎服。

安肾丸　治肾虚牙疼。

苁蓉酒浸　桃仁去皮尖，炒　白术　补骨脂　山药　石斛　白蒺藜炒，去刺　川乌去皮、剂①　萆薢　巴戟去心，等分

上为细末，炼蜜丸如梧子大，七十丸，空心盐汤下。

坚牙散　用骨碎补洗净，铜刀切片，铜锅内用槐枝不住手搅炒，少时退火令冷，又炒微枯黑色，候冷，又炒老黑色，研末，不时擦牙，神效，痛止不复作。动摇者，数擦立效，不复动摇。不独治牙疼，能固骨牢牙，益精髓，去筋骨中毒气疼痛。

立效散　治牙疼不可忍。

草龙胆酒洗，三钱　防风一钱　升麻七分　炙甘草五分　细辛三分

水一盏，煎七分，去渣，以匙挑入痛处，噙之。如恶热饮，加龙胆一钱。

若恶风作痛，加豆蔻、黄连各五分，不加龙胆。

牢牙散　治齿龈肉绽，牙疳肿痛，牙齿动摇，牙黄口臭。

羌活一两　酒龙胆两半　羊胫骨灰二两　升麻四两

为末，卧时贴龈上。

---

①剂：疑作“脐”。

姜黄散　治牙疼不可忍。

姜黄　细辛　白芷

等分为末，搽患处，须臾吐涎，盐汤漱口。

牢牙散　驻[①]颜补肾，牢牙固齿。

青盐　细辛各七钱　酒当归　川芎各一两

上末，侵晨搽牙，漱满口，连药吞之。

当归龙胆散　治寒热相停，口齿痛不可忍。

白芷　归稍　羊胫骨灰　生芐各五分　草蔻皮　麻黄　龙胆　升麻　黄连各一钱

为末，先用温水漱口，搽之效。

定痛散　治风牙。

细辛五钱　白芷　川乌各一两　乳香一钱

上细末，搽牙，须臾吐涎，盐汤漱口。

治蚛[②]牙方

枯矾　滴乳[③]微炒

上末，溶黄蜡丸如黄米大，塞蚛穴。又方，用川椒五十粒为末，巴豆一枚，同研，饭丸，绵裹塞蚛穴。

玉池散　治风蛀牙疼，肿痒动摇，龈烂宣露，出血口臭等疾。

当归　藁本　地骨皮　防风　白芷　槐花炒　甘草炙　川芎　升麻　细辛等分

---

① 驻：原作“注”，据文义改。

② 蚛（zhòng 众）：被虫子咬坏。

③ 滴乳：乳香。《本草纲目·乳香》：“薰陆即乳香，为其垂滴如乳头也。溶塌在地者为塌香，皆一也。以斤斫树，脂溢于外，结而成香，聚而成块。上品为拣香，圆大如乳头，透明，俗呼滴乳。”

上末，搽痛处。或用末三钱，加黑豆半合，姜三片，水煎漱之。

必胜散　治齿衄。

蒲黄炒　螺青等分

搽患处，盐汤漱之。

羌活散　治客寒犯脑，风寒凑袭，脑痛项筋急，齿痛动摇。

藁本　白芷　桂枝　细辛各三分　苍术　升麻各七钱　归身六分　草蔻一钱　羌活钱半　羊胫骨灰二钱　麻黄去根、节　防风去芦，各二钱　柴胡五钱

上细末，温水漱口，搽之。

胡桐泪散　治牙疼喜寒恶热。

胡桐泪　黄连各二钱　新薄荷　荆芥穗各钱半　升麻　羊胫骨各一钱　麝香少许

上细末，温汤漱口，擦之。

治走马牙疳：

干姜　南枣①各烧存性　枯白矾等分

上末，付之即愈。又方，治牙疳并牙宣出血，三七为末，付之立愈。又方，治小儿走马牙疳，用妇人桶中白垢，火煅一钱，入铜绿三分，麝香半分，付之立愈。

柴胡地骨皮汤　治膀胱移热于小肠，膈肠不便，上为口糜。

柴胡头　地骨皮

等分水煎，食后温服。大便实者，加硝黄。

升麻汤　治②上膈热毒，口舌生疮，咽喉肿痛。

---

① 南枣：义乌大枣以煮、焙、晒、浴等工序而成。以双仁者制成南枣，入药疗效好。

② 治：原作“活”，据文义改。

升麻　芍药　人参　桔梗　干葛各钱半　甘草七分

水煎，徐徐服。

薏苡仁汤　风热在脾，唇口瞤动，或结肿。

薏苡仁　赤小豆　防己　炙甘草等分

姜引，水煎食远服。

龙胆汤　治胆热口苦，名曰胆瘅。

柴胡一钱　甘草　人参　天冬去心　黄连　草龙胆　山栀子　麦冬去心　知母　五味各五分

水煎温服。

硼砂散　治口舌疮，及咽喉肿痛，悬痈。

硼砂　焰硝　滑石　寒水石　枯矾各二钱　片脑少许

每五分新水调下，仍用搽患处。

芎芷膏　治口热臭气。

川芎、白芷等分，炼蜜丸如弹子大，噙化。

冰檗①丸　口舌生疮。

硼砂、黄檗、薄荷等分，片脑减半，蜜丸噙化。

蒲黄散　舌肿出血。

乌贼骨去壳　蒲黄炒

等分为末，付舌上。一方用槐花末搽之。

阴阳散　舌上热疮。

干姜、黄连，等分为末，擦舌上。

黄檗散　茧唇。

黄檗二两　五倍子　蜜陀僧各二钱　甘草少许

后三味为末，水调涂黄檗上，火炙干，再涂，尽，将黄檗

① 檗：原作“蘗”，与蘖（檗）形近误，据本门下文改。

剖成片，贴唇。

泻黄散　风热在脾，唇燥裂无色。

白芷　升麻　枳壳炒　黄芩　防风　半夏　石斛各一钱　甘草五分

姜三片，水煎，食后温服。

柳花散　治喉舌生疮。

玄胡一两　黄檗　黄连各半两　青黛　蜜陀僧各二钱

为末，搽疮上。有涎，吐出再搽。

赴筵散　口疮糜烂。

胡连半钱　川连三钱　细辛二钱　藿香一钱

上细末，贴之，有涎吐之。

治口臭方

香薷一把，煎，含咽之。

咽喉六十附失音

咽痛不如喉痹重，阴阳结热塞难通咽以纳气，喉以纳食，呼吸升降紧关之门户也。咽气通于天，风邪客于咽间，则气郁而热壅为咽痛，但用甘桔汤加荆芥、薄荷，甚则用清咽利膈汤散之而愈。喉气通于地，腑脏之火皆冲吸门。经云：一阴一阳结为喉痹。阴者，手少阴君火；阳者，手少阳相火。二脉并络于喉，加之脾胃积热上冲，内结疮肿痰壅，水浆不入，语言不通，诚可惊骇。风痰宜取不宜下，虚火宜从实用攻热则生风，痰因火动，故凡喉痹，必有风缠痰壅之症，当用吐取之法。在上者，因而越之也。或鹅翎蘸桐油、灯脚探吐之。或用碧雪散吹搽患处，以拔其涎而风自散。若无痰壅，而肿痛处亦用碧雪吹搽吐涎以消之。如缠喉风热结于里，肿绕于外，或痒或痛，尤当以上二法取风痰为主，而外敷拔毒之药。水浆不入者，药从鼻中灌之。切不可用下药，恐其痰未下而风邪与火皆伏而不散也。喉痹之作，多因元气虚弱，相火随起，当用从治之法，而用桔梗、甘草、玄参、升麻、防风、羌活、荆芥、薄荷、参术、茯苓之类，或玄参升麻汤、牛蒡子汤徐徐与之，不可顿服。若用苓①连栀翘之类，当以姜酒浸炒，或凉药热服，亦徐徐呷之，俾无格拒之患。不然则上热未除，中寒继生，毒气乘虚入腹，不可救矣。若明知其为肠胃实热燥结烦渴，当用酒大黄入凉膈散徐徐呷服以攻之，而亦不可顿服也。肿胀得针为上策，乳蛾关上易为功凡双单乳蛾、悬痈、木舌、重舌，并走马喉痹，肿胀势急，药力难消，皆以得针出血为上策。有出血至碗许斗许者，急则治其标也。血出肿消痛止，旋用吹搽噙服之药，以治其本。若人畏针，当委曲旁求，不然则瞬息丧命。如走马喉痹，暴发暴死，药力岂能救哉。疮核生于会厌两旁者，谓之双蛾，易治；生于会厌一边者，谓之单蛾，难治。然在关上，得见其形，可以针之吹之搽之，尤易为功，若生于关下，针搽不及，虽有吹噙之法，最难为功。悬痈木舌兼重舌，阴症喉痈治不同热结于上腭者，为悬痈，针后服玄参散，搽碧雪散。结于舌中，肿大塞口，强而不柔，为木舌。结于舌下，复生小舌，为重舌，针后呷服酒煮黄连汤，搽碧雪散，或单搽青黛蒲黄。阴症下虚，令人喉痹，治其下寒则痹自通，通关饮。伤寒少阴症，脉细而沉，自汗咽痛，半夏桂甘汤。腑脏不和，气血不调，风邪客于喉门，结而成痈。三寸五寸者，为痈，当看脉数疾者，是未成，服牛蒡子汤或败毒散倍桔梗加黄芩、连翘、半夏。已溃者，黄耆人参汤治之。而与喉痹治不同也。

桔梗汤　治热肿喉痹。

桔梗　甘草　连翘　栀仁炒　薄荷　黄芩等分

竹叶十片，水煎服。

牛蒡子汤　治咽喉肿痛，乳蛾。

牛蒡子二钱，炒研　玄参　升麻　桔梗　犀角　黄芩　木通　甘草各一钱

水煎，徐徐呷服。

清咽利膈汤　治咽喉肿痛，痰壅乳蛾。

防风　荆芥　薄荷　桔梗　黄芩　黄连各一钱半　栀子　连

---

①　苓：疑作“芩”。

翘　玄参　牛蒡子　甘草各七分

水煎噙下。实火，加硝黄各七分。

玄参升麻汤　治喉痹喉风。

玄参　僵蚕　甘草　鼠黏子各七分　桔梗　连翘各一钱　升麻　黄连各一钱二分　防风五分　黄芩八分

水煎噙下。

通关饮　治喉痹[1]肿痛，不能语言。此从治之法，阴症喉痹尤妙。如非阴症，去姜、附、苓、术，加鼠黏子为当。

人参　白术　茯苓各一钱　炙甘草钱半　桔梗二钱　防风　荆芥　薄荷各七分　干姜　附子俱炮，各五分

水煎，徐徐服。

玄参散　治悬痈，外搽硼砂散。如根小而垂大，以勾刀去其根，三七或石灰止其血，仍搽硼砂散。

玄参　升麻　射干　大黄各钱半　甘草一钱

水煎，噙下。

半夏桂甘汤　治疫疠夏为寒变，非时暴寒，少阴脉微弱，自汗咽痛。

半夏　桂枝　甘草等分

每五钱，姜三片，水煎温服。

碧雪散　吹喉痹乳蛾，搽牙疳并木舌、重舌、悬痈。口舌诸疮神效。

焰硝一两　硼砂　蒲黄　青黛　枯矾各七钱　胡黄连　胆矾　雄黄各五钱

加片脑尤妙。上细末，吹搽患处，张口流涎数次，立愈。

---

① 痹：原作“脾”，据文义改。

若吹入喉中，咽下无妨。

神人吹喉散　治喉痹、缠喉风、乳蛾等症。

南星　半夏　牙皂　细辛　枯矾　玄胡粉　薄荷　八爪金龙①　雄黄　硼砂等分

上细末，竹管吹喉中三五次或十余次，张口流涎碗许，方服清咽等药。

冰梅丸　治喉痹十八肿俱效。

大南星二十五个，切片　大半夏五十个，俱鲜者　皂角去皮、弦子　白矾　仓②盐各四两　桔梗二两　防风四两　朴硝四两

拣七分熟梅子一百个，先将硝盐水浸周时③，后将各药末入水拌匀，置梅子于中，淹过三指，浸至七日，取出晒干，又浸又晒，以药水干尽为度，密封梅子于瓷罐，每用一枚，绵裹噙口中，津液徐徐咽下，痰出则愈。一梅可治三人。

青龙胆　治咽喉肿痛、乳蛾，神效。

用鸭嘴胆矾盛青鱼胆内，阴干为末，吹喉中。加熊胆、牛黄、冰片各三分，尤妙。又方，胆矾、硼砂各三钱，山豆根一钱，为末，入黑牛胆内阴干，吹搽患处。

华佗危病方　治缠喉风、走马喉痹④。其症先两日胸膈气紧，出气短促，蓦然咽喉肿痛，手足厥冷，气闭，顷刻不治。

巴豆四熟三生，去油存性，研　明雄黄皂子大，研　蝉肚郁金一

---

① 八爪金龙：紫金牛科植物百两金，根及叶入药。根木质，细长柱状有分枝，淡紫色，断面淡红色，有褐色小点。因根形又名八爪龙、八爪根。能散瘀消肿，清咽利喉，又名开喉箭。

② 仓：通“苍”。青色。清·朱骏声《说文通训定声·壮部》：“仓，假借为苍。”《礼记·月令》：“驾仓龙，载青旗。”

③ 周时：一昼夜。

④ 痹：原作“脾”，据文义改。

个，为末

上三味研细，每服半匙，茶调细呷。如口噤咽塞，用小竹管纳药吹之，吐利即醒。一方，以巴豆油纸作捻，点燃吹灭，以烟熏鼻中，口鼻流涎，牙关自开。一方，无药，处以皂角三锭①，擂水灌之。

白矾散　吹急喉痹。

白矾三钱，熬化，入巴仁一瓣，矾枯去豆，为末，吹喉。

二圣散　治缠喉风、急喉痹。

胆矾二钱半，白僵蚕炒，五钱，为末，吹之。

治缠喉风，声不出：靛花薄荷等分，蜜丸，噙化。

诃子汤　治失音不语。

诃子三钱，半生半炮　木通三钱，半生半炮　桔梗五钱，半生半炒　甘草三钱，半生半炙

水煎，入生地汁服。一方，无木通加童便服。

玉粉丸　治寒气客于会厌，卒如哑，或痰结咽喉，语言不出。

桂心　草乌各一字　半夏汤泡，五钱

姜汁浸，蒸饼为丸，至夜噙化。

治失音不语：

杏仁炒，去皮尖，七粒　官桂　槐花等分

蜜丸，绵包噙之。

又方，用炒槐花，三更卧床嚼之。又方，用猪脂一斤，蜜半斤，同炼，去查成膏，时时挑服，亦可润肺。

治男妇音声不清：

① 锭：原作“绽”，据文义改。

诃子　真阿胶　天冬盐炒　知母　麦冬盐炒，各五钱　白茯去皮　黄檗蜜炙　当归　生地　熟地各一两　人参三钱　乌梅肉十五个　人乳　牛乳　梨汁各一碗

上细末，炼蜜丸，诃子汤或萝卜汤下。

响胜破笛丸　治讴歌失音。

连翘　桔梗　甘草各二两半　薄荷四两　诃子肉炒　砂仁　大黄各一两　川芎两半　百药煎二两

上细末，鸡子清丸如弹子大，临卧噙化。又方，百药煎、杏仁去皮尖、百合、诃子肉、薏苡仁，如前丸服。

胸胁痛六十一

怒气酲酣火触胸，燥痰瘀血痛难通胸居至高，为咽喉出入之路，如灶①突釜底炎火冲触之处。凡人大怒气逆，火必冲胸，甚有自击其胸者。酣酒酲醉，火必冲胸，由是而燥痰瘀血凝聚作痛，仲景谓之胸痹，如突黑底煤然。痰痛则作止流动，用小陷中汤，瓜仁半夏润燥化痰、黄连降火为君，加黄芩、麦冬、桔梗、枳壳为佐使。血痛则痛不移处，于后夜间痛甚，四物加桃仁、红花、五灵脂为君，酒芩、桔梗、枳壳为佐使。有胸上高起如覆杯作痛者，肺火为病，泻白散加芩连栀翘治之。酒客，俱加干葛炒栀。气郁，加青皮、紫苏、香附。痰涎流注疼牵背，气血劳伤痛必空或因怒气饮食，或因醉饱房劳，以致食积痰涎流注经络作痛，胸痛彻背，背痛彻心，胃苓汤加曲蘖、山楂消积为君，而以羌活、肉桂、桔梗、枳壳引经为使。常服保和丸，实用控涎丹。若夫色欲过度，劳役内伤，以伤气血而胸臆空痛者，气虚用四君，血虚用四物，俱加桔梗、枳壳、香附、青皮之类。挟痰者，加二陈汤治之而愈。胁痛肝经虚实火，更兼五郁在其中胁属肝经，肝血不足，痛在胁稍，悠悠而不止，柴胡四物汤加生姜、陈皮。木气实而痛，脉必弦数，小柴胡加醋炒青皮、川芎、龙胆、归芍，或泻青丸。肝火盛则痛亦

① 灶：原作“皂”，据文义改。

甚，小柴胡加黄连、龙胆、醋青皮、芍药，或左金丸、当归龙荟丸。气郁作痛，复元通气散。七情所伤，中脘不快①，腹胁胀满，香橘汤。悲哀伤肝，两胁疼痛，枳壳煮散。郁怒伤肝，痛在左者，柴胡泻肝汤。气弱人或劳役怒气而痛者，八珍汤加木香青皮。性急多怒，时常胁痛，小柴胡加川芎、芍药、青皮，煎下龙荟丸。血瘀痛，日轻夜重，午后作热，脉涩是也。怒则气逆，血菀于上，甚则吐血。或因坠跌死血作痛，四物汤加柴胡、青皮、香附、桃仁、红花或乳没。元气实者，桃仁承气汤。痰郁作痛，二陈加南星、苍术、川芎、柴胡、白芥子、炒栀仁、醋青皮。有热加黄芩。实者控涎丹、十枣汤。食积胁下，一条梗起作痛，保和丸、小柴胡加曲蘖、苍术、山楂、青皮、莪术、茱萸、炒黄连。外用琥珀膏。湿热郁痛者，小柴胡加苍术、青皮、黄连。

瘦肥左右须分别，干胁难施补益功瘦人多是死血或怒气，用芎归、芍药、桃仁、红花、青皮、柴胡、香附、黄芩，或加大黄。肥人气虚有热，小柴胡加参芪、青皮、香附、川芎。有痰，加二陈汤。左胁痛，枳壳散。肝之积在左胁下，芎归芍药汤、肥气丸。右胁痛，推气散。肺之积在右胁下，息贲汤、息贲丸。两胁走痛，控涎丹。妇人胁痛，芍药散、木通散。若夫酒色过度，劳损太过，胁下一点痛不止者，名为干胁痛，虽以大补气血为主，尚难为功，大补汤加青皮、柴芩之类。青皮乃肝胆二经必用之药，虚者少用。

复元通气散　治气郁胁痛。

木香　茴香　青皮　川山甲炮　陈皮　白芷　甘草等分

煎服。

香橘汤　治七情所伤，中脘不快，腹胁胀满。

香附炒　橘红　半夏姜制，各三钱　炙甘草一钱

姜五片，枣二枚，食远服。

枳壳煮散　治悲哀伤肝，气引两胁疼痛。

枳壳麸炒　细辛　川芎　干葛　防风　甘草　桔梗各一钱

姜引。

---

① 快：原作“决”，据本门下文改。

柴胡泻肝汤　治郁怒伤肝，胁肋痛在左者。

柴胡　当归酒浸，各一钱二分　青皮麸炒　芍药各一钱　炒连　炒栀　酒龙胆各八分　甘草五分

水煎服。

控涎丹　一身及两胁走痛，痰挟死血者。

甘遂面裹，煨　大戟　白芥子炒，等分

上末，加桃仁泥，糊丸如梧子大，每服七丸渐至十丸，临卧姜汤下。

十枣汤

甘遂　大戟　芫花

枣十枚，煎服。

琥珀膏

大黄、朴硝各一两，为末，用大蒜捣膏，贴之。

枳芎散　治左胁刺痛。

枳壳炒　川芎各半两　甘草炙，二钱

为末，每二钱，葱白或姜枣汤下。

推气散　治右胁痛，胀满不食。

片姜黄　枳壳麸炒　桂心不见火，各五钱　炙甘草三钱

为末，二钱姜枣汤下。

芎归芍药汤　治肝之积气滞在左胁下，发则手足头面昏痛。

川芎　当归　芍药　桂枝　防风　羌活　枳实　甘草各八分　干姜　麻黄各二分　附子炮，一分

姜三片，不拘时服。有汗忌风。

息贲汤　治肺之积在右胁下，如覆杯，久不愈，洒洒寒热，气逆喘咳，发为肺痈。

半夏泡七次　吴茱萸炒　桂心各一钱　人参　桑白皮炙　葶苈

各钱四分　炙甘草一钱

姜枣煎，食远温服。

芍药散　治妇人胁痛。

白芍　延胡索　肉桂各一两　香附二两，醋一升、盐半两，煮干

为末，二钱，白汤调服。

木通散　治男妇胁痛。

木通去节　青皮　萝卜子炒，研　茴香炒　川楝肉用巴豆半两，同炒黄色，去巴豆，各一两　滑石另研　莪术　木香各半两

上末，每二钱，葱白汤调服。

心痛六十二

真痛难疗手足青，客寒犯胃药须温真心痛者，客邪触犯于心君，其痛异常，手足青至节，药不可疗，旦发夕死，夕发旦死。或以附子理中汤救之。其余皆胃脘痛也，胃脘与心相近，故俗亦呼为心痛。初起明知身受寒气，口食寒物，或食后冒寒著冷，或冷后方食，以致客寒犯胃，当以温散之。外感，加味四七汤。内伤，香砂化滞汤、草蔻丸。有积，三棱丸。寒厥心痛，手足厥逆，身冷自汗，脉微，甚则爪甲青黑，溲白不渴，附子理中汤。寒实结胸，三物白散。食压太阴痛，须用吐法。心脾冷痛，诃子散、手拈散。虚弱人心脾痛，参术散。兼气滞，匀气散。忧怒饮食，心脾作痛，木香化滞汤。积痰气郁因成火，死血蛔虫究所因饮食不节，嗜食辛酸、酒面、生冷，或因七情郁结，朝伤暮损，自伤成积，自积成痰，自郁成火，防碍升降，故胃脘作痛，非客寒犯胃之比也。概用温剂，宁不助火添病耶？古方多用山栀为君，温药为向导，则其邪易伏而病易退。食积，香砂化滞汤、感应丸。痰饮痛，导痰汤加苍术，倍加山栀，或半夏丸。湿痰，白螺壳丸。实，用控涎丹。气滞作痛，加味七气汤、愈痛散。忧怒食面结于胃脘作痛，木香化滞丸。郁热作痛，以山栀十五枚，炒焦煎，入姜汁服，或加川芎，或用二陈汤加炒栀仁、川芎、香附。痛甚，加炒干姜反佐之。有用连附汤者，从治法也。多食煎炒厚味，郁热而心痛者，黄连六一汤。大便不通，大陷胸、大承气汤。

热厥心痛，或因饮酒蓄热在胃，风寒郁之，身热足寒，痛甚则烦燥而吐，金铃子散或盐汤探吐之。痛止，用枳术丸以去余邪。有因平素喜食热物，致死血留于胃口，作痛如蒜辣之状，四物加桃仁、红花、玄胡、枳壳、青皮，或用玄胡丸。重则用桃仁承气汤。有死血在胃管，吞物碍疼者，桔梗煎汤，入韭汁噙之。蛔虫啮心作痛，时痛时止，痛定便能食，面有白斑，唇红可验，苦楝根汤下万应丸，或椒汤下乌梅丸。疰心痛，辣蓼汤饮之。大实痛时难以按，按而痛止作虚论或因怒气饮食，胃脘卒痛，胸中高起，手不可按，大实痛也，大陷胸汤、煮黄丸。胃脘湿热作痛，小胃丹。以物拄之痛止者，挟虚也，二陈汤加炒干姜末和之。挟寒，加芍药肉桂。元气虚弱，六君子汤加香砂，或加炒盐。中宫食积尤资养，愈后须防食复疼中宫食积与痰，胃气亦赖所养，日数虽多，不食不死。若痛方止便吃，还痛，勿归咎于医也。须再三五服药后，以渐而少食，可获全安。

加味四七汤　治风冷寒邪客于胃脘，心腹作痛。

桂枝　芍药　半夏制　人参　紫苏各钱半　茯苓　厚朴姜制　枳壳炒　甘草炙，各二钱

姜五片，枣二枚。

香砂化滞汤　治客寒犯胃，饮食停滞，心腹疞痛。

香附　砂仁　苍术　厚朴炙　陈皮　半夏　茯苓　枳实　芍药　桂心炒　山楂　神曲　麦芽等分　甘草二分

姜引。气滞，加木香、槟榔。胸胁痛，加青皮、柴胡。呕，加藿香干姜。有食欲吐，以手探吐其食，仍服药。胃寒作痛无食气，去曲蘖，加草蔻、良姜、丁香之类。脉伏，加附子。

三物白散　治寒实结胸。

巴豆去油，一钱　贝母　桔梗各三分，另末

上末，同巴豆研匀，强人五分，弱人减之，白汤和服。或吐活利，如不利，进热粥一杯，利过不止，进冷粥一杯。巴豆性烈，不得已而后用。

诃子散　治心脾冷痛。又治九种心痛，霍乱吐泻。

诃子肉煨　甘草炙　厚朴制　干姜炮　草果　陈皮　良姜炒　茯苓　神曲　麦芽炒，各一钱　炒盐少许

水煎，温服。

手拈散　心脾痛。

草果　玄胡　五灵脂　没药等分

上末，每服二三钱，温酒调下，米饮亦可。一方二姜丸：干姜良姜等分，面糊丸，梧子大，每服三五十丸，橘皮汤下。

铁刷汤　治心脾积痛，妇人血气刺痛。

良姜炒，二两　茴香炒，七钱　苍术泔浸　炙甘草各二两八钱

每末二钱，姜盐汤下。

参术散[1]　治虚弱人脾疼。

人参　白术　干姜　白豆蔻　砂仁　丁香不见火　陈皮　甘草等分

每服五钱，生姜一二片，水煎，调炒过蛤粉一钱服。

匀气散　治气滞心痛。风气俱治。

台乌[2]　白芷　青皮　陈皮　人参　沉香各一钱　紫苏　木香　天麻　木瓜　羌活各一钱　甘草　茯苓　半夏　白术各三钱

每服七钱，姜五片，水煎温服。

加味七气汤　治七情所伤，气滞心痛。

半夏泡，二钱　桂心　玄胡炒，各钱半　人参　乳香　甘草炙，各一钱

姜五片，枣二枚，煎服。

---

① 散：原脱，据本门总论补。

② 台乌：天台乌药。《本草纲目·乌药》："以天台者为胜。根有两种，岭南者黑褐色而坚硬，天台者白而虚软。"

连附六一汤　治胃脘诸药不效，此寒因热用也。

黄连六钱　附子泡，去皮、脐，一钱

姜枣煎服。

愈痛散

五灵脂　玄胡炒　莪术煨　良姜炒　当归等分

上末，每服三钱，醋汤调服。

金铃子散　热厥心痛。

金铃子肉　玄胡索各五钱

上为末，每二三钱，温酒或白汤调下。

感应丸　治停积宿食，冷物不化，或泻臭屎，或下脓血，腹刺痛。

百草霜二两，研　杏仁去皮、尖，百四十，研　炮干姜一两　巴豆去油，七十，研　肉蔻煨，二十　南木香二两半　丁香一两半

上末，先用黄蜡六两，好酒一升，煮取蜡。春夏香油一两，秋冬两半，熬令香熟，次入黄蜡四两，和药成锭，油纸包裹，旋丸如梧子大，二十姜汤下。

白螺壳丸　治痰积胃脘作痛。

白螺蛳壳火煅，研　海石研　苍术泔浸　山栀炒　香附童便浸　南星煨裂，各□两　枳壳　青皮俱麸炒　木香　半夏泡　砂仁各五钱

春加川芎，夏加黄连，秋冬加吴茱萸。为末，姜汁浸，蒸饼为丸，如梧子大，五十丸，白汤下。

草豆蔻丸　治客寒犯胃作痛。湿热作痛，亦可劫之。

草豆蔻一两，面煨　橘红　吴茱萸汤泡，焠　人参　白僵蚕　黄耆　益智各八钱　生甘草　炙甘草　归身　青皮各六钱　泽泻小便利者，减半　半夏各一两　桃仁去皮、尖，七十，研　麦芽炒，两半　神曲炒　柴胡　姜黄各四钱

上细末，入桃仁泥和匀，汤浸蒸饼，丸如梧子大，三十丸，白汤下。

半夏丸　治痰积心痛，亦治哮喘。

半夏切碎，香油炒末，姜汁浸，蒸饼丸，三十丸，姜汤下。

玄胡丸　治死血留胃脘作痛，左脉涩。

玄胡两半　桂心　滑石　红花　红曲各五钱　桃仁三十

上末，蒸饼丸，五十丸，酒下。大便实者，桃仁承气汤下之。

煮黄丸　治大实心痛，心胸高起，手不可按。

雄黄研，一两　巴豆五钱，研　白面二两

三味研匀，水丸如梧子大，浆水煮十二丸，熟，漉入冷浆水内，令沉，每一时即冷浆水服一丸，日尽十二丸，以利为度。宜服藁本汤去余邪，藁本二钱半，苍术泔浸炒半两，水煎服。

腹痛六十三

邪干正气不通时，虚实全凭手按知正气充足，则经脉流行，脏腑通顺，何痛之有？人惟劳役过伤，饮食失节，以致中气不足，邪气乘虚而犯之，气血滞而不通，是以作痛。所谓通则不痛，痛则不通是也。然其痛有虚有实，手按可知。按而痛止者属虚，气血为邪所滞，按之则气血散而痛止也。气虚以参术姜桂，血虚以炒芍药或四物加炒干姜之类为主，而佐以攻邪之药，小建中汤或当归建中汤。不思饮食，养胃汤加茱桂木香。手不可按者为实，正气与邪气相搏，胀满而不可按也。初起元气尚实，宜推荡之，桂枝大黄汤。饮食停滞，便实，木香槟榔丸。大实痛者，大陷胸汤。引背客冲牵少腹，寒绵热止气推移邪气客于背俞，注于心肠，故腹与背相引而痛，芍药甘草加羌活桂枝。邪气客于气冲，冲脉起关元，随腹直上，故喘动应手，或小腹痛甚，或因饮酒涉水得之，四物苦楝汤加厚朴、槟榔、青皮、茴香。邪气客于厥阴，厥阴之脉循阴器，系于肝，故胁肋与少腹相牵引而痛，小柴胡加炒芍药、青皮、木香、苦楝、玄胡。小腹痛，四物苦楝汤、奔豚丸、一捏金、酒煮当归丸。腹痛绵绵无增减者，寒也，小建中汤、正气散。痛而厥冷①欲死者，附子理中汤。下利腹痛，四肢逆冷，四逆汤。有因过服凉药而作痛者，益胃散。霍乱身寒腹痛，厥逆者，理中汤。霍乱心腹大痛，吐泻不出者，盐汤探吐之。胸中有热，胃中有邪，邪正相搏，故时痛时止者，热也，黄连汤、四顺清凉饮。夏月腹痛，黄芩芍药汤。暑月腹痛，黄连香薷饮。四时腹痛，芍药甘草汤。腹中水鸣作痛者，火动其水也，二陈汤加芩连、山栀。腹满时痛，桂枝大黄汤。积热作痛，调胃②承气汤。痛而推移，上下无定，时止者，气滞火邪于中也，顺气降火汤、调气散、大七气汤、木香槟榔丸。肝火，当归龙荟丸。痰涎食积兼瘀血，积块痛砂可类推痰积中焦，痛动则大小便不利，脉滑是也，二陈加芎芷、苍术、香附、木香，或汤或末，姜汤调下。肥人气虚，加参术。实者，小胃丹、控涎丹之类。食积，痛甚欲大便，利后痛减者是也，加味二陈汤。食伤痛，保和丸、木香槟榔丸。伤冷食而痛，脾积丸。虚人饮食伤痛，当补脾消导，六君子加曲蘖、山楂、枳实、黄连、炒芍药。死血痛者，痛不离其处，或因气滞其血，或因跌扑死血，芎归汤。重则桃仁承气汤。女人血闭痛，玉烛散。小腹硬痛，小便利者，蓄血也，桃仁承气汤。小便不利，溺涩症也，八正散。瘦人津液枯涸，大便燥结而腹痛，先服枳实导滞丸，通后，用四物加润燥之剂调之。腹中原有积块作痛者，三圣膏、丁香脾积丸。痞块痛，阿魏丸，常服保和丸。肠痈腹中大痛，身甲错，小便如淋，脉芤，或环脐有小疮，冷则以附子温之，热则以大黄下之，脓血下后，以参芪补之。忽然大痛，呕吐，脉沉，痧症也，俗谓绞肠痧，盐汤探吐，香砂正气散。厥逆转筋，理中汤。更有伤寒诸腹痛，若然阴毒命须臾伤寒中脘痛，太阴也，黄耆建中汤，甚则理中汤。脐腹痛，少阴也，四物汤加桂附。小腹痛，厥阴也，当归四逆汤。发汗不解，医反下之，因而腹满时痛者，属太阳，桂枝加芍药汤。大实而痛者，桂枝加大黄汤。若阴毒腹痛，厥逆爪青，脉沉欲绝，真武汤，灸关元气海。

人参养胃汤　治脾胃虚弱，不思饮食，腹痛。

---

① 冷：原作“冷”，据文义改。

② 胃：原作“味”，据文义改。

人参　苍术　藿香　厚朴炒，各一钱　茯苓钱二分　陈皮钱半　草果六分　半夏八分　甘草五分　乌梅一个

腹痛，加桊桂、木香。呕吐，加香砂。姜引。

桂枝加大黄汤

桂枝钱半　芍药二钱半　甘草五分　大黄二钱半

枣一枚，煎服。

芍药甘草汤　治四时腹痛。

芍药炒，三钱　甘草炙，二钱

姜三片，水煎温服。

四物苦楝汤　治脐下冷痛。

四物汤加玄胡、苦楝、青皮、槟榔，少加大黄。

益胃散　治过服凉药而腹痛。

人参　厚朴制　甘草炙　白蔻　姜黄　干姜　砂仁　泽泻各三分　益智六分　陈皮　黄耆各七分

姜引。

真武汤

白术　茯苓　芍药　生姜各二钱　附子一枚，炮

每五钱，煎服。

当归四逆汤

当归酒洗　桂枝　芍药　细辛各三钱　甘草　通草各二钱

枣二枚，水煎温服。

桂枝加芍药汤　治腹痛。

即桂枝汤加芍药一倍。

黄连汤　治热腹痛。

黄连　甘草　干姜　桂枝各五钱　人参　半夏泡，各二钱

枣引。

四顺清凉饮　治热腹痛，喜冷饮。

当归钱半　甘草一钱　大黄　芍药各三钱

加青皮枳壳，煎服。

酒煮当归丸　治小腹痛，妇人白带疝瘕等症。

茴香五钱　黑附子炮　良姜各七钱　当归一两，上四味，无灰酒煮，焙干　甘草炙　川楝肉　丁香各五钱　升麻一钱　柴胡二钱　炒盐　全蝎①各三钱　玄胡四钱

上细末，酒糊丸梧子大，五十丸，空心淡醋汤下。忌油腻、生冷、酒面。

玄胡苦楝汤　治妇人少腹痛。

玄胡　楝肉酒煮　厚朴　枳实　青皮　陈皮　苍术　木香　槟榔　当归　熟地各七分　茴香　肉桂各五分　甘草二分

一捏金　治脐腹大痛，及奔豚、小肠气。

玄胡　川楝肉　全蝎去毒，炒　茴香

等分，末，二钱，热酒下。

顺气降火汤　治七情不顺，郁火攻冲腹痛。

陈皮　青皮炒　香附　炒芍　炒栀　炒连　炒芩各一钱　半夏炮，八分　甘草五分

姜引。

调气散　治气滞腹中刺痛。

木香五分　槟榔七分　陈皮八分　青皮炒，一钱　甘草三分　紫苏五分　半夏八分　乳没各三分

姜引。

芎归汤　治死血腹痛。

---

①　蝎：原作“蠋”，据文义改。

川芎　当归　桃仁　红花　芍药等分

痛甚，加酒大黄煎服。

桃仁承气汤　治跌扑死血腹痛。

小承气汤加桃仁、红花、苏木，水酒各半煎，入童便服。

盐煎散　治心腹胁肋刺痛，霍乱转筋。

草果　砂仁　槟榔　厚朴　肉蔻煨　羌活　苍术浸　陈皮　荜澄茄　枳壳炒　良姜炒　茯苓　麦蘖炒　茴香炒　川芎　甘草炙

上各等分，入盐少许，水煎，食远服。

蟠葱散　治脾胃虚冷，攻筑心腹，胁肋刺痛，胸痞背拘，小肠及外肾肿痛。女人血气癥瘕痛并治。

玄胡一钱　桂心　干姜炮，各四分　苍术浸　甘草　砂仁　槟榔　丁皮各一钱　三棱　莪术　茯苓　青皮各七分

葱白一茎，水煎，空心服。

加减二陈汤　治食积腹痛，痛甚欲大便，利后痛减。

陈皮一钱　厚朴　半夏各八分　甘草　川芎各五分　苍术浸　山楂　神曲炒　枳实炒　香附各一钱　木香三分　干姜七分

丁香脾积丸　治食积心腹作痛。

丁香　木香不见火　巴豆米炒黑　良姜米醋煮，各半两　莪术三两

上末，面糊丸麻子大，每十丸至二十丸，脾积陈皮汤下。吐酸，淡姜汤；呕吐，藿香甘草；小肠气，炒茴香，酒下。妇人血气刺痛，淡醋汤下。

腰痛六十四

房劳虚肾致腰疼，四气乘虚挟六经腰者肾之府，肾虚则腰疼，转摇不能，肾将惫矣。然肾气之虚，未有不由房室过度、负重劳伤之所致。肾

虚腰痛，悠悠不止，四物加知檗、五味、杜仲之类，补肾丸、立安丸。有因醉饱入房，酒食之积流入本经作痛，四物合二陈加曲糵、杜仲、官桂、砂仁、葛花、枳实之类。劳役腰痛，独活汤。挟风湿者，独活寄生汤。然肾气一虚，则风寒湿热之气，乘虚而入，多挟六经之形。寒气之入，多挟太阳，痛在腰背颈项。挟少阴，痛引内臁①，桂枝汤加羌独活、防己、细辛。寒湿腰痛，阴雨则发，晴暖则轻，五积散加茱萸、杜仲，或苍术复煎散。风气之入，多挟少阳，则腰如针刺。挟厥阴，则腰如张弓弦，独活寄生汤。风湿腰痛，牛膝酒。湿气之入，多挟太阴，腰痛如有横木居其中，术附汤、麻黄苍术汤。湿热小便不利，大便泄，二妙丸。热气之入，多挟阳明，腰痛不可以顾，顾如有见者，善悲，苍术汤、拈痛汤或大黄汤。肾著血瘀兼气滞，痰涎水积内相乘肾著腰冷，重如带五千钱，饮食如故。或因汗出入水卧湿，寒气入肾，用肾著汤、牛膝酒。瘀血腰疼，妇人多有之，日轻夜重，川芎肉桂汤、加减四物汤。挫闪瘀血，四物加桃仁、红花、苏木，或地龙散。气滞腰痛，木香流气饮。郁怒忧思，气不舒而腰痛，枳壳散。痰涎流注腰痛，加味二陈汤。水积腰痛，五苓散吞下牵牛丸。气血痰水，虽属内因，未有不由肾虚而相乘者，治法先泻其邪，后补其虚。未泻而补，则补药不效，泻而不补，则痛必再作，相乘虚而再入也。

独活汤　劳役腰痛。

羌活　防风　独活　泽泻　肉桂各三钱　大黄酒煨　甘草各二钱　川归五钱　连翘各五钱　防己　黄檗酒炒，各二钱　桃仁三十个

每服一两，酒水各半煎服。

苍术复煎散　寒湿相合，项背腰脊膝膑痛甚沉重。

红花一分　黄檗三分　柴胡去芦　藁本　泽泻　白术　升麻各五分　羌活一钱　苍术四两

先煎苍术，取水二盏，入余药煎一大盏，热服微汗。忌

① 臁：原作膁（qián前），据文义改。

酒面。

术附汤　湿伤肾经，腰重冷痛。

附子炮　白术各五钱　杜仲酥炙，三钱

分二贴，姜引，空心服。

麻黄苍术汤　寒湿腰痛，体重面黄。

麻黄　泽泻　白茯　炒曲　陈皮各一钱　苍术二钱　杏仁十个　桂枝　草蔻　半夏　猪苓各五分　黄耆三分　甘草炙，二钱

水煎，食前服。

苍术汤　湿热腰腿疼痛。

防风　黄檗各一钱　柴胡二钱　苍术三钱

水煎温服。

拈痛汤　湿热肩背沉重，肢节腰胁疼痛。

葛根　苍术各五分　防风　知母酒洗　泽泻　黄芩　猪苓　当归各六分　甘草炙　酒芩　茵陈　羌活各八分

水煎温服。

大黄汤　湿热腰痛。

大黄酒煨　生姜各半两

汤浸一宿，五更温服。坠堕瘀血痛，加桃仁红花。

肾著汤　治肾著腰痛。

干姜炮　茯苓各钱半　白术二钱半　甘草炙，五分

水煎服。

加减四物汤　瘀血腰痛，日轻夜重。

川芎　红花酒浸，各八分　酒归尾钱半　芍药　杜仲盐、酒炒，去丝①　香附各一钱　桃仁九个

① 丝：原作“系”，据文义改。

水煎，空心服。

川芎肉桂汤　瘀血在足太阳、少阴、少阳三经，腰痛。

酒汉防已　防风各三分　炒曲　独活各五分　川芎　茱萜[1]　肉桂　归稍　甘草炙　苍术各一钱　羌活钱半　桃仁五个，研

酒煎热服。

地龙散　跌扑伤损，瘀血在太阳经，腰脊胫股间痛。

归尾二分　中桂[2]　地龙各四分　麻黄五分　苏木六分　独活　黄檗酒炒　甘草各八分　羌活钱二分　桃仁十个，研

水煎服。

枳壳汤　气滞腰背痛。

枳壳五两　甘草二两

为末，葱白汤调下。

加味二陈汤　痰积腰痛，脉滑者是也。

南星　半夏俱姜制，各钱半　茯苓八分　甘草五分　苍术泔浸，炒　黄檗炒　陈皮

姜引，水煎，空心服。

治湿热腰痛，动止重滞，天阴久坐则发，脉缓者是也：

杜仲盐炒　黄檗酒炒　苍术泔浸　川芎　当归酒洗　白术　破故纸炒，各一钱

水煎，空心服。一方，无当归故纸。

靡[3]腰膏　治寒湿腰痛。

---

① 萜：疑作“萸”。

② 中桂：即桂心。《本草纲目·桂》：“厚而辛烈，去粗皮用。去内外皮者，即为桂心。”

③ 靡：通“摩”。清·朱骏声《说文通训定声·隋部》：“靡，假借为摩。”《庄子·马蹄》：“喜则交颈相靡。”

附子尖　乌药尖　南星　朱砂　干姜各一钱　雄黄　樟脑　丁香　麝香各五分

上末，蜜丸圆眼大，每用一丸，姜汁化开，置掌中，摩腰上，令尽粘，内烘绵衣缚定，腰热如火，三日一丸，或加茱、桂。

牛膝酒　肾伤风毒，攻刺腰痛。

地骨皮　五加皮　薏苡仁　川芎　牛膝　甘草　生地　海桐皮　羌活各一两

用绢袋盛，入无灰酒内浸，春五夏三秋七冬十日，每服一杯，日三四服，令酒气不绝。

补肾丸　肾虚腰疼，动止软弱不能支持，悠悠不已，少劳则痛甚。

杜仲酒炙　龟板酥炙　黄檗酒炒　知母酒炒　枸杞子　五味子　当归酒洗　芍药　黄耆　破故纸炒，各一两

上末，炼蜜同猪脊髓丸如梧子大，八十丸，空心盐汤下。

煨肾丸　肾虚腰痛。

杜仲三钱，盐酒炒，为末，以猪腰子一枚，薄披①五七片，以盐椒醃②，去腥水，掺药荷叶包，外加湿纸煨，热酒下。

青蛾丸　滋肾水，壮阳，益筋骨，除腰膫③足痛。

破故纸酒浸，炒香，四两　萆薢四两，切片，盐水、童便、米泔、酒各浸一两，晒干　杜仲四两，姜制，炒　胡桃肉烫去皮，半斤　黄檗四两，蜜炙　知母三两，蜜炒　牛膝根酒洗，四两

上末，春夏用糯米粥、秋冬炼蜜，捣胡桃肉成膏，同和匀，

---

① 披：分开。

② 醃：用调味品浸渍食物。

③ 膫（liáo 燎）：男子或雄性动物的生殖器。

石臼内捣千杵，丸如梧子大，五八十丸，空心，盐汤酒下。

立安丸　五肿腰痛。

破故纸　干木瓜各一两半　牛膝酒浸，一两　萆薢二两　杜仲炒　续断各一两

上，末，炼蜜丸，温酒送下。

牵牛丸　治水积腰痛。

玄胡炒　故纸炒　牵牛炒

三味为末，煨蒜研膏为丸，五十丸，葱酒盐汤任下。

疝气六十五

肾虚相火郁肝经，寒湿相乘七疝生厥阴之脉循阴器。肾者肝之母。肝肾在下，与冲任脉相附。惟肾元虚竭，水不胜火。故凡远行劳役，醉饱房劳，忿怒号泣，相火乘虚而郁于厥阴之经。又因冲风冒寒，涉水卧湿，寒湿乘之。肝乃将军之官，其性急速火性，又暴热郁于内而寒束于外，宜其痛之太暴也。七疝于是乎生焉。治本治标凭使引，或虚或湿或形声治法当以山栀、黄连、黄檗滋肾伐火，以治其本热，苍术、香附、益智以散其标寒，附子、槟榔、茴香以引下焦，玄胡、苦楝、橘核、桃仁以止痛散血。阴茎痛，加青皮、柴胡以疏肝气，草龙胆泻肝火。小便不利，加泽泻、茯苓。湿多肿甚，加荔枝核。挟食积，加山楂。挟痰，加海石为丸。按而痛止者，加肉桂。寒疝，去黄檗、黄连。气虚脉弱者，以参术为君，而散郁之药佐之。治愈之后，即当滋阴养肾，慎劳节欲，以防其再作也。其或有形如瓜，血疝也，有声如蛙，气疝也。当于七疝之中别而治之。筋寒血气狐㿗水，木肾㿗阴冷热分筋疝，阴茎肿痛，或挺纵不收，或出白物如精，或溃而为脓，或时虚痒。得之于房劳过度，或邪术所使而成。轻则用泻肝汤，重则三黄泻心汤、通心饮、八正散治之。寒疝囊冷结硬，阴茎不举，或控睾丸而痛。得之于冲寒涉水，坐卧寒湿或风冷处，使内过劳，用吴茱萸汤温之。小便不利，五苓散加茴香川练楝。气疝上连肾俞，下及阴囊胀痛，或有声如蛙。得之于号哭忿怒，气郁而成，天台乌药散、荡疝丹。小儿亦有此疾，俗名偏气。因

父衰老或病阴虚精竭所遗，难治，有灸筑宾穴而愈者。血疝有形如瓜，在小腹两旁，横骨两端，俗云便痈。得之于春夏使内过度，或思想①不遂，败精浊血流注，浮囊结而为痈，宜以四物加玄胡、苦楝、桃仁散之，或玉烛散下之。狐疝，状如卵，卧则入腹，行立则出入囊中作痛，与狐出入相似，与气疝相同，宜荡疝丹、立效散治之。㿗疝，阴囊肿坠如升斗，不痒不痛，得之地气卑湿，宜二陈汤、三白散、橘核丸治之。水疝，肾囊肿痛，或如水晶，阴汗时出，或搔出黄水，或小腹按之有水声。得之于饮水醉饱，使内过劳，汗出当风，宜以五苓散加川楝、茴香，葵子汤。重则禹功散、导水丸治之。外有木肾，乃心肾不交，不可纯用燥剂，宜温散以逐其邪，交感丸、枸杞丸治之。女子阴户挺出，谓之阴㿗，虽属疝类，而非寒证，乃热则不禁也，四物解毒汤加升麻柴胡，凉以坚之。气虚阴脱，八珍汤加升麻柴胡提之。

治疝标本方

黄檗盐炒　黄连各五分　山栀一钱　苍术　香附　益智各七分　玄胡　楝肉酒煮　橘核　槟榔各八分　茴香五分　附子二分　桃仁七个　青皮七分　甘草二分　山楂七分

顺流水煎服。按而痛止，加肉桂。气虚，加人参白术。潮热，加柴胡。

丹溪治疝方

苍术　香附各盐炒　黄檗酒炒，以上为君　青皮　玄胡　益智　桃仁以上为臣　茴香为佐　附子盐炒　甘草以上为使

上剉，水煎服。

泻肝汤　治筋疝或玉茎生疮。

龙胆草酒洗　黄连各八分　黄芩　山栀炒，各七分　归尾　车前　木通　生地　泽泻各五分　青皮七分　柴胡一钱　甘草二分

通心饮　治筋疝。

① 想：原作“相”，据文义改。

瞿麦　木通　栀子　黄芩　连翘　甘草各一钱　枳壳　川楝各五分

加车前灯心，水煎空心服。

吴茱萸汤　治寒疝腹中冷痛，阴冷囊寒。

吴茱萸五分　川乌头炮，去皮　细辛各七分半　良姜　当归　干姜炮　官桂各二分半

水煎温服。

葱白散　治寒疝。

川芎　当归　枳壳炒　厚朴　官桂　青皮　干姜　茴香　茯苓　川楝　麦芽炒　神曲炒　三棱　莪术　熟地　白芍　木香　人参等分

葱白三茎，盐少许，水煎空心服。

天台乌药散　治气疝牵引脐腹疼痛。

乌药　木香　茴香炒　青皮　良姜炒　川楝十枚　巴豆七十枚　槟榔二枚

上以巴豆仁同川楝子麸炒，止用川楝肉，同余药为末，每一钱，温酒调下。甚，用姜酒调下。

荡疝丹　治气疝。

川楝肉炒　茴香炒　补骨脂炒　牵牛头末，各一两　青皮　陈皮各五钱　莪术　木香各四钱

面糊丸如梧子大，五十丸，空心，温酒送下。

立效散　治狐疝。

川芎　川楝　青皮　茴香　黑牵牛炒　桃仁各二钱

每服五钱，酒煎，空心服。

葫芦巴丸　治大人小儿小肠气、盘肠、奔豚、疝气、狐疝偏坠、阴肿，小腹有形如卵，上下走痛不可忍。

葫芦巴炒，二两　茴香盐炒，半两　吴茱萸汤浸，沙　川楝肉炒，各一两二钱半　巴戟去心，炒，七钱半　黑牵牛炒，取头末，二两半

酒糊丸如梧子大，三五十丸，空心酒下。小儿，三五丸，茴香汤下。

三白散　治阴囊肿胀，大小便不利。

白牵牛二两　桑白皮　白术　木通　陈皮各五钱

上末，每服三钱，食前姜汤调下。又方，苍术、神曲、白芷、山楂、川芎、枳核、半夏，姜煎服。

橘核丸　治㿉疝。

橘核炒　海藻洗　昆布　海带洗　川楝肉炒　桃仁炒，去皮尖，各两半　厚朴制　木通　枳实炒　玄胡炒　桂心　木香各五钱

酒糊丸，七十丸，空心盐汤酒任下。

葵子汤　水肾囊肿，小便不通。

赤茯　猪苓　冬葵子　枳实　瞿麦　木通　黄芩　车前子　滑石各钱半　甘草三分半

姜三片，水煎空心服。

禹功散

牵牛头末，五钱　茴香二钱半　木香二钱

上末，姜汁调三钱，卧时服。

导水丸

大黄　黄芩各七钱半　滑石　牵牛头末，各一两三钱

水丸梧子大，五十丸或百丸，卧时温水下。

加减柴苓汤　此和肝肾，顺气消疝，治湿之剂，亦治㿉疝。

柴胡　甘草　半夏　白术　泽泻　茯苓　猪苓　山栀炒　山楂　荔枝核等分

姜引，水煎空心服。

劫疝方

用乌头、栀子，等分煎服。按之不定者，加桂枝或姜汁丸服。

疝气神方　病甚气冲上，如有物筑心欲死，手足冷者，二三服除根。

硫黄火中溶化，即投水中，研　荔枝核炒黄，为末　陈皮等分

上为末，饭丸梧子大，每服十四五丸，酒下。只二三服，再不可多也。

青木香丸　治肾冷疝气胀痛。

吴茱萸酒浸，晒干　香附各一两　荜澄茄　青木香各半两

米糊为丸，七十丸，空心，盐汤或乳香葱白汤下。一方，用橘核末，每二钱，空心温酒或盐汤下。兼治木肾。

当归散　治妇人疝癞。

当归　黄芩　白芍各一两　猬皮半两，烧存性　牡蛎一两，煅

为末，温酒调下。忌登高举重。

五叶汤　洗疝痛。

枇杷　紫苏　苍耳　水晶蒲萄①　椒五叶

煎水洗之。

脚气六十六

脚气皆从湿气成，或因外受或中生诸湿肿满，皆属脾土。脾主四肢，湿性流下，凡酒食厚味鱼鲜湿面过度者，皆助脾湿，而必至于足。此湿存内生者也，而北方之人多有之。又湿从下受之。凡山泽风雨湿蒸之气，负重远行，或房室劳伤并气弱之人冲冒之者，湿乘虚入而足先受之，此湿从外

---

① 水晶蒲萄：白色葡萄。《本草纲目·葡萄》释名："蒲桃，草龙珠。葡萄，《汉书》作蒲桃，可以造酒，人酺饮之，醄然而醉，故有是名。其圆者名草龙珠，长者名马乳葡萄，白者名水晶葡萄，黑者名紫葡萄。"

受者也，而南方之人多有之。是虽有内外之分，而外湿非内湿无以启之也。湿郁成热，湿热相搏，遂成肿痛，而脚气成焉。治法当以二术祛其湿，知檗、条芩治其热。瘦人用归芍、生地调其血，肥人用茯苓、半夏豁其痰，用木香、槟榔以行其气，羌独活以利关节而散风湿，木通、防己、牛膝以引下焦，此其大法也。脚气冲心，苏子降气①或四物加知檗，附子饼炙涌泉。风寒湿热多相挟，食积痰涎下作疼挟风者，脉浮弦而恶风，麻黄左②经汤。风湿痹痛，半夏左经汤。挟寒者，脉迟而恶寒，五积散、六物附子汤。挟湿者，脉必数大，走注疼痛，当归拈痛汤。大便秘者，大黄左经汤、羌活导滞汤。湿盛，胫肿胀痛者，防己饮、除湿丹。小便不利，五苓散、导水丸。食积下流作痛，苍术防己丸。饮食不消，胸痞脚气，开结导引丸。肥人痰涎下流作痛，二陈加二术、牛膝、防己，禁用黄檗。痿软转筋跟作痛，伤寒类症辨须真足痿无力，属肾虚，健步丸。转筋作痛，血热也，四物加酒红花。筋动于足大指，上至腿近腰结痛，此奉养厚，因风寒而作，再加苍术、南星。足跟痛，四物加知檗、牛膝、防己。若头疼身热，虽似伤寒而非伤寒，以足肿酸疼便秘为验。若脚气寒热似疟，当以败毒散加枳壳、苍术、大黄治之。

治湿脚气方

紫苏　黄檗炒　芍药　木瓜　泽泻　木通　防己　槟榔　苍术　枳壳　甘草　香附　羌活等分

痛甚，加木香。肿多，加腹皮。发热，加黄连、大黄。血虚，加牛膝、龟板。

麻黄左经汤　治风寒湿流注足太阳经，腰脚挛痛，外恶风寒。

麻黄　干葛　细辛　白术　茯苓　防己　肉桂　羌活各五分　甘草　防风各二分半

姜三片，枣一枚。汗多，去麻黄。

---

① 降气：原作"气降"，据文义乙正。

② 左："佐"之古字。

半夏左[1]经汤　治风寒湿流注足少阳经，腰胁腿脚痛，眩运呕吐。

半夏泡　干葛　细辛　白术　麦冬　茯苓　肉桂　防风　干姜　黄芩　小草　甘草　柴胡等分

姜枣煎服。热闷，加竹沥。喘急，加杏仁、桑皮。

六物附子汤　治四气流注足太阴经，骨节烦疼，手足浮肿。

附子　肉桂　防己各一钱　白术　茯苓各七分半　甘草五分

姜引。

大黄左经汤　治四气流注足阳明经，腰脚赤肿，便秘恶食，喘满自汗。

细辛　茯苓　羌活　大黄煨　甘草炙　前胡　枳壳炒　厚朴制　黄芩　杏仁等分

姜枣煎服。

羌活导滞汤　脚气初发，一身尽痛，肢节肿痛，便溺阻隔。

羌活　独活各一钱二分　防己　当归各七分　大黄三钱四分　枳壳五分

煎服。

当归拈痛汤　湿热为病，肢节烦疼，肩背沉重，胸痞，足胫肿痛，疮痒。

羌活　甘草　酒芩　酒茵陈各一钱　人参　苦参　升麻　葛根　苍术各四分　防风　酒归　酒知母　泽泻　猪苓　白术各半钱

水煎空心服。

防己饮　治湿脚气。

---

① 左：原作“右”，据本门总论改。

酒檗　苍术盐炒　白术　防己各七分　生地　槟榔　川芎各半钱　犀[①]角屑　甘草节　木通　黄连各三分

水煎服。有热，加黄芩。热甚或天热，加石膏。痰，加姜汁、竹沥、南星。便秘，加桃仁。溺涩，加牛膝。

除湿丹　诸湿腰膝足胫肿痛，二便不利。

槟榔　甘遂　威灵仙　赤芍　泽泻　葶苈各二两　乳香　没药各一两　黑丑炒，五钱　大戟炒，三两　陈皮四两

面糊丸如梧子大，温水下，利则止。

苍术防己丸　治食积痰流注脚气。血虚，加牛膝、龟板。

苍术　防己　酒檗　南星　川芎　白芷　犀角　槟榔

面糊丸，空心白汤下。肥人，加痰药。

开结导引丸　治脚气饮食不消，心下痞闷。

白术　陈皮　泽泻　茯苓　炒曲　麦蘖炒　半夏泡，一两　枳实炒　巴霜各二钱半　青皮　干生姜各五钱

蒸饼为丸，白汤下。

健步丸　治足痿脚气。

苍术　归尾各一两　生地　陈皮　芍药各一两半　川牛膝五钱　大腹子三钱　茱萸　条芩各五钱　桂心一钱

蒸饼丸，空心白术木通调下。

洗脚气方

威灵仙　防风　荆芥　地骨皮　当归　升麻

煎洗。

便浊遗精六十七

膀胱浊液何红白，湿热湿痰干气血便浊之症，本于湿热而成。观

① 犀：原作“屑”，据文义改。

天气热则水浊，寒则水清，可见脾胃湿热，清浊不分，胃中浊液下流，渗入膀胱，故小便混浊而不清。然有赤白之异者何？盖湿热之气干于血分，血虚热甚，则为赤浊，心与小肠主之，火色赤也。解毒导赤散去其热，次用四物二陈加椿根白皮、贝母、青黛、滑石调之，或加升麻、柴胡以提清气。阴虚者，补阴丸。瘦人血虚，四物加知檗煎下珍珠粉丸。湿热之气干于气分，气虚热微，则为白浊，肺与大肠主之，金色白也。先服五苓散加栀芩分利之。气虚，清心莲子饮。次用二陈加升麻、柴胡、防风。有热，加栀芩、麦冬。肥人湿痰流下，二陈加二术以燥之。相火盛，珍珠粉丸。阴虚火盛，大补阴丸。小腹痛者，酒煮当归丸。肾水虚寒，便白如油，光彩不定，凝如膏糊，菖蒲分清饮。更有梦遗不梦遗，心思相火与虚热夜梦交感而泻者，此心思相火所为。火盛者，黄连清心饮、珍珠粉丸。因思想①而得者，安神丸、定志丸、珍珠粉丸。心不安宁，温胆汤去竹茹，加人参、远志、莲肉、枣仁、茯神。肾虚者，六味地黄丸、丹溪补阴丸。不因梦感而自泄者，精滑也，此因虚热相火所为，先服妙香散或黄檗分清饮加五倍、牡蛎、茯苓、五味。热则流通，蛤粉丸。相火动，珍珠粉丸、补阴丸。因房室过伤不能宁者，樗檗丸。久不止，加龙骨牡蛎。

黄连清心饮　治心有所慕而梦遗，此君火动而相火随之。

黄连　生地酒洗　酒归　炙甘草　茯神　酸枣仁　远志　人参　石莲肉

水煎服

妙香散　治心虚遗精白浊。

麝香一钱，研　人参五分　木香二钱半，煨　茯苓　茯神　黄耆　远志肉炒，各一两　桔梗　甘草各五分　辰砂二钱，研　山药二两，姜汁炙

上末，每二钱，温酒不拘时服。

① 想：原作“相”，据文义改。

菖蒲分清饮　治真元不足，小便白如油，光彩不定，漩脚[①]澄如膏糊。

益智仁　川萆薢　石菖蒲　乌药等分

每服五钱，水煎，入盐少许，空心服。

黄檗分清饮　治便浊遗精。

川萆薢　酒檗　麦冬去心　菟丝子酒炒　北五味酒炒　远志肉等分　竹叶五片　灯心七茎　大黄少许

水煎空心服。

珍珠粉丸　治赤白浊，精滑梦遗

真蛤粉　炒檗各一斤

水丸，空心酒下百丸。一方有珍珠三两。

定志珍珠粉丸　治心虚梦泄。

人参　白茯各三两　远志肉　石菖蒲　樗根皮　青黛各二两　蛤粉　炒檗各三两

面糊丸，青黛衣，五十丸，空心，姜盐汤下。

蛤粉丸　热则流通精滑。

黄檗　知母　蛤粉　青黛

粥丸。

樗檗丸

樗白皮　黄檗炒　青黛　干姜炒微黑　滑石　蛤粉炒，等分

神曲糊丸。虚劳者，四物汤下。

樗根丸　治房劳过伤，气血两虚，不能固守，精泄梦遗。

樗根白皮性凉而燥，炒用，或加青黛、海石、黄檗，酒糊丸，八物汤下。

---

① 漩脚：尿盆底儿。

秘真丸　治思想无穷，所愿不遂，或入房太甚，白物随溲而下。

白龙骨一两，研　诃子肉五枚　砂仁半两　朱砂一两，研，以一半为衣

上末，面糊丸如绿豆大，每服二十丸，空心，温酒、葱白、茶汤任下。

治浊固本丸

莲须　炒黄连各二两　白茯　砂仁　益智　知母　半夏　炒黄檗各一两　炙甘草三两　猪苓二两五钱

蒸饼为丸，空心，温酒下。

淋闭不禁六十八

土金失养水亏源，心肾违和被火煎饮食入胃，游溢精气，上输于脾，脾气散精，上归于肺，通调水道，下输膀胱。人惟脾气不能运化精微以归于肺，则肺失清化之令，不能输精于膀胱，而水之源亏矣。治淋闭者必用四苓散以健脾分利，用芩、冬、栀仁以清肺降火，用滑石以利窍，所以清其源也。心肾气交则水能制火，人惟心肾不和，则心火炕①于上，肺被火烁而清化之源已竭，肾水竭于下而膀胱生热，淋痛之病生焉。治淋痛者，上焦有渴②，则用芩连、栀仁、麦冬以清心肺之气，用茯苓、泽泻、木通、车前引水下行，或用清肺饮。不渴而小便不利者，用知、檗、生地以滋肾水，用瞿麦滑石以通膀胱，或用四物加知、檗、牛膝，或滋阴丸、四制黄檗丸。此皆治其本也。闭塞③不通痰气阻，癃淋涩痛火为愆④小水闭塞不通，别无

① 炕：通“亢”。清·朱骏声《说文通训定声·壮部》：“炕，假借为亢。”《汉书·王莽传赞》：“昔秦燔《诗》《书》以立私议，莽诵《六艺》以文奸言，同归殊途，俱用灭亡，皆炕龙绝气，非命之运。”

② 渴：补刻板作“热”。

③ 塞：原作“寒”，据文义改。

④ 愆：罪过。

痛苦，乃气滞所阻。先哲譬以滴水之器，上闭则下不出，令吐提①其横格②之气水自降。内服导气除燥汤，或先服后吐，葵子散。气虚而闭，四君子加升麻。血虚而闭，四物加升麻。痰闭下焦，二陈或导痰汤加木通、香附。若下焦癃痛，淋沥涩痛不可忍者，宜抑火滋阴。癃痛或大便秘者，八正散。淋痛者，导赤散、益元散、石韦散。茎中痛，参苓琥珀汤、石韦散。气虚，清心莲子饮。膏劳气血兼砂石，不禁为虚辨热寒淋虽有五，皆属于热。气淋者，小便涩滞而有余沥也，木香汤。血淋者，遇热则发，小便赤涩兼溺血也，立效散、小蓟汤。因房劳者，茯苓调血汤。死血作淋，地髓汤。膏淋者，尿如脂膏也，黄檗分清饮、菟丝丸。劳淋者，劳伤即发，痛引气冲，四物加知檗、石韦、滑石。砂淋者，痛不得出，出则有砂石也，凝久而成，益元散、琥珀散、石燕丸。小便不禁，多属肾虚，六味地黄丸。气虚，四君子，血虚，四物汤，俱加升麻、五味、山茱萸。热而不禁，四苓散加连檗、山栀、山茱、五味。寒而不禁，五苓散加姜附、山茱萸子丸。

清肺饮　治渴而小便闭涩，热在上焦气分。

灯心一分　通草二分　泽泻　瞿麦　琥珀各五分　萹蓄　木通各七分　茯苓　猪苓俱去皮　车前子炒，研，各一钱

水煎，空心服。

导气除燥汤　治淋闭，乃血涩致气不运而窍涩。

茯苓　滑石各一钱　酒知母　泽泻各钱半　酒黄檗二钱

水煎，空心服。或加木香、青皮。服后良久，以手探吐提其气，不必吐出其物也。凡气闭小便不通，皆先服后吐。

葵子散

蜀葵子研　赤茯二钱

水煎。

八正散　治大小便闭。

---

① 提：原作“湜”，据文义改。

② 格：阻滞。

大黄　瞿麦　木通　滑石　萹蓄　车前　栀仁　甘草等分

每服八钱，灯草七茎，水煎服。

石韦散　治小便不利，茎中痛。厥阴气急者，用甘草稍以缓之。

石韦去毛，二两　瞿麦一两　滑石五两　车前子三两　冬葵子二两

上末，每服一钱，日三服。一方，有萹蓄、木通、王不留行、地肤草。

参苓琥珀汤　治淋涩，茎中痛不可忍。

人参五分　茯苓去皮，四钱　琥珀　归稍　柴胡　泽泻各三分　玄胡七分　川楝肉炒　生甘草各一钱

长流水煎服。

清心莲子饮　治上盛下虚，口苦烦渴。

黄芩　麦冬　地骨皮　车前子各钱半　炙甘草一钱　白茯　黄耆蜜炙　石莲肉去心　人参各二钱半

热多，加柴胡、薄荷各钱半。分二服，水煎。

木香汤　治气淋身体寒冷者。

木香　木通　槟榔　当归　茴香炒　青皮　泽泻　赤芍　辣桂　橘红　甘草各一钱

姜引煎服。

立效散　治血淋。

甘草　山栀各二钱　瞿麦四钱

葱三根，灯心五茎，煎服。

小蓟汤　治血淋。

生地　小蓟根　通草　滑石　栀仁　蒲黄炒　淡竹叶　归稍　生藕节　甘草各五分

空心服。

茯苓调血汤　治酒面过度，房劳后小便血。

赤茯一两　赤芍　川芎　半夏各五钱　前胡　柴胡　青皮　枳壳　桔梗　桑皮　白茅根　灯心　炙甘草各二钱半

每服五钱，生姜、灯心、蜜少许，煎服。

地髓汤

治死血淋，用牛膝一合，水煎，入麝少许，空心服。酒煎亦可。兼治妇人诸淋。

琥珀散　治石淋。益元散亦可。

琥珀　桂心　滑石　大黄微炒　葵子　腻粉　木通　木香不见火　磁石煅红，酒淬七次，研，水飞，各半两

上末，每三钱，灯心葱白汤调下。

四制黄檗丸　治小水赤涩。

黄檗一斤，盐、酒、童便、酥各炙四两，丸服。

石燕丸　治砂淋。

石燕烧红，水淬二次，研　滑石　石韦　瞿麦穗各等分

上为末，面糊丸如梧子大，五十丸，瞿麦灯心汤下，日三次。

菟丝丸　治膏淋。

菟丝子水淘，酒浸，蒸、捣、焙　桑螵蛸炙，各半两　泽泻三钱

上末，炼蜜丸如梧子大，二十丸，空心米饮下。

韭子丸　治小便不禁。

韭子六两，炒　鹿茸四两，酥炙　苁蓉酒浸　牛膝　熟苄　当归各二两　巴戟去心　菟丝子酒浸，各两半　杜仲　石斛　干姜炮　桂心各一两

酒糊丸如梧子大，一百丸，空心，汤酒任下。

老人气虚而小便不通，用四物加参、芪煎，下滋肾丸。一方，用参术、木通、栀子等煎服。妊娠胞转，小便不通，用葵子、山栀、木通、滑石为末，水煎服。外用葵子、滑石、栀仁为末，同田螺肉、生葱汁捣膏，贴脐。关格，小便不利，吐逆，用藿香胃苓汤加姜煎服，或以二陈汤探吐。

秘结六十九

房劳饮食耗真阴，汗下伤津秘结生气血充足则脏得血而能液，腑得血而能气，何以秘结？人惟房劳过度，淫欲之火起于命门，饮食不节，厚味之毒留于肠胃，或因过汗伤津、过下亡阴，以致火盛水亏，脏腑津液枯涸，传导失常而秘结之病生焉。虚实阴阳风气湿，年高血脱亦能成元气未虚，而暂为实热燥结者，三黄丸、脾约丸、枳实导滞丸。甚则备急大黄丸之类以通之，而不可用巴豆牵牛之剂，以伤津液。若虚羸津液不足者，即当以养血为主，四物加知檗、桃仁、红花，而润燥次之，润燥汤、麻仁丸、五仁丸。虚弱难服药，蜜煎胆油之法。有阴结者，腹中痃癖冷气结滞不通，别无热症，半硫丸。虚瘕结，槟榔丸。如阳结者，肠胃积热，消耗津液，大便燥结而不通也，大黄饮子、三黄丸。粪黑者，四物解毒汤加桃仁、大黄。有风秘者，风痰结于大肠，欲通不通，里急后重，疏风散、润肠丸、皂角丸。有气结者，气滞后重，烦闷胀满而不通也，六磨汤、润肠丸加郁李仁、枳壳、槟榔。噎塞不通，升阳泻热汤、通幽汤。七情郁结，三和散、槟榔丸。有湿秘者，湿热郁滞不行而秘结也，肥人多有之，厚朴汤。至于年高气血俱惫，与夫去血过多之人，或新产之妇有此症者，皆血虚之甚，当以四物加白术养胃、知檗生地滋阴、桃仁红花润燥为主，而服麻仁丸、五仁丸佐之。然秘结虽有风气寒湿之异，未有不挟血虚火盛而成，凉血润燥者，治秘结之主也。俗工谬用巴豆、牵牛以攻下之，暂时通快，病者亦自为喜，复结则胶固难治，误死者多矣。

润燥汤　治血虚燥结。

升麻　生地各二分　熟地　归稍　酒大黄　生甘草　桃仁研

麻仁研，各一钱　红花五分

先煎诸药三五沸，入桃仁麻仁泥，再煎，温服。或加槟榔五分。

大黄饮子　治身热烦燥，大便不通。

酒大黄二钱　杏仁炒，去皮尖　枳壳麸炒　栀子各钱半　升麻一钱　生地钱半　人参　黄芩各七分　甘草五分　姜五片　豆豉①二十一粒　乌梅一个

煎服。

疏风散　治风毒秘结。

枳壳麸炒，半两　防风　羌活　独活　槟榔　白芷　威灵仙　蒺藜炒，去刺　麻仁去壳　杏仁去皮尖　炙甘草各□两

每服五钱，姜五片，蜜一匙，水煎，不拘时服。

六磨汤　治气滞腹急，大便秘涩。

沉香　木香不见火　槟榔　乌药　枳壳　大黄等分

上另磨汁，合一处，温服之。

升阳泻热汤　治噎膈不通，里急气逆，大便不行。

青皮　槐子各二分　生地　熟地　黄檗各三分　归身　甘草各四分　苍术五分　升麻七分　黄耆一钱　桃仁十个，去皮尖，研

水煎热服。

通幽汤　治幽门不通，上冲吸门，噎塞燥闭。

炙甘草　红花各二分　生地　熟地各五分　升麻　桃仁泥　归身各一钱

水煎，调槟榔末一钱。

三和散　七情之气结于五脏，脾胃不和，心腹痞闷，秘结。

---

①　豉：原作“鼓”，据文义改。

羌活　紫苏　木瓜　沉香各一钱　木香　白术　槟榔　甘草　陈皮各七分半　川芎三钱　腹皮一钱

分二贴，水煎服。

厚朴汤　治气秘不能饮食。湿秘，加苍术、黄连。

厚朴制，二钱六分　白术四钱　半夏曲一钱八分　枳实麸炒，钱半　陈皮三钱　甘草二钱

分二贴，姜引煎服。

麻仁丸　治血燥大便不通。

麻仁用绢袋装，入白沸汤浸一宿，爆①干磨之，粒粒皆圆　桃仁　当归　生地　枳壳各等分

炼蜜丸服。

润肠丸　治胃中伏火，大便干燥闭塞。风湿气郁血闭，加减治之。

桃仁炒，去皮，研　麻仁去壳研，各一两　归稍　酒大黄　羌活各半两

上末，炼蜜丸如梧子大，三十丸，空心白汤下。丸以炼蜜者，取其润燥以助传化之势。挟风湿，加煨皂角仁、大黄、秦艽。气滞，加郁李仁、大黄。风秘，加防风、皂仁。

五仁丸　治津液枯竭，大肠秘涩，传导艰难。

桃仁　杏仁各去皮尖，一两　柏子仁半两　松子仁二钱　郁李仁一钱，炒　陈皮四钱，另末

上五仁研如泥，入陈皮，炼蜜丸梧子大，三五十丸，空心米饮下。一方，老人虚秘，昼难便者，杏仁陈皮；夜难便者，桃仁、陈皮等分，蜜丸。

---

① 爆：火干。《集韵·铎韵》：“爆，火干也。”

槟榔丸　治大肠遗热，气滞壅塞，虚瘕腹痛等症。

槟榔　酒大黄　枳壳炒，各二两　桃仁研　麻仁研　木香各一两

上末，炼蜜为丸，空心，白汤温酒送下。

皂角丸　治大肠有风闭结，老人宜服。

皂角炙，去皮、弦子　枳壳麸炒

上等分为末，炼蜜丸如梧子大，七十丸，米饮下。

半硫丸　治痃癖冷气，年高风秘、冷秘。

半夏泡七次，末　硫黄研

上等分，姜汁浸，蒸饼和药，千杵为丸梧子大，十五丸，空心，温酒或姜汤下。妇人，醋汤下。

脾约丸　治肠胃热燥，大便秘结。丹溪谓：虚者不可服。

麻仁研　枳实炒　厚朴姜制　芍药各三两　酒大黄四两　杏仁一两二钱，研

上，末，炼蜜丸如梧子大，三十丸，白汤下。

蜜煎导法：凡秘结虚羸，及服药不得通利者，炼蜜如饴，以纸捻为骨，捻作指大，长二寸，头小锐，纳入谷道中，欲大便，急去之。又法，以猪胆一枚，滴醋少许，揉匀，纳入肛门中，少时即通。又法，小儿痘后，痂结大肠，涩痛难便，以香油灌入润之。

脱肛七十

肺经蕴热肛门重，肺气虚时脱不收肺与大肠为表里，肺经蕴热，则肛门重结或挺出而肿痛，用解毒汤加升麻、柴胡、桔梗、枳壳、槟榔、大黄。或用条芩六两，升麻一两，神曲糊丸服。肺气不足则肛门脱出不收，补中益气汤。气血俱虚，八珍汤加升麻、柴胡，外用洗搽托入。血热血虚或泻痢，升提补泻法中求血热脉数，四物或凉血地黄汤加炒檗、秦艽、防

风、升麻、柴胡。血虚或失血后，脉芤涩者，四物加参芪、升麻、柴胡。或因泻痢、肠风下血而脱者，亦看新久虚实寒热，而于升提补泻法中求，以治之。

洗搽托方　不拘大人小儿，并治之。

香附、荆芥等分，煎汤熏洗。或陈壁土泡汤熏洗，后以五倍末三钱，枯矾少许。热，加雄黄、姜黄为细末，搽肛上，托入，再脱再搽，三五次即收。或用熊胆五分，儿茶二分，冰片一分，人乳调搽之亦可。搽痔方：用鳖鱼一个，煮熟，食肉，洗汤，烧骨存性，研末搽之。

卷之四

外　科

痔漏七十一

醉饱劳伤风湿侵，结成十痔坠肛门因而饱食，筋脉横解，肠澼为痔。盖人之醉饱太过，脾气已伤，不能运化精微，况醉饱劳役，醉饱房劳，则脾气愈困，筋脉横解而不属气血，扰乱清浊，混淆而流入大肠之间，宿滞不行。又因风寒湿热之气侵侮于外，澼而为痔，坠于肛门。名状虽殊，病原则一，治法以苦寒泻火，芩连、栀子、槐花之类；辛温和血，芎归、桃仁之类。风邪在下，以秦艽、防风、升麻之类提之。燥热怫①郁，以大黄、桃仁、麻仁之类润之。肿痛，大便不利，秦艽当归汤、清凉饮。破后，秦艽苍术汤。下垂痒甚，秦艽羌活汤。下血不止，艽归丸。气虚，参芪槐角汤。血虚，地黄丸。小便不利，黄芩导赤散。肿痛，用胡麻汤洗之。肛边有鼠乳、鸡冠、翻花之形，或痒，或痛，或滴脓血，曰牡痔，槐角丸加昆布、海藻、皂仁、连翘以消之，外用荆芥倍子朴硝汤洗。肿痛，用木鳖、倍子、姜黄末入片傅②之，或以熊胆儿茶入片贴之，猪胆亦可，或用点法。肛边生疮数日，脓溃即散，曰牝痔，秦艽当归汤加栀翘或地榆散。溃后，服参芪槐角汤。肠头颗瘖③，痛痒出血淋沥，曰脉痔，清心丸、秦艽羌活汤。肠内结核有血，登溷④脱出，曰肠痔，当归郁李仁汤、皂角煎丸。大便则清血不止，曰血痔，槐角散、槐角丸。肛边血泡亦曰血痔，针破即消，饮酒则发，曰酒痔，干葛汤。忧怒则发，曰气痔，橘皮汤。肠头湿热生虫，侵蚀淫烂，曰虫痔，黑玉丹，

---

① 怫（fú 福）：忧郁。

② 傅：通“敷”。《广雅·释言》：“傅，敷也。”清·朱骏声《说文通训定声·豫部》：“傅，假借为敷。”

③ 瘖（lěi 磊）：皮肤起小疙瘩。

④ 溷（hùn 混）：厕所。

外用芜荑、艾叶、楝根、枯矾或洗、末搽之，又有肛边穿小孔，下血如线，秦艽当归汤加芩连、栀檗，或地黄丸。久则出白脓，参芪槐角汤。又有食积成痔者，黄连散。诸痔治法虽不同，而解热凉血顺气疏风升提之药不可缺。

因循不愈疮成漏，补养清凉可并行患此疾者，当禁口节欲，谨避寒湿，安养七情，旁求医药，庶无大患。不然则因循岁月，必成瘘疮，甚至穿肠不可救者。瘘者，漏也，如缸瓮之有孔漏也。虽有三十六瘘之别，治法不过补养清①凉而已。肿痛则清凉为君，虚痒则补养为君，或以参芪、白术、芎归为君，槐角、芩连、升麻、防风、秦艽为佐，外用附饼灸法。

秦艽当归汤　治痔漏，大便结燥疼痛。

大黄煨，二钱　秦艽　枳实各一钱　泽泻　归稍　皂仁炒，研　白术各五分　桃仁二十个，研　红花少许

水煎服。

秦艽苍术汤　治痔核已破，谓之痔漏。肠头成块者，湿也。大痛者，风也。燥结者，火邪也。肺金主气，亦助病邪，须兼破气之药，其效如神。

秦艽　桃仁炒，研　皂仁炒，研，各一钱　苍术浸　防风各七分　酒檗五分　归稍　泽泻各三分　槟榔末　酒大黄各二分

上煎诸药三五沸，去渣②入桃仁、皂仁泥、槟榔末再煎，空心热服。少时以美膳压之，不犯胃气也。忌生冷、硬物、酒面大料。白脓，加青皮、白葵花五朵去心萼。

秦艽羌活汤　痔疮成块下垂，痒不可忍。

羌活钱二分　秦艽　黄耆各一钱　防风七分　升麻　炙甘草　麻黄　柴胡各五分　藁本三分　细辛　红花各少许

水煎服。忌风冷处便。

① 清：原作“消”，据文义改。

② 渣：原作“柤”，与“柤（渣的异体字）”形近误。

参芪槐角汤　益气凉血。

人参　黄耆益气　川芎　当归和血　升麻升阳　条芩凉大肠　枳壳宽肠　黄连　槐角　生地凉血

等分，水煎服。

地榆散　痔疮肿痛。

地榆　黄耆　枳壳　槟榔　川芎　黄芩　赤芍　槐花　羌活各半两　白蔹　蜂房炒　炙甘①各二钱

每五钱八钱，水煎服。

当归郁李仁汤　肠痔努出，肠头下血痛苦。兼治气痔。

皂仁炒研　郁李仁研，各一钱　枳壳七分　秦艽　麻仁研　归稍　生地　苍术各五分　煨大黄　泽泻各三分

水煎去查，入三仁，再煎服。

槐角散　血痔。

槐角炒，二两　枳壳炒　当归　苍术　陈皮　厚朴制，各一两　乌梅　甘草各五钱

每服五钱，水煎服。

干葛汤　酒痔。

干葛　枳壳　半夏　生地　茯苓　杏仁各钱半　黄芩　甘草各五分　黑豆一百　生姜五片　白梅一个

煎服。

橘皮汤　气痔。

陈皮　枳壳炒　槐花炒　川芎各钱半　桃仁炒，研　木香不见火　槟榔　紫苏　香附　甘草各一钱

姜枣煎服。

① 甘：此下疑脱“草”字。

黄连散　原有痔漏，肛边有一块肿痛，作脓从痔孔中出，当作食积。

黄连　阿魏　神曲　山楂　桃仁　连翘　槐角　犀角

上等分为末，少许置掌中，时时舐之，津液咽下，如消则止。

芎归丸　痔下血。

川芎　当归　黄耆　神曲炒　地榆　槐花各半两　阿胶炒　荆芥　木贼　发灰各一钱

炼蜜丸，米汤下。

地黄丸　诸痔滋阴必用之。

酒蒸地黄一两六钱　槐角炒　黄檗炒　杜仲炒　白芷各一两　山药　山茱萸　独活各八钱　丹皮　茯苓各六钱　黄耆两半　白附二钱

蜜丸，米汤下。

槐角丸　血痔脱肛。

槐角一两　防风　地榆　当归　枳壳　黄芩各半两

糊丸，空心米饮下二十丸。一方，枳壳、槐花二味，醋糊丸。

清心丸　疮痔痛痒，皆属心火，心主血热。

黄连一两　茯神　茯苓各半两

蜜丸，米汤下百丸。

黑玉丹　虫痔。

刺猬皮四两　猪悬蹄五十只　牛角䚡①四两　槐角两半　雷丸　脂麻各一两　乱发皂水洗，焙　败棕各二两　苦楝根一两二钱半

① 䚡：原作“腮”，据文义改。䚡，角中骨。

上剉碎，瓷罐内烧存性，入乳香五钱，麝香二钱，研末，酒糊如梧子大，十五丸，先嚼胡桃一枚，以温酒下，日二三服。忌别药。

皂角煎丸　肠痔里面生核。

盈尺皂角三锭，醋炙，去皮、弦子　刺猬皮炙，二两　枯矾一两　猪悬蹄十枚，烧存性　桃仁炒研　川芎　北梗　甘葶苈炒，各半两　薏苡仁　白芷各二钱

蜜丸，桑白皮煎汤下。

加味槐角丸　肠风痔漏通用。

槐角　生地各二两　当归　黄耆各一两　川芎　阿胶各半两　黄连　条芩　枳壳　秦艽　防风　连翘　地榆　升麻各一两　白芷半两

上末酒糊丸，五十渐加七八十百丸，米汤送下。

点痔方

大雄鸡一只，罩下，不与食一二日，别移净板上，用猪胰子切碎，旋喂，收粪，三两日积粪四两，晒干。用明矾四两，叶子雌黄六钱，胆矾半两，朴硝一两，雄黄六钱，各研粗末。用砂锅或银锅先铺鸡粪一两于底，次铺明矾一两，次胆矾，次雌黄，次朴硝雄黄，后尽下明矾，尽下鸡屎，贮药之上，要有半节空锅，用新碗盖锅顶，簇①炭火煅，青烟尽为度，放冷；入乳香、没药各半两，研细，瓷罐收贮。先洗净痔疮，挹干，以津吐调药，新笔点之，日三五次夜二次，黄水去，最妙。三日后痔干剥落，汤洗，白硬点处白红软。忌毒物酒色。

---

① 簇（còu 凑）：贴近。

附饼灸漏法：以附子为末，津和作饼如钱厚，艾火灸令微熟①，不可令痛。饼干则易之，再和再灸，如困则次日再灸，直至肉平为度。频服参、芪、芎、归补气药。平后，用补气血药作膏贴之。

塞痔漏：用炉甘石火煅、童便淬，牡蛎煅、等分为末，塞之。

点痔：用大乌头一个，干姜一钱，百草霜一钱五分，为末，蜜水调点。

肠风脏毒七十二

膏粱醉饱更劳伤，血热流来入大肠阴阳和顺，则血归经络，荣养百骸。若耽嗜浓酒、厚味、辛辣、肥鲜，热毒积于肠胃，加以醉饱房劳，气血浊，乱血随血渗于大肠之经，此肠风脏毒之由也。新病肠风陈脏毒，不拘远近热为殃暴发者为肠风，色必鲜清，腹中有痛，地榆散、黄连阿胶丸。挟风者，槐角秦艽汤、加减四物汤、加味槐角丸。积久者为脏毒，色必浊黯，腹内微痛，三黄丸。挟风者，升阳去热，和血汤、槐花散、猪脏丸。有先血后便者，其来也近，宜食前服药。有先便后血者，其来也远，宜食后服药。不拘新久远近，皆属于热，血热则行，岂有属寒之理。若夫脾胃虚弱，食后服药，当于凉血药中加陈皮、白术。气虚者，参芪槐角汤。挟外感者，败毒散。二症愈后，皆用茯苓芎归汤。热加槐花、寒加木香调之。

地榆散　治肠风下血。

地榆　黄连　茜根　黄芩　茯神　栀子仁　槐花等分

每服八钱，薤白五寸煎服。胃弱，加陈皮、白术。

槐花秦艽汤　治肠风。

黄芩　秦艽　槐角　升麻　青黛等分

① 熟：疑作“热”。

加减四物汤　治肠风下血不止。

侧柏叶　生地　酒归　川芎各二钱半　枳壳炒　荆芥　槐花炒　炙甘草各一钱二分

一方加防风二钱，分二贴，姜三片、乌梅肉少许，煎服。

升麻去热和血汤　治肠澼下血，其血有力而远射，阳明热气所作。

生地　丹皮　甘草　黄耆　当归　秦艽　熟地　白芍　陈皮各钱半　苍术　肉桂　升麻各七分

分二贴，水煎，食前服。

槐花散　治脏毒下血。

槐花炒　荆芥　枳壳炒　黄连　地榆　当归　甘草等分

上每服七钱，水酒各半煎，露一宿，食远服。

茯苓芎归汤①

川芎　当归　茯苓等分

热加槐花，寒加木香，煎服。

猪脏丸　治远年近日肠风、脏毒、痔漏等症。

鹰爪黄连　白芷　枳壳麸炒　槐子炒　防风　粉草节　槐角　香附炒，各三两　牙皂去皮，蜜炙　木香各一两半

上用陈仓米三合，同香附为末，装入猪脏内，线缚脏口，瓦罐内文武火煨熟，取出连脏切碎，擂捣如泥，和诸药末，干则加煮脏汤为丸。每服八十丸，早午夜各一服，米饮下。戒酒欲煎炒等味。

一方，止用槐花为末，如前法煮脏为丸，当归酒下。

---

①　汤：原脱，据本门总论补。

疮癣七十三

诸疮痛痒皆心火，干湿脓沙治不同诸痛痒疮疡皆属心火，火甚而血实则痛，火微而血虚则痒。盖热盛则灼而为疮，溃而为脓水，热微则郁结小疮，搔痒而已。然疮有五，干疥搔痒，以开郁活血为主，当归饮子、吴茱萸散。湿疥虫疥，以燥湿杀虫为主，升麻和气饮、一上散。沙疮以活血清心为主，活血四物汤、剪草散。脓窠疮以凉血为主，通圣散。诸疮通用一上散。五癣在皮原属肺，杀虫清热与疏风癣亦有五，皆由肺受风热，郁于皮肤以生肉䘌。湿热生虫，治法不过清热、驱湿、疏风、散郁、凉血、杀虫之剂。风湿热，升麻和气饮。血热，通圣散。风癣、湿癣、马癣，吴茱萸散。顽癣、牛皮癣，大风子散搽之。

升麻和气饮　治一切疮疖肿毒疥癣痒痛。

甘草　陈皮各钱半　芍药七分半　大黄煨，五分　干葛　苍术　桔梗　升麻各一钱　当归　半夏　茯苓　白芷各二分　干姜　枳壳各一分

当归饮子　治疮疥湿毒燥痒。

当归　白芍　川芎　生地　白蒺藜炒　荆芥各一钱　何首乌　黄耆　甘草各五分

活血四物汤①　清心凉血。

四物汤半两　桃仁九个　酒红花一钱　苏木八分　连翘　甘草　黄连　防风各六分

水煎。

吴茱萸散　治干疥，春天发疮，以开郁为主。

吴茱萸　白矾各二钱　寒水石二钱半　蛇床三钱　黄檗　大黄　硫黄各一钱　樟脑　轻粉各五分　槟榔一个

① 汤：原脱，据本门总论补。

油调搽。

剪草散　治沙疮。

寒水石　芫荑各二钱　剪草　枯[1]矾　吴茱萸　黄檗各一钱　苍术　厚朴　雄黄各等分　蛇床二钱　轻粉五分

油调。

一上散　治湿疥脓疮虫疥。

雄黄　硫黄　吴茱萸各三钱半　寒水石　黑狗脊　蛇床子　白矾　黄连各五分　班猫[2]十四个

干疥，加大风子十个。肿甚，倍寒水石。痒甚，倍蛇床。虫，信、雄黄。如喜火灸汤盪者，倍硫黄。为末，香油调。先用槐枝、陈艾、花椒、细茶、白矾煎水洗疮透，去干痂，拭干，乘热搽之。搽时先用药少许，于手心中擦热，嗅鼻三五次，才搽疮上，一上即愈，只嗅亦可愈。

一方，无茱萸、黄连、白矾。

沙疮，用燕窠泥同黄檗二味，炒为末，香油调搽。

大风子散　治顽癣、久疮、牛皮癣。

大风子四十九个　杏仁十六个　花椒三十二个　轻粉脚[3]一钱　水银四钱　轻粉一钱　蛇床子末二钱

蜡油调搽。牛皮癣，少加硇砂。

一方，治风热湿癣。用吴茱萸三钱，黄连七钱，白矾[4]三钱，轻粉一钱，水银二钱，出黄水，加黄檗、倍子各五钱。

---

① 枯：原作“栝”，据文义改。

② 班猫：即斑蝥。

③ 轻粉脚：即轻粉。《本草蒙筌·丹砂》轻粉制法：“提出候冷，用刀轻轻挑起乌盆仰放，拨去炉灰，勿令香落。鸡翅轻轻扫下盆底粉脚，任意扫净另放。”下又出“轻粉”，其中一处疑衍。

④ 矾：原作“樊”，与矾（礬）形近误。

黄水疮，用猪胆炒黄檗一两，五倍子五钱，黄连、一黄、雄黄各三钱，为末，猪胆调搽。蜘蛛丹、火丹疮、天疱疮亦可搽。天疱疮，内服通圣散，外用黄檗滑石末调付。

头疮，用黄丹、轻粉、白矾等分，油调付。小儿头疮，猪胆搽，效。

甲疽疮，用绿矾散。

绿矾炒，五钱　芦荟一钱　麝香一字

研细，用绢包指上，瘥即去之。甲疽有努肉，用乌梅肉作饼贴之。诸疮努肉皆效。夏月指缝烂，枯矾、黄丹。

月蚀疮胡粉散

胡粉炒微黄　枯矾　黄丹炒　黄连　轻粉各一钱　胭脂五分　麝少许

上末，浆水洗净，付之，干则油调付。

下痒疮轻粉散

黄檗蜜炙　蜜陀僧　黄丹　高末茶①　乳香各三钱　轻粉一钱　麝香少许

葱荡②洗疮，贴之。

一方，黄连炉甘石二味，贴之，熊胆片脑亦可。

火丹疮偏身赤肿走痛：寒水石、石膏各三两，黄檗、甘草各一两，芭蕉汁调敷。火带疮，百合根捣汁敷之。

汤火盪烧：痛处还近火灸，大痛片时即不痛。如破，用鸡子黄炒黑成油搽之。

丹瘤走痛不止，金黄散。

---

① 高末茶：茶叶的碎片。

② 荡：疑作“汤”。

寒水石二两，蔚金[1]一对，蓝实、大黄、黄檗、黄连、景天各一两，上末，鸡子清或清水调贴。

黄丹膏　贴臁疮杖疮及年久诸疮。

四物汤加苦参、荆芥、防风、黄芩、黄连、川椒各一钱，胎发一个，猪油四两，入药同煎，至油查枯，滤去查，入龙骨、儿茶、乳没、血竭、轻粉末各一钱，黄蜡[2]二两，黄丹一两，搅匀，再少煎成膏。

杨梅疮，先服通圣散，次服加味遗粮[3]汤。

当归　防风　牛膝　羌活　甘草减半　木瓜　金银花　皂子　熟地　连翘　川芎各一钱　土茯苓一两

水煎，空心服。

又方：土茯一两　牛蒡子　地骨皮　常松　五加皮　白鲜皮　苦参　牙皂各七分　荆芥五分

一日一贴。

点梅疮方

血竭　儿茶　乳香　没药　焰硝各一钱　胆矾　铜绿各五分　轻粉二分

上为末，搔破皮痂搽之，一痛出水即愈。

又方：杏仁轻粉各一钱，珠[4]砂雄黄各五分，研细，猪胆调付。

搔袋疮：阴囊疮痒。用鸡子黄炒黑成油，入枯矾末，调搽。

---

① 蔚金：即郁金。

② 蜡：原作“腊”，据文义改。

③ 遗粮：即土茯苓。又名仙遗粮、冷饭团、草禹余粮。《本草纲目·土茯苓》附方：“杨梅毒疮，邓笔峰《杂兴方》用冷饭团四两，皂角子七个，水煎代茶饮。”

④ 珠：疑作“硃”。

金丝疮：状如绳线，上下至心则死，可于疮头尽处刺出血，嚼萍草根付之，立愈。

遍身虚痒：四物加黄芩煎，调浮萍末一钱服。又方，凌霄花末一钱，酒调服。

手足皲裂：用五倍子末、铅粉、黄蜡，香油熬，搽裂处，灸之。

小儿癞头：用石黄①一两，黄丹二钱，樟脑一分，共为末，临时用石灰一大撮，煎水调匀，加前药少许，搽头上。少顷，以竹刀剃去毛发，疮壳净后，用干鱼头、蜈蚣虫、苦参、螃蟹、百草霜、轻粉为末，桐油调搽。

冻疮：生附为末，面水调贴。橄榄烧存性，入轻粉香油调付。

妒精疮：用地骨皮、蛇床子煎汤洗，挹干，以黄连、款花末津调付。

湿脚疮流水：敷平胃散，内服酒煎五积散。

痈疽七十四

膏梁积热沸经中，气血因邪滞不通膏梁之变，足生大疔。荣气不从，逆于肉理，乃生痈肿。夫荣气即胃气也，胃气调和则荣卫之气顺流而无逆。惟饮食无节、肥甘过伤，则湿热蕴积于肠胃之间，烧灼脏腑，煎熬真阴，以致八脉沸腾，荣气不能如常而气血凝滞，结而为痈肿矣。若因寒邪持之，则气血行迟而为不及，热邪持之，则沸腾而行速，为太过。疽发恶深形状小，浅而大者是为痈疽发于五脏，如陶室之燧，内消肌骨，其状深小而恶，难疗而瘥速。痈发于六腑，如燎原之火，外溃肌肉，其状浅大而轻，易治而瘥迟。始觉之时，不拘痈疽，速用艾火隔湿纸饼或附饼灸之。不痛者，

---

① 石黄：即雄黄。《本草纲目·雄黄》释名："黄金石，石黄，熏黄。"

灸至痛，痛则灸至痒，使毒气随火而散，最为良法，稍迟则成疮矣。诸经气血分多少，虚老尤当大补荣凡痈疽，先看发在何经，气血多少。如手足阳明，气血俱多，太阳厥阴四经，少气多血，疮皆易愈。太阴少阴少阳六经，多气少血，便防肌肉难长，疮久不合，必成大害。戒用驱毒利药，以伐阴分之血，当大补气血，方可收功。又中年生疮，参之脉症，但见虚弱，便与滋补气血，可保终吉。俱用复煎散、益气养荣汤。五善喜三七怕四，未成已溃治难同疮有五善，见三则喜。动息自宁，饮食知味，一也。便利调匀，二也。脓溃肿消，色鲜不臭，三也。神采精明，语声清朗，四也。体气和平，五也。七恶见四则危。烦燥时嗽，腹满渴甚，泄利无度，小便如淋，一也。脓血大泄，焮肿尤甚，脓色败臭，痛不可禁，二也。喘粗气短，惚惚①嗜卧，三也。目视不正，黑睛紧小，白睛青肿，背上青色，四也。肩项不便，四肢沉重，五也。饮食不下，服药呕吐，食不知味，六也。声嘶色脱，唇鼻赤黑，面白四肢浮肿，七也。初起即服真人活命饮、神效托里散。寒热往来者，败毒散加连翘金银花。阳疮热甚者，黄连消毒饮。烦渴者，泻心汤。大便秘，内疏黄连汤。小便涩，连翘导赤散。泄泻，复煎散。外用妙贴散、铁箍散、针头散。痈疽，恐毒气入心者，护心散。虚寒里气不足，内托千金散。溃后即禁凉药，常服益气养荣汤。食少烦渴无睡，黄耆人参汤。去腐肉生新肉，红玉锭。日久冷漏，翠霞锭子。取朽骨，雄黄散。肌肉不合，完肌散。通用神仙太乙膏。紫金锭外涂内服俱效。

真人活命饮　治一切痈疽，未成者即消，已成者即溃。

川山甲三大片，蛤粉炒　天花粉　甘草节　乳香　白芷　赤芍　贝母各一钱　防风七分　没药　皂刺炮，各五分　归尾　陈皮各钱半　金银花三钱

① 惚惚（hū 忽）：不清晰，不分明。

疮在背俞，皂刺为君，在腹募[1]，白芷为君。在胸次[2]，加瓜蒌仁二钱。在四肢，金银花为君。疔疮加紫河车，即金线重楼，如无亦可。上，作一服。好酒一二钟，封瓶口，煮服。能饮者，再煮服数杯。

神效托里散　治一切痈疽、无名肿毒、发背、奶痈、肠痈等症。

忍冬　黄耆　当归各五两　甘草八钱

上为末，每服五钱，酒煎，分病上下，食前后服。查，外傅。少顷，再进一服。未成即消，已成即溃。

内托复煎散　托里健胃。疮生于手足太阴少阴少阳血少之经，并虚弱老年之人，服此，使疮易生，不侵于内。

地骨皮　黄芩　茯苓　芍药炒　人参　黄耆　白术　桂　甘草　防己　当归各一钱　防风二钱

上用苍术一斤，水五升，煎至三升，去术，入前十二味，煎至四盏，取清汁，分三四次，终日饮之。如未愈，原苍术煎水，再煎药半料，饮之。如大便秘，烦热，少服内疏黄连汤，得微利热止，还服此散，使荣卫俱行，邪气不能内伤也。

内疏黄连汤　治阳疮肿硬，大便燥结，脉洪实者。

黄连　芍药　当归　槟榔　木香　黄芩　栀子　薄荷　桔梗　甘草各八分　连翘钱半　大黄二钱

姜三片，空心服。

---

① 腹募：脏腑之气聚于胸腹部的特定穴位。清·朱骏声《说文通训定声·豫部》："募，假借为膜。"《素问·奇病论》："治之以胆募俞。"王冰注："胸腹曰募，背俞曰俞。"

② 次：中。《庄子·田子方》："喜怒哀乐不入于胸次。"陆德明释文："李云：次，中也。"

益气养荣汤　治疮前后近虚者，皆可服。

白术二钱，炒　人参　陈皮　香附　甘草　白茯　熟地　贝母　酒归　桔梗　白芍各一钱

水煎，随疮上下，食前后服。如口干，加五味、麦冬。往来寒热，加软柴胡①、地骨皮。脓清，加黄耆。脓多，加川芎。肌肉迟生，加白蔹肉桂。

黄连消毒饮　治疮生于脑项，皆太阳经分，肿甚发热。麻木不痛者，宜先灸之。

黄连　黄芩　黄檗　生地　酒知母　羌活　独活　防风　藁本　当归　连翘　黄耆　人参　甘草　橘皮　苏木　防己　泽泻　桔梗等分

煎服。

泻心汤　治疮毒肿盛，烦渴，脉实大而数。

大黄四钱　黄连　山栀　漏芦　泽兰　连翘　黄芩　苏木各二钱

每服三五钱，量虚实加减，煎服。

护心散　治疮生于项背，毒气攻心迷闷。

明乳香一两　真绿豆粉四两

甘草汤调服二三钱。

内托千金散　治诸疮虚寒，里气不足。

白芷　人参　当归　黄耆　川芎　防风　甘草　芍药　瓜蒌根　官桂　桔梗　金银花等分

水煎，入酒少许，再煎温服。痛甚，倍归、芍，加乳香。

---

①　软柴胡：银柴胡。《本草纲目·柴胡》：“机曰：解散用北柴胡，虚热用海阳软柴胡为良。时珍曰：银州即今延安府神木县，五原城是其废迹，所产柴胡长尺余微白且软。”

黄耆人参汤　治诸疮溃后，少食倦怠，寒热少睡，舌干等症。

黄耆盐炒，二钱　人参　白术　麦冬　苍术各五分　陈皮　当归　甘草炙，各一钱　神曲炒　升麻　黄檗炒，各六分　五味子九立

姜引。少睡，加酸枣仁一钱。疮迟生，加白蔹一钱，桂五分。脓多，倍参芪、归术。

拔毒冬青叶

用苍术、防风、草乌，同淡醋水煮冬青叶，候冷，拭干，贴已溃诸疮，拔尽脓水，自然生肌①，贴至肌肉平复，不用生肌等药。

神功妙贴散　痈疽初起，贴散；已成，箍头；已溃，收晕敛毒。

南星　蓖麻子研，各四钱　半夏　姜黄　白及各三钱　贝母　没药　乳香各二钱　花蕊石散二贴，无亦可　石菖蒲钱半

上细末，蜜水或醋调贴。疮黯晦，姜汁调贴。

铁箍散　治痈疽肿痛，赤晕散漫。

乳香　没药　大黄　黄檗　黄连　南星　半夏　防风　皂刺　木鳖子　瓜蒌根　阿胶　甘草节　草乌等分

上末，醋调成膏，瓦器内熬②黑，敷之。

针头散　散一切脑背疽及恶毒危急欲死，一服即愈。

香附　血竭　蟾酥　轻粉　硼砂各三钱　脑子一钱　全蝎　蜈蚣各一对

上末，蜜和为丸，黍米大。如疮有头者，用针挑破，微有

① 肌：原作“饥”，据文义改。
② 熬：原作“鳌”，据文义改。

血出，将药一丸纳针眼中，以纸贴住，少时即愈。

红玉锭子　去腐肉，生新肉。

干胭脂　枯矾各三钱　轻粉　砒霜　黄丹各一钱　脑子二分　麝香少许

上为末，稠糊和锭子，纳入疮口内。

翠霞锭子　日久冷漏，恶疮歹肉冷漏。内服药补，外用附饼灸法。

铜绿　寒水石煅　滑石各三钱　明矾　腻粉　砒霜　云母石砂，各二钱半

上为末，糊丸，量疮口大小深浅纴①之。

治朽骨久疽：取乌鸡胫骨，研上等雄黄实之，盐泥固济，火煅红，取出研细，饭丸粟米大，以纸捻送入孔中，膏药贴之，骨自出。亦治痔漏。

完肌散

定粉　枯矾　黄连　乳香　没药　龙骨各一钱　黄丹　轻粉各一钱

上为末，贴疮上。

神仙太乙膏　治一切恶疮，不问年深远近，已成未成。蛇蝎犬伤，刀斧所伤，并可外贴内服，神效。

玄参　白芷　当归　赤芍　桂心　大黄　生地各一两

上咀片，麻油二斤浸，春五夏三秋七冬十日。文武火熬，待白芷焦黑，滤查再熬，用柳木棍不住手搅，旋入黄丹十二两，滴水成珠，软硬得所，即成膏矣。黄丹炒紫黑，研极细，水飞，再炒黑用。

---

① 纴（rèn 认）：穿，引。

脑后发名大疽，其状大而紫黑，不急治则热入渊眼，前伤任脉，内里肝肺，十余日死。热甚，当归羌活汤。热退，内托千金散。

当归羌活汤

酒芩　酒连各三钱　酒檗一钱　泽泻半钱　归身二钱　连翘　防风　羌活　甘草　栀子各一钱　独活　藁本各七分

加酒少许煎，食后稍热服。日进二服，三日尽六服，俱将药汁调下。

槟榔散

槟榔、木香各三钱，为末，煎药汁调服。大敛疮口，止痛。外以蜡油调涂疮口，生肌敛肉甚速。凡发际、脑心、发背，以此法治之。

耳后一寸三分，至命之处，发之必死，名曰锐毒。穿口穿颊者死，急服托里散。有结核，破结散。

托里散　治一切恶疮疔肿、发背、耳发、脑疽。

大黄　牡蛎　瓜蒌根　皂刺　朴硝各五分　当归　金银花各钱半　芍药　黄芩各五分

耳后发，加柴胡、桔梗。水酒各半煎，食后服。

破结散　专治气石筋血四瘘。如有核，急服此药，及南星膏贴之。

海藻洗　龙胆　海蛤　通草　贝母　昆布洗　枯矾　松萝各□钱　神曲　半夏各一钱

为末，二钱酒调服。忌甘草、鸡血、五辛、生冷、果物。

南星膏　专治皮肤项面瘿瘤。大如拳，小如栗，或软或硬，宜用针微点出气，贴之。用醋磨南星为膏，如干者，为末醋调，象[①]瘤大小，剪纸摊药贴之。干则易之，痒则不可以手动拨。

□发，名井疽，状如豆，三四日起，不早治入腹，十日死，急服内固清心散。治恶疮热甚，焮痛烦渴，以此解毒清心。

辰砂研 茯苓 人参 白蔻 雄黄 绿豆 朴硝 甘草 脑子 麝香 皂角等分

为末，一钱，蜜汤调服。

蜂窠，发于胸乳间，乃心火热盛。急服黄连消毒饮、内固清心散。

凡发，肺疽在胸募，心疽巨阙在募下，肝疽期门在左乳下，脾疽章门在右乳下，肾疽中脘、胃疽贲门在左腹旁，大肠疽天枢在右腹下，三焦疽在丹田，小肠疽在关元。穿溃出外者可治，在内伤膜、脓从大便出者难治。当随各脏腑之虚实而调之，太乙膏、黄矾丸皆可服。

胁下痈疽，切不可补阳气，盖虚中得火，倘受热剂，则虚热愈甚，易伤骨膜。

肠痈，小腹坚痛不可按，小便如淋，身皮甲错，腹皮如肿。脉迟者，未有脓，脉洪数，已有脓也。紫金锭酒磨服，效。

薏苡附子败酱散 痈肿，寒则温之，或用五香连翘汤。

薏苡仁一钱 炮附子一分 败酱三分

为末，水煎，连查服。小便下脓血而愈。

大黄牡丹汤 肠痈，热则泻之。

大黄四钱 丹皮一两 桃仁五十，研 芒硝三合 瓜蒌子半升，捣

① 象：效法。

水六升，煎取三升，去查，入硝再煎，分三服。有脓下脓，无脓下血。

内疽，发在腔子里，头向内，宜以内托之药托出于外，以针开之。先用四物加桔梗、香附、生姜煎服，脓出后，亦服调理。

囊痈发于外肾，乃湿热浊气下流于肝肾二经，又感寒湿之气，结而为痈。宜服托里散加木通、车前、淡竹叶，或用补阴药为主，黄檗、知母之类疏肝，治湿热之药佐之，青皮、黄连、苍术、香附、连翘之类。虽脓溃皮脱，睾丸悬挂不死，外用野苏叶为末，付之。燥则用油调付之，外以野苏叶或荷叶包之。小便不利，五苓散加车前、木通、灯草。

便痈，即血疝初起，用消毒散。

皂刺　金银花　防风　当归　大黄　甘草节　瓜仁等分

水酒各半煎，食前服。已成者，用酒大黄、连翘各五钱，枳实三钱，厚朴、甘草节各二钱，桃仁三十个，分三服，姜引煎服。

一分①，故纸、鼠黏、黑丑各炒，酒大黄等分，每末一两，酒调服。一方，牡蛎、大黄各二钱半，甘草一钱，瓜蒌子一枚，捣，水煎服。

㾐②当初起，隔湿纸饼灸七壮，或以葱白炒，熨五七次，内服皂子七枚。

人面疮，冤业所致，作善事解之。服流气饮、苦参丸，外用贝母末付之。

---

① 分：疑作“方”。

② 㾐（qí 起）：生于乳房及大腿根部的痈疖。又名㾐疡疬。

苦参丸

苦参四两　防风　荆芥　白芷　川乌　赤芍　何首乌　川芎　独活　栀子　牙皂　蔓荆子　茯苓　山药　蒺藜各一两　草乌三钱　黄耆　羌活　白附子各一两

上为末，面糊丸如梧子大，三五十丸，好酒或茶送下，日三服。

臁疮久不愈者，多是肾水虚败下流，又有脾湿下流。可服苦参丸以补肾水。外隔纸膏。

隔纸膏

老松香　樟脑　国丹　水龙骨即旧舡石灰，各等分　轻粉少许

不愈，加白芷、川芎、礞硝，为末，溶化松香，少加香油和药，以纸随疮大小摊药，仍用川芎、白芷、礞硝煎汤洗疮净，以膏傅之，四日一换。

十四味臁疮膏　治臁疮、汤火刀斧杖疮，神效。

香油一两　黄蜡二钱，夏三钱　银珠①　黄丹各一钱　乳香　没药　黄连　归尾　血竭　龙骨　黄檗　轻粉各三钱

年久不愈，加猪羊胆各一个。

上末，将蜡油溶化，先下银珠黄蜡，次下余药，搅煎，冷定，次下轻粉成膏。纸摊，先洗后贴。

脚背发，得于消渴后。发于足指，名曰脱疽。紫黑者不治，赤黑者可疗。服流气饮、苦参丸，外用解毒生肌药贴之。

十六味流气饮　治奶岩瘿瘤，下部诸疮。

人参　黄耆　川归各一钱　川芎　肉桂　厚朴　白芷　甘草

---

① 银珠：即银朱。《本草纲目·银朱》附方："银朱治汤火灼伤，痈疽、发背、臁疮不愈。"下同。

防风　乌药　槟榔　芍药　枳壳　木香各五分　桔梗二分　紫苏钱半　青皮一钱

水煎服。

水澄膏　拔毒消肿。

雄黄飞，三钱　黄连　黄檗　大黄各五分　郁金二钱

为末，每用少许，抄入新汲水中，俟澄底，去水，纸摊贴上。

发背七十五

发背须防正对心，搭肩相串莫言轻背属太阳之经，虽少气多血，而与心膜相近，最为可虑。初起，用槐花酒并灸法。若成疮，则以清心护膜为主，内固清心散、黄矾丸，不伤膜不死。若通背肿者，难治。对心发乃心火之盛，邪热会聚于此。又有莲子、蜂窠，皆对心而发，须防毒气入心，急用黄连消毒饮。热退，内托千金散去桂。外用拔毒生肌之药。开散者，铁箍散。左右搭肩，生于骨上动处，易治而难安，真人活命饮。热甚，黄连独活散。若左搭串右、右搭串左者，难治。两头脾肚肾俞别，流注皆因风热成两头发者，亦居背中，四边散攻，上下两头却小。乃因饮食所致，气血皆虚，故开口而阔，复煎散。脾肚发于肩下脊上，因饮食而感，其毒广一尺，深一寸，当治脾肚之毒，内固清心散。肾俞发在脊下，因受湿并怒气、饮热酒而得之，伤于内肾，流毒在肾俞，宜解肾毒，黄连消毒饮去羌防桔梗。若伤肾膜脓稀者，不治。流注因风热之盛，气因热而走于四散，急宜疏风定热，自然而息，黄连消毒饮。若因伤寒而得，表未虚者，连翘败毒散。发表太过为冷流，内托千金散。

黄连独活散　治一切发背恶疮，初起肿甚，三服即消。

羌活　独活　防风　藁本　黄芩　黄连　人参　陈皮　苏木　归尾　防己　甘草稍各五分　知母　桔梗各一钱　黄耆　黄檗　炙甘草各钱半　生地二钱　当归　连翘各三钱　泽漆七分

作二服，水煎，入酒半钟，临卧时服。

神仙黄矾丸　消痈疽及发背肠痈，托里消毒，固脏腑，护膜止疼。

真黄蜡二两　明矾三两，末

先溶黄蜡，待少温，入矾末和匀，众手速丸，如梧①子大，二三十丸，食前温酒下。此药护膜止泻，消毒化脓，内疽肠痈、发背、近腹之疮，尤当服。因服金石补药发疽者，非此莫治。另用矾末，每服一钱，温酒调下，尤效。但宜于溃后服，服三四两后，尤见其功。一切恶疮蛇虫所伤，内服外涂皆效。

乳痈七十六

乳属阳明与厥阴，儿吹郁怒两相因乳头，厥阴所属；乳房，阳明所经。厥阴之气不行，则窍不通而汁不出。阳明之血沸腾，则热甚而化脓。虽有儿者为外吹，有孕者为内吹，然未有不由厚味所酿、忿怒所逆、郁闷所遏而成。揉通吮透收功易，积溃如癌气郁成初起即当忍痛揉软，吮令汁透，易于消散，失此成痈，最难调理。用青皮疏厥阴之滞，石膏清阳明之热，芎归、甘草节、桃仁行污浊之血，瓜蒌、连翘、橘叶、皂刺、川山甲、金银花消肿导毒，少佐以酒，行药力也。或用活命饮，或用蒲公英、忍冬酒皆效。灸二三壮尤妙。切不可用针以伤乳房。既溃，以参芪、芎归、芍药、青皮、连翘、瓜蒌、甘草节调理。更有不得于丈夫与舅姑②，或自幼性急郁闷，朝夕积累，遂成隐核，数年始发作痛。当以疏气行血为主，十六味流气饮。单煮青皮汤、橘叶散。溃久不合，则如岩穴之状，故名奶癌，用红玉锭子，以去蠹生新，渐可收功，外敷妙贴散。气血虚而难生者，八珍汤加疏气药调补之。

橘叶散

青皮　石膏煅　甘草节　归身　金银花　没药　蒲公英各五

---

① 梧：原作“吾”，据文义改。

② 舅姑：舅，原作“旧”，据文义改。舅姑，即称夫之父母，俗称公婆。

分　瓜蒌子一钱　皂刺炒，钱半

青橘叶一小握，酒煎服。

丁香散

治乳头破裂，丁香为末，津调付。

附骨疽臀痈七十七

热毒寒凝腿骨间，厥阴尤易少阳难附骨疽，皆因厚味措①毒于腿骨之间，及劳役酒后乘热涉水卧湿，寒湿入骨，阳滞于阴，疽发于贴骨，最为难治。然在腿内，厥阴之经，乃三阴脉络往来之路，药力易到，且厥阴多血，尤为易治。若在腿外少阳之经，寒多热少之地，药力难到，少阳少血，尤为难治。凡见腿骨行步作痛，或皮肉不变，或漫肿光泽，或按至骨痛甚，便是附骨疽。以苍术为君，佐以黄檗之辛，行以青皮肉桂。夏加条芩，冬加麻黄。虚者加杜仲、牛膝、生甘草为使，大剂服之，外用火坑蒸法。如在太阳、太阴、厥阴之分，羌活防已汤。在少阳分者，黄耆酒煎汤。热甚，黄连消毒饮。如已成脓，须针得出，切忌五灰膏、巴硇等锭子药，毒深入再不得出，愈加溃烂，多致不救。只服八珍汤加引下焦之药调养，自然收功，虽有朽骨，亦得自处。臀痈地僻尤难治，滋补先施可获痊臀居小腹之下，乃阴中之阴，道远地僻，虽曰太阳多血，然气远不到，血亦罕来，中年人尤虑。患此，但见坚硬肿痛，即用灸法，服内托羌活汤。若疮成，便与滋补气血，可保终吉。若无积补之功，其祸多在结痂之后，或半年已来，多致失手，慎之。

羌活防已汤　治附骨疽初发于太阳、厥阴、太阴分者。

羌活　川芎　苍术　防已　木香　连翘　射干　甘草　白芍　木通　归尾　苏木各□分

水酒各半，食前服，美膳压之。

黄耆酒煎汤　治疮生足少阳经分，微侵阳明经。

---

① 措（zé 责）：通“笮”。压，迫。《史记·燕召公世家》：“燕北迫蛮貉，内措齐晋。”王念孙杂志：“措者，迫也。字本作笮。”《汉书·王莽传》：“迫措青、徐盗贼。”颜师古注：“措，读与笮同。”

柴胡钱半　连翘　肉桂各八分　黄檗　甘草各五分　升麻七分　大力子炒　黄耆　归尾二钱　白芷一钱

水酒各半，食前温服。

内托羌活汤　治尻臀生痈，坚硬肿痛，两尺脉紧。

羌活　酒檗各二钱　防风　藁本　归尾各一钱　肉桂三分　连翘　炙甘草　苍术　陈皮各五分　黄耆钱半

水酒各半煎，空心热服，厚衣盖痈上，使药力易行。

蒸附骨疽法：掘坑，火煅通红，沃以小便，病者脱下衣，坐坑中，以衣围抱下体，使热气熏蒸，腠理开泄，气血通畅而愈。

疔毒七十八

膏梁暴气足生疔，畜类瘟𤶼①毒及人膏梁之变，足生大疔。盖人恣食辛辣厚味，蕴毒于中，又感天地寒暑风雾暴沴②之气，以致荣卫结滞，火毒不泄而疔毒生焉。未有内无热毒而暴气得成疔者也。又有瘟𤶼死兽毒气，触人亦能生疔，其状头粒甚小，或肿或不肿，先痒而后痛，先寒而生热，热定则多寒，四肢沉重，头痛心惊，眼花见火，甚则呕逆。三十六疔形最恶，余疔十二毒稍轻十三疔中，惟有三十六疔形症最恶，状如黑豆，四畔赤色，日增一疔，若满三十六者，不治。麻子疔次之，其疔始末皆痒，触犯则难治。余如牛狗、刀镰、浮沤③、蛇目、盐肤、水洗、雌雄、石火烂疔，皆因其形象而名，其毒虽轻，色黑者重，失治皆危殆也。治法当看表热恶风，四肢拘急，不渴，其毒在表，宜连翘败毒散、二活散或返魂丹汗之。烦渴心惊，疔黑，毒在里，宜芎䓖汤，或夺命丹下之。紫金锭内服外涂皆效。毒气入腹，呕逆，护心散，外以紫金散，重则用提疔钉子取之。

---

① 𤶼（huáng 黄）：瘟疫。
② 沴（lì 历）：恶气，灾害。
③ 浮沤：水面上的泡沫。

二活散

羌活　独活　当归　乌药　赤芍　金银花　连翘　天花粉　甘草节　白芷各四钱半　红花　苏木　荆芥　蝉腿①　干葛各三钱　檀香二钱

为末，三钱苍耳汤调下。

赤芍药汤

金银花　赤芍各二钱五分　大黄三钱七分半　瓜蒌一个　当归　甘草　枳壳各钱半

分二贴，水酒各半煎服。

返魂丹　治疔发汗。

乳香　没药　辰砂　雄黄各钱半　轻粉　片脑　麝香各五分　海羊即蜗牛，不拘多少　蟾酥　青黛　粉草　硼砂各一钱

为末，蜗牛捣膏，少加酒糊丸，如弹子大，每一丸，生葱头三个，细嚼咽下，得微汗即解。一方，加铜绿、寒水石、枯矾各一钱。

夺命丹

巴豆三钱，醋煮一伏时　黄丹　朱砂　雄黄各三钱　乳香　郁金各五钱　大黄一两　轻粉二钱　蟾酥一钱或五分　飞罗面②三两

为末，滴水为丸，如绿豆大，二十丸茶清送下。量大小虚实加减。

---

① 腿：疑作“退”，即蝉蜕。
② 飞罗面：磨面时飞落下来混有尘土的面。

紫金散

信①一钱　雄黄　硼砂炒，各钱半

为末，拨开疮贴之，二次瘥。

提疔钉子　兼治瘰疬。

雄黄　朱砂各二钱　青盐　砒霜　白丁香②　轻粉　斑猫③去翅、足，各钱半　蟾酥　麝香各一钱　黄蜡七钱　蓖麻子三七粒

银器内溶化黄蜡，和药末，丸如梧子大，捻作饼子，刺破疔疮，放一饼于疮上，又刺四边五七十，恶血出为妙，却用膏药贴之。

瘤瘿结核七十九

气滞痰凝血不周，若生肌体便成瘤人之元气，周流脉络清顺，何有瘿瘤结核之症。或因忿怒郁闷，或因脾气不输，以致气滞不通，痰血凝滞，生于头面体肤者，为瘤。有六：骨肉脓血脂石是也。惟脂瘤可破，去其脂粉而愈。余皆不可破，用南星膏贴之，内服昆布丸、海藻丸。根小者，以芫花根汁浸线，或蛛丝系之。面上小肉瘤，用艾火灸热，自落。结于颐项名为瘿，核生痰凝不足忧结于颈项两颐者，为瘿。有五：气血石筋肉大④也。俱不可破，当破气豁痰，咸以软之，坚以削之，自然消散。破结散、海藻丸。或用昆布一两，醋浸，徐徐呷之。岭南秦陇多生瘤瘿者，水土然也。凡项臂结核，不痛不痒，不红不肿，乃痰注不散，不足为忧。用二陈汤加酒大黄、连翘、桔梗、柴胡散之，或二陈加皂刺、防风、黄芩、苍术。凡瘿瘤不痛不

---

① 信：即人言，又名信石、砒石。《本草纲目·砒石》附方引《急救良方》："一切漏疮有水，用信石，新瓦火煅，研末，以津调少许于纸捻上，插入，蚀去恶管，漏多勿齐上。最妙。"

② 白丁香：雄雀屎。《本草分经》："雀矢，一名白丁香。"《本草纲目·雀》附方引《梅师方》："诸痈已成脓，惧针者，取雀屎涂疮头，即易决。"

③ 斑猫：《本草纲目·斑蝥》释名："斑猫，龙尾，龙蚝，斑蚝。"

④ 大：疑衍。

痒，不肿不长者，皆不应药，难治。

昆布丸

昆布　海藻俱洗净，麦醋煮干，各一两

炼蜜丸如杏核大，噙化。

海藻丸

海藻　贝母　青皮　陈皮　三棱　莪术　连翘　昆布　枯矾　黄连　桔梗　当归尾等分

上末，蜜丸弹子大，噙化。

一方，海藻、黄连为末，掌中时时舔之。

瘰疬马刀八十附神应比天膏[1]

项颔[2]结核名为瘰，胸胁间生是马刀结核于颈项颔下，大小不一，如大豆如银杏，连串而生，名为瘰疬。结于胸胁乳枝，形如马刀者，名为马刀。手足少阳原少血，久成遗漏速当消二症生于手足少阳阳明之分，少阳多气而少血，皆因气郁火郁而成。妇人有此，必生寒热，月经不调，宜开郁散火行气和血，略加软坚削积之药。瘰疬，升麻调经汤、连翘散坚汤、连翘丸。肿痛，皂子丸。马刀，散肿溃坚汤、消肿汤，或用海藻一斤，酒浸，徐徐饮。血虚，四物汤倍酒芍、牡蛎粉、陈皮、柴胡、甘草、黄连、玄参、炒神曲、桑椹膏。久而不消，溃则成漏，此病发于脏腑，只宜服药消之，不可外取，虽成漏，尤可消之。若内不服药，则病根益深，愈致尪羸，不救者多矣，外取何益哉。

升麻调经汤　治瘰疬绕颈或至颊车，块子坚硬，大小不等。

升麻八分　葛根　草龙胆　黄芩　莪术　三棱四味俱酒制，炒　炙甘草各四分　归稍　芍药各三分　黄檗二分　知母一钱，俱酒炒

---

① 附神应比天膏：此六字据原书目录补。

② 颔（hàn 汗）：下巴。《方言》卷十："颔、颐，颌也。南楚谓之颔，秦晋谓之颌，颐其通语也。"

水煎，临卧时服。外，用十料蜜丸噙化。

连翘散坚汤　治耳下或至缺盆、或肩上生疮坚硬如石。

柴胡一钱二分　酒龙胆　酒瓜蒌根各一钱　酒芩七分　归稍　生芩　莪术　三棱　连翘　白芍各五分　炙甘草三分　酒连　苍术浸，各二分

水煎，临卧时服。外，用十贴炼蜜丸噙化。

散肿溃坚汤　治马刀疮、瘰疮。

黄芩八分，半生半酒炒　草龙胆酒洗，炒四次　酒瓜蒌根　酒檗　酒知母　桔梗　酒昆布各五分　柴胡四分　炙甘草　三棱酒煨　莪术酒煨　连翘各三分　葛根　白芍　归稍各二分　黄连　升麻各一分

水煎，临卧时服噙下。外，用十贴蜜丸噙化。

消毒汤　治马刀。

鼠黏子炒　黄连各五分　归稍　甘草各七分　瓜蒌根　黄耆各一钱　生黄芩　柴胡各一钱二分　连翘二钱　红花少许

水煎热服。

连翘丸　治瘰疬结核。

新薄荷二斤，取自然汁　好皂角十片，浸，取汁　青皮一两　连翘五钱　陈皮一两　皂子仁两半　牵牛半生半炒，头米，一两

为末，二汁熬[1]膏，丸如梧子大，三十丸连翘汤下。

皂子丸

好皂子仁一升　玄参　连翘各一两

水五升，煮。慢火煮，水尽为度。拣皂子软者，每三粒，食后、卧时细嚼，津咽下。硬者，连药捣烂，蜜丸噙化。

---

① 熬：原作“鳌”，据文义改。

附：神应比天膏　治诸毒恶疮、无名肿毒、三十六种风、七十二般气、打伤诸虚、百损痰气、结核瘰疽，并皆治之如神。

琥珀　血竭各六钱　阿魏一两　片脑　牛黄　麝香各三钱　乳香　没药　白龙骨　赤石脂　轻粉　孩儿茶各一两　僵蚕　蝉退　蛇退　人退　血余　川山甲各五钱　苍术　白及　白蔹　当归　大黄　麻黄　黄檗　川芎　白芷　薄荷　川乌　草乌　何首乌　乌药　全蝎　防风　秦艽　连翘　黄芩　黄连　知母　贝母　羌活　独活　栀子仁　桔梗　柴胡　荆芥　五倍子　海漂消[①]　皂角　木鳖子　大风子　蓖麻子　杜仲　苦参　地骨皮　苏木　石斛　威灵仙　牡丹皮　石菖蒲　升麻　杏仁　细辛　红花　官桂　松香　椿枝　桑枝　槐枝　柳枝各二两

上前十二味，另研为末极细，其[②]诸药俱剉碎，用香油十五斤浸，春秋四日，夏三日，冬七日。用弥陀僧[③]三斤，黄丹一斤，俱极细末，以浸药。文武火煎，药焦枯无踪影，退火待冷，去滓，复入火，以黄丹弥陀僧，每起四五钱，时时入，用柳枝不住手搅，用冷水一碗，滴药成珠不散，方入琥珀孩儿十二味搅匀。入瓷罐内收过一七日，方可用。如贴身痛风湿等证，取生姜捣烂，连汁炒热，擦患处二三十遍，拭干，火烘膏药贴上，三日一换，时常熨之。炼膏时，择净室，勿令猫、犬、妇人见之。

① 海漂消：即海螵蛸。
② 其：此下疑脱“余”字。
③ 弥陀僧：即密陀僧。

妇人门

经候八十一

妇人天癸有常经，或在先期或后行女子二七而天癸至，任脉通，太冲脉盛，月事以时下。匝月①一行，与月之盈亏相似。经行时将理失宜，多成大病。如劳力惊忧恚怒，则气血错乱与②经络，每遇经行则诸痛皆依，过期复安，宜柴物汤加牛膝红花行之。先期而来，或依期而血多不止者，血热也。紫黑者热之盛也，四物用生地，加知檗芩连。血不止者，三补丸加香附、龟板、荆芥、生地、柴芩。过期而来，或依期无痛而血少者，四物倍当归、熟地，加参术、陈皮，少加桃仁红花以生血。潮热，加柴芩。过期紫黑成块作痛者，血热气滞也，四物加香连、玄胡。挟痰过期或依期而色淡者，四物二陈汤。色淡而有水者，胃苓汤加芎归。肥人过期，导③痰汤加芎归参术。或先或后，或多或少，或一月再来，或作寒热者，俱用柴物汤加木香、青皮、丹皮、麦冬调之，或桃仁散。气滞气虚兼气乱，经枯经闭及瘕分血因气而行，成块者，气之凝。将行而先痛者，气滞而血实也。有行后瘀血未尽而作痛者。俱四物加桃仁、红花、香附、木香、青皮、莪术。热加柴胡、芩连。行后作痛，气血俱虚也，八珍汤。错经妄行吐衄者，气乱而火逼之也，三黄四物汤加丹皮、桃仁、红花、木香、槟榔。经枯者，或因堕胎多产伤血，或因消渴泻痢潮热盗汗销血，四物加橘术以养胃、天麦冬以清肺、知檗以滋阴、柴芩以退热，使血自生。气闭而不通，或成瘕者，四物加桃仁、红花、青皮、木香、三棱、莪术、香附。瘕，加熟桂、干漆。作痛者，加玄胡苦楝，或通经丸。肥人经闭，导痰汤加芎归、香连、莪术，忌地黄。血分者，经化为水，四肢黄肿，当归葶苈丸。或因七情伤心，心气停结，不能行血，或因脾气不行，不能运化生血，二阳之病发心脾是也，四物加木通、黄连、香附、菖蒲，

① 匝月：满一个月。
② 与：疑作“于”。
③ 导：原作“道”，据本书“痰饮二十二”改。

以开心气，或加橘术以养脾气。

桃仁散　治月水不调，或淋漓不断，断后复来，作痛，饮食减少。

桃仁炒，研　炙甘草　半夏各三分　赤芍　生地各一钱　泽兰　牛膝　当归　桂心　丹皮　人参　蒲黄　川芎各七分

姜引，空心服。

四物汤　乃妇人众疾之总司也，随上下引经、寒热加减。

川芎　当归　芍药　地黄

上切，等分，水煎服。

调经汤　治妇人经水不调，脐腹腰脊疼痛，临经涩痛，或产后腹痛。

莪术煨　熟地各钱半　玄胡　楝肉　川芎　当归　芍药各二钱半　槟榔一钱　红花四分

每五钱水煎，食前服。

导经丸　治经不通，脐腹连腰疼痛。

川芎　当归　白芍　甘草　官桂　桃仁各一两　大黄二两　血竭　红花各二钱半　地胆二十一个，去翅、足

炼蜜丸如梧子大，三十丸，空心温酒下，量虚实加减。

通经丸　治妇人、室女经闭，脐腹痛或成瘕。

川椒炒，去闭口者　莪术煨　归尾　青皮炒　干姜炒　酒大黄　桃仁研　红花　桂心　干漆炒尽烟，等分

上末，将四分之一醋煮成膏，和余末杵匀，丸如梧子大，二十渐加至四五十丸，空心醋汤下，温酒亦可。性畏漆者，鸡子清和药内。紫金锭治血闭，神效。

通经下取方

海蛤粉半两　苦葶苈　皂角各二钱半　巴豆去油　天花粉　苦

丁香① 红娘子②各钱半 麝香少许

为末，每一钱葱涎捣丸，绵裹，以五寸竹管纳阴户中，候热时，先通黄水，次则行经。

煮附丸 治经候不调，腹胁刺痛膨胀，头眩恶心，经闭，崩漏带下。

香附去皮毛，醋浸一日，煮，焙干

醋糊丸，五十丸，淡醋汤下。一方，酒、醋、盐水、童便四制。一方，加艾叶四两，当归二两，名艾附丸。

当归葶苈丸 治血分经闭，化水黄肿。

人参 当归 大黄煨 瞿麦穗 赤芍 白茯 桂心各五钱 苦葶苈炒，二钱半

炼蜜丸，三五十丸，空心米饮下。

益母丸

用益母草，炼蜜为丸。或加四物同丸，治妇人诸疾。

崩漏八十二

妇人何故成崩漏，咎在心肝与任冲崩者暴下不止，漏者时时滴沥。所以致此者何也？盖心主血而肝纳血，七情过伤，五志过极，则心火坑③甚而不能主血，相火随起，肝不能纳血，故血不归经而妄行，甚则为崩，微则为漏也。又冲为血海，任主胞胎，或因劳力过伤，或因小产，或因毒药伤胎，有伤冲任，不能约束其经，亦成崩漏。治斯疾者，当以养心神泻肝火为主，而补养冲任次之。气热劳伤虚并脱，挟寒挟湿少温中因气所使而崩者，用炒黑香附末、归身、白芍酒炒、熟地、白术各一钱，参芪、川芎、蒲黄、地榆各五分，升麻三分，煎服。挟热，四物加知檗、芩连、麦冬、青

---

① 苦丁香：甜瓜蒂。

② 红娘子：樗鸡。

③ 坑：疑作“亢”。

皮。肾虚不能镇相火者，凉血地黄汤。阴虚血热不止者，黄芩汤。紫黑成块，生地黄散。劳役伤脾，身热自汗，体倦不食，当归芍药汤。劳伤冲任，腹疼脉迟者，伏龙肝散。气血两虚而崩，四物加参芪。不止，小蓟汤。血虚不止，四物加炒干姜、白芷、百草霜、棕榈灰。心气不足，丁香胶艾汤。气血俱脱，升阳举经汤。滑脱不止，固经丸。挟寒腹痛，少加温中之药，伏龙肝散。挟湿而崩，升麻除湿汤。

凉血地黄汤　治妇人阴虚不能镇守胞胎，相火旺甚，血走而崩。

黄芩　荆芥　蔓荆子各钱半　黄檗　知母　藁本　细辛　川芎各二分　黄连　羌活　柴胡　升麻　防风各三分　生地　当归各五分　甘草一钱　红花少许

水煎服。

黄芩汤

黄芩为末，每二钱烧秤锤淬酒下。

生地黄散　治吐衄崩中，血紫黑成块。

生地　熟地　枸杞　柴胡　黄芩　黄连　地骨皮　天冬　白芍　甘草　黄耆

下血加地榆。水煎服。

当归芍药汤　治劳役伤脾，经水漏下不止。

柴胡二分　炙甘草　生地各三分　黄耆一钱　陈皮去白　熟地各五分　苍术泔浸　白术　川芎　白芍各钱半

水煎，空心服。

伏龙肝散　治劳伤冲任崩漏，脐肠疼痛，脉迟食少，或赤白带下。

伏龙肝　赤石脂　麦冬各一两　炙甘草　桂心各半两　当归　干姜各七钱　川芎　艾叶各三两　熟地四两

每服四钱，枣一枚，煎服。

小蓟汤　崩中不止。

小蓟叶汁　生地汁各一盏　白术半两

水一盏，煎白术数沸，入汁再煎服。一方，荆芥末三钱，童便调下。

丁香胶艾汤　治心气不足，崩漏不止，脐下冰冷，赤白带下。

熟地　白芍各三分　川芎　丁香各四分　阿胶炒，六分　艾叶一钱　当归□钱二分

上以川芎、地黄、丁香为末，连归、芍、艾叶煎数沸，入阿胶再煎服。

升阳举经汤　治气血俱脱，经水不止。

肉桂夏月不用　白芍各二分　红花半分　细辛三分　人参　熟地　川芎各半分　独活　附子炮　炙甘草各七分半　羌活　藁本　防风各一钱　白术　当归　黄耆　柴胡各钱二分　桃仁泥少许

上作二服，水煎空心服。

升阳除湿汤　治崩漏挟湿，下水浆之物。

羌活　柴胡　苍术　黄耆各钱半　防风　炙甘草　升麻　藁本各一钱　蔓荆子七分　独活　当归各五分

水煎服。

固经丸　治经水过多不止。

黄芩　龟板　白芍各一两　樗根白皮七钱半　炒檗三钱　香附童便浸，三钱半

酒糊丸，白汤空心下。

肥人崩漏，用南星、苍术、川芎、香附丸服。

带下八十三

带下多因崩漏成，湿痰湿热未分热带脉主约束胞门，脏腑浊气下

流，则带脉不能约束而下。又崩中日久为白带，盖崩久则血少而白滑下流，柴物汤加参术、陈皮。余若胃中湿热，清浊不分者，胃苓汤加芩连以清之。湿痰下流者，二陈汤加二术。热，加芩连。久则加升麻、柴胡提之。实者，小胃丹、十枣汤、赤白玉烛散之类下之。肥人白带，二陈汤、海石丸。瘦人，用固真汤、二黄海石丸。通用樗白丸。须知赤白皆因热，久病虚寒少用温赤者，热干血分，二陈加芎归、芩连、赤葵花。白者，热干气分，二陈加参术、苓冬、白葵花。赤白相杂，气血俱热，益母丸、苦楝丸。非独赤白，湿热干于五脏，五色皆见，一以清热燥湿为主，而随色加减治之。若久病虚脱者，固真丸。虚寒腹痛，桂附汤、玄胡苦楝汤。

固真汤　治白带脐腹痛甚。

人参　陈皮各五分　炒檗　炒芩　白葵花各一钱　郁李仁八分　柴胡七分　炙甘草三分　干姜二分

赤带，易红葵花。水煎，空心服。

桂附汤　治虚寒白带①，腹痛腥臭。

黄檗　知母　肉桂　附子炮，各一钱

水煎，空心服。

少食腹痛，加白芍五分。不思饮食，加五味二十一粒。气虚，加黄耆一钱，人参七分，炙甘草、升麻各五分。

海石丸　治肥人白带。

海石　半夏　南星各姜制　炒檗　苍术泔浸，炒　川芎酒洗　樗皮　香附　干姜暑月不用

各等分，醋糊丸，空心白汤下。

二黄海石丸　治瘦人带下多热。

炒檗　黄芩　滑石　樗皮　川芎酒洗　海石　青黛　酒归　芍药

---

①　带：原作“滞”，据文义改。

等分，醋糊丸服。

樗白丸　治白带。

樗白皮　山茱萸　苦参　香附各五钱　龟板　栀子各二两　黄檗一两　干姜　贝母各二钱　白术　白芍各七钱半

酒糊丸。

苦楝丸　治赤白汤下。

楝肉酒煮　茴香炒　当归等分

酒糊丸。

固真丸　白带[①]久不止，脐腹阴中痛，目中溜火。

酒檗　白芍各五分　柴胡　白石脂火煅，水飞，各一钱　白龙骨酒煮，水飞　酒归各二钱　干姜炮，四钱

面糊丸，空心白汤下，美食压之。

一方，治赤白带下。黄荆子炒末，温酒调下二钱。

一人[②]，上有头风鼻涕，下有白带。

南星　苍术　陈皮　滑石　半夏　川芎　辛夷　酒芩　牡蛎粉炒

丸服。

种[③]子八十四

阴阳和合即胎成，莫妄温宫与益精天地之道，阴阳和而雨泽降，夫妇之道，阴阳和而男女生。若妄言子宫虚冷而用温暖之药，妄言男精虚少而与壮阳益精，则阳愈炕[④]而阴愈竭。如天地不雨，物从何生。且热药煎熬真阴而虚疾随起，安望其嗣续哉。节欲调经交以道，自然生意合乾坤男

① 带：原作“滞”，据文义改。

② 人：疑作“方”。

③ 种：原作“中”，据文义改。

④ 炕：通“亢”。

子多因色欲过伤，媵①妾无数，以耗其精，不得成胎。欲求嗣者，必先节欲，以保养元精，庶克②有济。女子多因经候不调，必先看其虚实前后，依法调之。瘦人子宫血少者，四物加参术、黄芩、柴胡、香附，以养其血。肥人痰闭子宫，用导痰汤加芎归、香附、黄连，以豁其痰，庶可成胎。阴阳既和，又当交接以道。古歌云：三十时中两日半，二十八九君须算。落红满地是佳期，金水过时空霍乱。霍乱之时枉费工，树头树尾觅残红。但解开花能结子，何愁丹桂不成丛。盖言月经行尽，金水才生，子宫正开，乃受精结胎之候，妙合太和之时，过此则血渐满而子宫闭，所谓霍乱之时枉费工也。然乾道成男，坤道成女，神妙莫测，乃谓一三五日交感成男。又谓阳内阴外为男，理或有之，不必究也。

百子归附丸　调经养血，顺气安胎，胎前产后并宜服之。

阿胶珠　蕲艾醋煮　酒归　川芎　怀熟地取沉水者　酒芍各二两　香附赤心者，泔水浸，晒干，十二两

上为末，大陈酸石榴一枚，连皮捣，煎水打糊为丸，如梧子大，每百丸空心淡醋汤下。

胎前八十五

少阴心肾主胎元，腑脏荣胎象③一年手少阴心主血，足少阴肾主胞门子户，二脉滑动者，胎元也。故曰：三部沉正等无疑，尺内不止真胎妇。若夫左疾为男右疾女，《脉诀》已详言之。妊娠十月，腑脏各养一月，象一年四时。初两月象春，肝胆脉养之；三四象夏，心与小肠养之；五六象长夏，脾胃脉养之；七八象秋，肺与大肠养之；九十象冬，肾与膀胱养之。至期，当养之经气血有虚实，故胎孕为之不安。如厥阴太阳，少气多血，太阴少阴少阳，少血多气，惟有阳明多气多血之类。按月医调休犯禁，随宜保重

① 媵（yìng 硬）：古代随嫁的女子和男子。

② 克：能。《诗·大雅·荡》：“靡不有初，鲜克有终。”郑玄笺：“克，能也。”

③ 象：好像。

可生全善医者，当按月所养之经，视其气血不足者补之，太过者调之。安胎之法，以养胃为主。血宜凉而不宜热，气宜顺而不宜逆。白术安胎养其胃也，黄芩治其火也，陈皮、枳壳、砂仁、紫苏顺其气也。而四物胶艾尤为养血和血之要。凡孕成之后，即以安胎饮调之。八月九月，即以束胎丸、达生散顺利之。中间杂病三十余种，一以安胎为主，不可犯禁。盖汗下利小便，谓之三禁。犯之能亡津液，令胎枯燥不安。若病势有重于胎者，不得已而用之，可也。妊娠之妇，尤当随宜保养，性宜静而不宜燥，体宜勤而不宜劳，味宜凉而不宜热，衣宜温而不宜寒。又宜却一切油腻、辛辣、酸咸、生冷、鱼鳖、狐兔、鸧雀之物。戒一切情欲、忧愁、忿怒、粗言恶语，庶可保全而易生，产后亦无诸病矣。

安胎饮　孕成之后，觉有不安，或腰腹疼痛，或饮食不美，常服。

白术　当归　白芍　熟地各一钱　人参　川芎　条芩　陈皮各五分　甘草　砂仁　紫苏各三分

气滞，加枳壳、香附、天台乌药，去熟地、人参。热，倍黄芩。

束胎丸　七八个月服。

黄芩炒，夏一两，秋七，冬五钱　陈皮三两，不见火　白术二两　茯苓七钱半

粥丸，三十四丸，白汤下。

达生散　八九个月内服。

大腹皮乌豆汁洗，一钱　人参　陈皮　紫苏茎叶各五分　白芍　白术　当归各一钱　炙甘草二分

或加枳壳、砂仁。夏加芩、连、五味，春加川芎、防风，秋加泽泻，冬加砂仁。胎动不安，加金银三五钱、野苎麻根一钱。气上凑，加紫苏、地黄。性急，加柴胡、黄芩。食少，加

砂仁、神曲。渴，加芩、冬。能食胎盛，加黄杨脑[1]七个此物能瘦胎。有痰，加半夏，葱引。

临月养胎：芎、归、橘、术、香附、黄芩各一钱，白芷五分，甘草二分，煎。调益元散一钱服。虚者，加人参七分。

堕胎：气血不能荣养而自堕者，犹枝枯则果落。血虚，四物加橘、术、黄芩。气血俱虚，加参、芪。因事触侮伤胎，犹风撼其木，人折其枝也。

胎漏：乃气虚有热。热则流通，血不归经以养胎而漏下，有漏尽则胎干之忌。以清热养血为主，四物加阿胶、白术、条芩，少加香砂。下血不止，加续断、艾叶。热，加黄连、茯神。加糯米煎服。

恶阻：乃恶心而阻其饮食。人参橘皮汤：橘术、麦冬、白茯、制朴各八分，人参五分，甘草三分，煎服；或以白术为丸。肥人多从痰治，二陈汤加参术、香砂、厚朴、生姜。有热，加芩冬。无痰，去半夏。气滞，加天台乌药、紫苏茎。头眩，加川芎、细辛。耽嗜一物，乃一脏之虚，如嗜酸乃肝脏养胎而虚也，故初孕多爱酸。

胎动：乃火气逼胎上逆，或喘或胀，四物加黄芩、香附、阿胶，或安胎饮。胎动，用芎、归、茯苓、厚朴，煎服。一方，当归三钱，阿胶、甘草各二钱，葱白煎服。一方，止用当归、地黄。素有冷气冲心刺痛，川芎散：芎归各一钱，人参、吴茱萸、制朴各五分，茯苓、桔梗各四分，芍药七分，枳壳、甘草各三分，煎服。客寒犯胃而痛，火龙汤：盐炒艾叶、炒茴香、酒煮楝肉各二钱半，煎服草蔻丸。客热犯胃而痛，二陈去半夏，

① 黄杨脑：《本草纲目·黄杨木》："主治妇人难产，入达生散中用。"

加炒栀、芩、二术。腹中寒痛，理中加香砂。热痛，黄芩芍药汤加白术。虚痛者，四君子加归、芍。女人胞胎系于腰，腰痛酸急，恐产也，急服安胎饮，少加肉桂。

子烦者：惊怯烦闷不安。麦冬汤：麦冬、防风、茯苓、黄芩各三钱半，竹叶一钱，分二服。一方，有知母，无黄芩。犀角散：屑①、地骨皮、条芩、麦冬、赤茯各一钱，甘草五分，水煎，入竹沥。当归饮子：芎归、阿胶、豆豉、寄生、葱白、甘草。一方，有人参，无寄生。或用安神丸。

子悬：胎气不和，淒②上心腹，疼痛，紫苏饮，大腹皮洗、川芎、白芍、陈皮、紫苏、当归各一钱，人参、甘草各五分，姜葱引。有热，加栀芩、香附。

子肿：面目肢体浮肿如水气，白术散：白术一两，生姜皮、大腹皮、陈皮、白茯苓、桑白皮各半两，每末二钱，米饮下。胀急小便不利，木通散：木通、桑皮、紫苏、香薷各一钱，枳壳、槟榔、条芩各五分，木香、诃子肉各三分，姜引。浮肿喘急，谓之子满，泽泻散：泽泻、桑皮、枳壳、槟榔、木通、赤茯等分，姜引。足肿，行步艰难，或出黄水，谓之子气，天仙藤散：天仙藤炒，即青木香藤也，香附炒，陈皮、甘草、乌药、木香等分，生姜、紫苏引。足肿身不肿者，谓之皱脚，平胃散。大便不通，四物加枳实、厚朴、黄芩。

子淋：小便涩少淋沥，安荣散：麦冬、通草、滑石、当归、灯心、甘草各五钱，人参、川芎各一两，每末二钱，麦冬汤调下。滑石太重，临月方可用之。或加栀子最稳。瞿麦亦恐损胎。

---

① 屑：犀角屑。

② 淒：云起貌。《说文·水部》：“淒，云雨起也。”

地肤子散：地肤草与芥菜相似、车前子各一钱，知母、黄芩、赤茯、白芍、枳壳炒各七分，升麻、甘草、通草各二分，或加冬葵子。小便不通，下焦有热，车前散：槟榔、木通、陈皮、赤茯、车前子、赤芍、当归、滑石、石韦等分，煎服。遗尿，白薇、白芍酒调服。胞转，用四物加参、术、陈皮、半夏、甘草煎服，吐提其气，自通。

子嗽：因感风寒者，参苏饮去半夏加桑、杏。火伤肺者，二陈去半夏，加贝母、芩、冬、枳桔。有痰，加瓜蒌、前胡、桑皮。久嗽不已，有至分娩而后止者，天冬饮：天冬、紫菀、知母、桑白炙、五味、桔梗各五分。嗽血者，加阿胶。心烦者，加麦冬、百合、竹茹。咳嗽见红，加当归、熟地，连以上十二味煎服。

胎晕：妊妇卒倒，顷刻即苏，名子痫。葛根汤：贝母、葛根、丹皮、防己、防风、芎归、桂心、茯苓、泽泻各五分，炙草一字，独活、石膏、人参各一钱。贝母令人易产，未临月以升麻代之。气血俱虚者，八珍汤。头旋目眩，视物不见，腮颊肿核，消风散：石膏、甘菊、防风、荆芥、羌活、羚羊角镑、川芎、大豆黄卷、酒归、白芷各五分，甘草二分，芽茶五分，煎服。

子疟：热多者，清脾饮；寒多者，人参养胃汤。俱去半夏。

子瘖：忽然失音不语，胎气使然，非药可疗，分娩即语。

儿在腹中叫哭：多年空屋鼠穴中土一块，令妇人噙之。

鬼胎：用吴茱萸、川芎、秦艽、柴胡、白僵蚕，炼蜜丸，酒送下。

跌扑胎动不安：用阿胶珠[①]一两，艾叶二两，秦艽一两，分三服，水煎。一方，川芎末一两，连进三服，死胎即下。

小产腹痛：四物加玄胡、香附、青皮、丹皮、泽兰、红花、桃仁。下血不止，四物去地黄，加参芪、白术、胶艾、香砂、青皮、甘草。

泻痢：泄泻不渴，小便清，平胃散加白术、茯苓、砂仁、芍药。小便赤者，黄芩、芍药、白术、茯苓、木通，煎服。因食生冷，或乘风取凉，泄泻腹痛，用白术、陈皮、白芍、炙甘草、肉蔻、良姜、木香、诃子肉，姜引。下痢赤白腹痛，当归芍药汤，白芍一钱，当归、白茯、泽泻、白术、条芩各半钱，甘草、黄连、木香、槟榔各三分。如白痢痛甚者，恐有寒，去芩连加干姜、芎术。香连丸，阿胶珠、白术各五钱，乳香、木香各二钱半，枳壳、干姜各二钱，黄连一两，茱萸炒、砂仁、川芎各五钱，醋糊丸服。

伤风：壮热，头眩运，芎苏散：苏叶、川芎、白芍、白术、麦冬、陈皮、干葛各六分，甘草三分，姜葱引。咳嗽者，参苏饮去半夏。有热者，通圣散去硝、黄、石膏。

伤寒：百节疼痛，壮热，不急治即落胎。柴胡、葛根、知母、石膏各钱半，大青、栀子、升麻各二钱，葱白五根。汗后不解，小柴胡汤去半夏。谵语，人参白虎汤。错语呻吟，干呕，黄连解毒汤。六七日不大便，大柴胡汤。阴症，理中汤。发赤斑，升麻六物汤，升麻、栀子、杏仁、大青、小草、甘草各一钱，葱引。疫病，败毒散。安胎，白术、黄芩等分，三钱姜引。

中风：痰壅，项强语涩，羚羊角散：羚羊角、独活、枣仁、

---

① 珠：原作“咮（zhòu 宙）”，据文义改。

五加皮各八分，薏苡仁、防风、当归、川芎、茯神、杏仁各四分，木香、甘草各二分，姜引。昏闷不省人事者，古拜散①，荆芥穗，焙末，每二钱，豆淋汤调下。

临产八十六

形神既备自分离，壮易虚难不足危十月数足，气血完全，形神既备，胞自不能约束，其子如果熟则皮脱之类。胞门既开，水浆既下，胎元壮健或胎前善保养者，其子随浆而下，故为易产。胎元虚弱及安逸郁闷养厚之妇，子路凝塞，转头迟慢，浆水既干，污血充塞，故生理为之不顺。若夫胎气不足或子死腹中，如干生之果，青风之谷，亦不易落。子母无气而性命危于须臾，当验舌红则生，舌黑则死。迟早吉凶皆有法，催生催死及催衣有月前腹痛如欲产而不产者，为试月。有三五日胎水已来，腹痛不密者，名为弄痛。临时浆水虽下，而腰腹未甚痛者，名为试浆，实非胞内真浆也，且宜宽心守待，不宜用力逼胎太早。若胞浆既下，腰腹痛甚，踰②时不分娩者，即用催生之药逐去污血，使子路通畅而易生。如觉有横逆凶势，即当以手轻轻扶正，待其自生。若先见手足，或搔其足心令痒而搦，或针手足心令痛而搦，或送入拨正，使生。儿初生便不可洗浴，软布拭净，速抱母怀温暖处，三日方洗。生下即洗者，多成脐风。凡胎衣未下，速以产妇发塞入口中，令呕即下。如不得下，先剪脐收儿，胎衣一头以物系着，用药下之。若待衣下而后剪脐，儿受风冷即成惊风。凡催生皆用芎归、桃仁逐污血，葵子、滑石、牛膝、车前利窍。肉桂热，则流通之药，甚加麝香下死胎。下胎衣之药皆同。而死胎多用肉桂，使之流通。车前一味，能治产难，下胎衣甚效。矮石③妇人交骨不开，芎归汤。

---

① 古拜散：《本草纲目·荆芥》附方："产后中风，用荆芥穗子，微焙为末，每服三钱，豆淋酒调服。此方诸书咸称其妙，姚僧垣《集验方》以酒服，名如圣散，云药下立待应效。陈氏方名举卿古拜散。"时珍按"唐韵：'荆'字举卿切，'芥'字古拜切。盖二字之反切，隐语以秘其方也。"

② 踰：超过。《说文·足部》："踰，越也。"

③ 石：石女。阴道生理结构不完全的人。

三合济生汤　治难产，虽一二日不下者，服之，即转动而生。

枳壳炒，二钱　粉草七分　川芎二钱　当归三钱　苏叶八分　大腹皮姜汁洗　香附炒，各钱半

待腰腹痛时，服之立产。

加味芎归汤　临月时服。

当归　川芎　黄芩　陈皮　白术　香附各一钱　白芷五分　甘草三分

虚，加人参，水煎，调益元散一钱服。

牛膝汤　催生下胎衣神效。一方有当归，无瞿麦、车前、官桂。

牛膝　瞿麦　车前　木通　滑石水飞，各二钱　葵子研　官桂各钱半，寒月倍加

水煎温服。单用车前子一两，煎服即产。单用葵子百粒，研，调酒服。

一方，用巴豆三粒，蓖麻子七粒，入麝少许，研膏贴脐，立产。

一方，下胎衣，用蓖麻子七粒，研贴足心，下即去之。

一方，童便调下朴硝三钱。

催生散

白芷　百草霜　白滑石等分

为末，芎归汤调下。小腹寒痛，加肉桂，或芎归汤调益元散三钱。素难产者，临产日三服。

一方，益元散一料，加葵子末五钱，名滑胎散。

香桂散　下死胎。

香附五钱，肉桂三钱。为末，温酒调下，须臾即下。

夺命丹　治胎衣不下，血凑心腹作痛。

黑附炮，五钱　丹皮一两　干漆二钱半，炒烟尽

用大黄一两，米醋煮膏，丸上三①味，如梧桐子大，每服五七丸，温酒送下。

产后八十七

产后须知气血虚，百邪先补莫先驱十月怀胎，气血为儿食尽，一旦分娩，加以产劳，其虚可知。百邪为病，因虚所致，当以大补气血为先。气虚，四君子。血虚，四物去芍药，加黄耆、陈皮、白术。新产不可用芍药，以其酸寒能伐发生之气，如腹痛必用之，以酒制炒。气血俱虚，八珍汤，甚则十全大补汤。如有外感风寒中风等症，皆于补药中佐以荆防、羌活、桂枝、柴前胡之类散之。内有气血痰火等症，皆于补药中加顺气化痰调血清热之剂治之。不可骤用发散攻里之药，重耗气血，而致危困也。血瘀食郁三焦火，急则从权一治之若夫恶露未尽，攻心作痛，轻则芎归汤，重则黑神散、三圣散之类治之。如有饮食郁在胸中，作腹痛头疼等症，轻则香砂平胃散加曲蘗消之，重则吐之利之。如素有上焦痰火眩运，用酒芩、石膏、天麻之类清之。中焦实热烦满，用芩连枳实以降之。下焦实火秘结，用黄芩、酒大黄、厚朴、枳实、桃仁以润之。此皆急则治标之权，而治愈之后，补养之药尤不可缓也。

黑神散　治产后恶露不尽，胎衣不下，血气攻心及腹痛不止。

黑豆炒，半斤　熟地　当归　肉桂　干姜　甘草　白芍炒　蒲黄各四两

为末，每服三钱，童便酒各半调服。一名乌金散，一方有生地。一方，用五灵脂、香附为末，甚加留尖桃仁，醋煮神曲糊丸，白术陈皮汤下。气虚，四君子汤下。血刺痛，用当归、

① 三：原作“二”，据文义改。

桃仁、红花，酒擂服。

蒲黄散　治恶露不尽，血上抢心，烦闷喘急，昏迷或狂言妄语。

干荷叶炙　玄胡　丹皮　生地　甘草炙，各二钱半　蒲黄生，六钱

分二贴，水煎，入蜜少许，温服。又失笑散，蒲黄、五灵脂为末，酒调服。

三圣散　治儿枕痛。

当归　肉桂　玄胡等分

为末，二钱，酒调服。

四物一黄散　治血块作痛。

四物各半两，炒蒲黄二钱半，炒，每末二钱，空心温酒下。一方，四物去芍药，加桃仁、红花、陈皮、香附、甘草，煎服。

清魂散　治血运昏迷。

泽兰叶　人参各一钱　荆芥穗四钱　甘草炙，八分　川芎二钱

为末，二钱，温酒童便调下。或用滚醋汤韭叶于有嘴瓶内，以嘴纳产妇鼻内熏之，即醒。或于房烧醋、炭烧漆器以醒血气。轻者，止用芎归汤。素有痰火，因产后眩运，芎归汤加芩、连、石膏清之，或用二陈汤加芎、归、芩、连，或用麦冬汤吞下安神丸。

当归黄耆汤　治产后阴脱或子肠不收。

当归　白芍炒　黄耆　人参各二钱　升麻五分

水煎温服。阴疼烦闷，桃仁、五味、枯矾为末，研膏付之。玉门不敛，硫黄四钱，吴茱萸、菟丝子各钱半，蛇床子一钱，每四钱水煎频洗，自收。一方，荆芥、藿香、臭椿皮煎洗。

参术膏　治产后胞损淋沥。

人参二钱半　白术二钱　桃仁　陈皮　茯苓各一钱　黄耆钱半　甘草五分

先煎猪羊胞，后入药煎服。

产后乳汁不通：用通草七分，瞿麦、柴胡、天花粉各一钱，桔梗二钱，青皮、白芷、木通、赤芍、连翘、甘草各半钱，水煎，食后徐徐饮之。更摩乳房。气血虚少，脉涩不行乳汁少者，母猪蹄汤。蹄一只，通草四两，煮汁饮之，少饮酒，以行血。肥盛脉壅，乳不通，或成肿痛，漏芦汤，漏芦二两半，蛇退炙，一条，土瓜根十根。上末，每二钱，酒调下，吃热羹助之。或无子食乳，欲消乳者，用麦芽二两炒为末，分四服，白汤调下。

产后风挛痿弱：血风散，四物加秦艽、羌、防、白芷、白术、茯苓，为细末，酒调下，一半炼蜜丸服。

产后不语：人参、石菖蒲、川芎、熟地各一两，防风五钱，细辛一钱，为末，薄荷汤调下。

产后中风麻木：八珍汤加荆、防、羌活、肉桂。口眼㖞斜，加附子。

产后怔忡错语：人参、甘草、山药、当归各一钱，远志、茯神、麦冬、桂心各五分，姜枣引。

风寒咳嗽，喘急痰壅：二陈汤加前胡、荆芥、桑皮、杏仁、五味子、旋覆花、芎、归、甘草。

遍身疼痛：二妙趁痛散。当归、牛膝、桂心、白术、黄耆、独活、生姜各半两，甘草、韭白各三钱，每一两煎服。

产后泄泻：黄耆、白术、川芎、茯苓，或胃苓汤。通身浮肿，四物加乳没、桂心、腹皮、木通。

产后恶血成瘕作痛：四物、桃仁、红花、三棱、莪术、乳没、灵脂、香附、干漆。经血淋漓不止，四物加白芷、升麻，煎调血余炭。

产后去血过多，阴虚内热，心胸烦满，头痛，晡①时转甚：当归、白芍、熟地、人参、麦冬各二两，肉桂一两。热加生地二两。每四钱，先煎竹叶十片，糯米一合，去查入药，枣一枚，煎服。

产后血虚，增寒壮热：当归、白芍、川芎、黄芩、白术，为末，童便温酒调下。

虚汗不止：黄耆二钱，白术、防风、熟地、牡蛎、白茯、麦冬、甘草各五分，枣一枚，煎服。

产后蓐劳，发热自汗：当归羊肉汤：当归、人参各七钱，黄耆一两，生姜半两，羊肉一斤，煮汁五盏，煎药四盏，分三服，早晚顿服。一方，用猪腰子一个，糯米一合，煮粥，加葱椒、盐醋，调和食之。一方，用当归、人参二味，煎汁，入腰子粥内服之。

产后大便不通：川归、防风、枳壳各四钱，甘草二钱，姜枣煎服。一方，麻仁、枳壳、人参、大黄、当归等分，炼蜜丸服，以润为度。二方，桃杏仁各一两，松柏仁二钱半，郁李仁一钱，加橘皮四钱，炼蜜丸服。

老人八十八

高年阴气已亏时，厚味辛温最不宜人身之阴难成而易亏，六七十以后，发白齿槁，耳聩目昏，颠倒健忘，溺数肠燥，皆是阴虚之极，孤阳无依，几于飞越。因天生胃气籍②水谷之阴以养，故稽縻③而定耳。凡一切厚味

① 晡：申时，下午三时至五时。

② 籍：通“藉（jiè 借）”。清·朱骏声《说文通训定声·豫部》：“籍，假借为藉。”

③ 縻：绳索。

饮食，如肥腻煎炒、辛辣燥热、浓酒、湿面、鱼鲜之类，皆能助火销阴。一切辛温之剂，如姜桂、乌附、半夏、防风、苍术、香附之类，皆能耗散阴血，最非养老所宜。为子若孙者，当量其脾胃之虚实寒热，而酌宜饮食，以忠养之。无事姑息苟从，以致生疾病。或有疾病，又当择其医之良者，较量药饵，以调治之，毋致孟浪峻削，以损其天年。百病当攻须带补，休将壮健一同医年高之人，气血俱惫，凡外感风寒暑湿之候，皆以扶养正气为主，而以攻邪之药佐之。凡内有气血痰火、积聚燥结之症，皆以滋阴润燥为主，而以疏导之药佐之。宁可积迟，计出万全。若不论其衰旺，而与健壮之人一同医治，妄用劫药以取速效，岂不误哉。大抵老幼之药与健壮皆同，但老人之剂稍轻，小儿之剂差小耳。

三子养亲汤

紫苏子主气喘咳嗽　白芥子主痰　萝卜子主食、痞、痰

上三味，淘净微炒，杵碎，看何症多，以所主者为君，余次之，每三钱。

宣风润肌散　老人风燥，潮搐，肢体肿痛痿软。

羌活　独活　白芷　荆芥　山药　黄耆　甘草　当归　生地　天麻　白术　陈皮　炒檗各一两　细辛　川芎各半两

上为末，每一二钱，煎水调下。

固真饮子　中年以上，阴阳两虚，头痛潮热，食少力倦，腰痛胻①酸。

人参　山药　归身　黄耆　炒檗各一钱　熟地钱半　白术　山茱萸　泽泻　故纸各五分　五味十粒　陈皮　白茯各八分　杜仲炒　甘草各七分

水煎，空心服。

三黄枳实丸　老人伤肉食、湿面、辛辣厚味，填塞闷乱

---

① 胻：胫骨上部。

不安。

黄芩　黄连　大黄俱酒炒　陈皮　白术　神曲炒，各一两　枳实炒，半两

汤浸，蒸饼为丸梧子大，四五十丸，白汤下。

润肠汤　大便闭塞。

麻仁　脂麻各盏半，研，取浓汁　桃仁泥　荆芥各一两

入盐少许，同煎，可以代茶饮之，以利为度。

润肠丸

杏仁泥　枳壳　麻仁　陈皮各半两　阿胶炒　防风各二钱半

炼蜜丸如梧子大，五十丸，苏子荆芥汤下。

丹溪治老人虚损，但觉小水短少，即是病进。宜参、术为君，牛膝、芍药为臣，陈皮、茯苓为佐。春加川芎，夏加芩，冬秋加归身、生姜。一日一服，小水之长复旧乃止。

小儿科

初生护养八十九

儿生脆似室中芽，洗浴寒凉忌早加初生之儿，若室中生芽，未见天日，不可卒受风冷。速为断①脐，以软绵拭净，收抱近母温暖处，必待三日后洗，而亦不可频浴，以湿其脐，庶免脐风撮口之患。儿在腹中，饮母之血，生下饮乳，肚中血屎，三日始换尽，不但口中有血而已。所谓胎毒者，乃禀受之气，而非干口中之血也。若拭去，只与甘草汁法，黄连、朱砂寒凉之药，不可妄与。且乳食未进，寒热未辨，若系胎热，投之尤可，倘系胎寒，岂不以阴投阴乎？若脐带干脱之后，而用延生之方，犹为近理。分娩不啼须急救，脐风撮口最堪嗟分娩不啼，即看口中上颚有泡，摘破拭去血即啼。

① 断：原作“短”，据文义改。

或阴生不啼者，且勿断脐，以绵抱儿，用香油纸捻燎脐带以救之。若七日之内患脐风撮口，多因生下即洗，受风冷而致，百无一活。看齿龈上有小泡，急以温水蘸青熟绵裹指，轻轻擦破，用蝎蛸散或牛黄散救之。月中有疾分寒热，温饱随宜勿过差胎热者，胎中受热，月中即发。或二便不利，或疮疹目赤，重舌木舌口疮等症，大连翘饮、五福化毒丹。若遍身赤丹，内服牛黄散，外涂蓝叶散，乳母服清凉饮。遍身黄色，胎中受湿也，其症壮热，二便不利，生地黄汤。胎寒者，胎中受寒，月中腹痛厥逆，泄而不乳，川白姜散、当归散。发呕，朱沉煎。有痰作呕，先用朱砂丸下之。胎惊者，月中即惊，猪乳膏。盘肠内钓，腹胀夜啼，眼上视，手足掣，至圣保命丹。挟风邪者，独活散。有热，凉惊丸。有痰，抱龙丸。儿在月中，温暖贵乎得宜，太热则易生热病，饥饱贵乎适中，伤乳，则有吐泻腹痛痰涎之症。月里频啼，则胎热得以伸散，不可因其啼哭而过乳之也。出月渐亲风与日，肥甘温饱不宜他儿之初生，固忌风冷，出月之后，当以渐而惯亲风日，使肌体苍厚坚劲，可能①风寒。若爱恤太过，则肌肤柔脆娇怯，易感风寒。如草木之方生，而以物覆盖，则萎黄柔弱必矣，安得以遂其长养之性哉？婴儿脾胃娇脆，谷气未盛，凡烹饪肥腻之物，皆能生热生痰，甘美糖果之类，皆能助虫伤胃，最不宜他②。至于衣被太温，能消阴气，饮食太饱，反伤脾胃。故云：要得小儿安，无非饥与寒。思三分寒吃七分饱，乃保婴之要诀也。

甘草汁法：儿初生未进乳时，拭去口中血，用甘草一寸，炙去火毒，煎汁，滴口中，须臾吐痰及瘀血，方与乳食。

延生方

初生五七日，脐带脱落，取置新瓦上，炭火炙烧存性，地上出火毒，研末，每末四分，加飞过辰砂二分，生地、当归煎浓汁调，纳儿口并母乳头上。一日药尽，次日遗下秽物，永无痘疹诸疾。

---

① 能（nài 耐）：受得住，经得起。

② 他：疑作“也”。

蝎蛸散　撮口脐风及胎风。

蝎蛸　僵蚕各四十九个　脑子研　麝香研，各少许

先将蝎逐个用薄荷叶包扎定，炒薄荷叶干，去扎线，僵蚕炒，共末，入脑麝研匀，每用二三分，紫雄鸡肝二片，煎汤调下。

牛黄散

七日口噤。研牛黄，每服一字，竹沥调灌之，更吃猪乳。

控涎散　治噤风，用此吐风痰，次用益脾散。

蝎尾　铜青各五分　朱砂　腻粉各分

每服一字，茶汤调下。

益脾散　和胃进食。

白茯　人参　草果煨　木香煨　甘草炙　陈皮　厚朴制　苏子炒，等分

为末，每一钱，姜、枣煎服。查煎，乳母服。

大连翘饮　治胎热二便不利，丹毒、疮疖、疡疹诸热。

连翘　瞿麦　荆芥　木通　赤芍　当归　防风　柴胡　滑石　蝉退　甘草各一钱　山栀　黄芩各五分

每一钱，加紫草煎服。热甚加大黄。

五福化毒丹　治疮疹丹毒，惊惕燥渴，口疮。

人参　玄参　青黛　甘草　牙硝枯过，各半两　茯苓　桔梗各一两　麝香　片脑各五分

一方，无片脑，有金箔。

上末炼蜜丸，一岁儿二分，薄荷汤化下。

牛黄散　月里赤丹，及治五肿丹毒。

郁金　甘草炙　桔梗　天花粉　葛根等分

为末，薄荷汤，入蜜调服五分，量儿大小用。

蓝叶散　涂丹毒赤肿风热。

蓝叶、浮萍、水苔，同研烂，绞汁，调厚朴土朱，涂赤处。

清凉饮

大黄　赤芍　当归　甘草

水煎，食后服。

生地黄汤　小儿月里发黄，壮热，二便不利。

生地　赤芍　川芎　当归　天花粉等分

每五钱，水煎服。

川白姜散　胎寒腹痛不乳。

木香　陈皮　官桂　槟榔　甘草　白姜等分

每一钱，水煎，绵蘸，使吮之。呕，加木瓜、丁香。

当归散　胎寒内钓，腹痛，面青肢冷，便青。

当归　桂心　川芎　白姜炮　香附　木香　甘草等分

每末一字，乳汁调下，日三服。

朱砂丸　月里生呕，以此下后，用朱沉煎调之。

朱砂　胆星　豆霜等分

糊丸黍米大，薄荷汤下二丸。

朱[①]沉煎　小儿呕吐不止。

朱砂三钱，飞　藿香三钱　滑石五钱，飞　丁香十四粒

每服五分，新汲水一盏，香油滴成花，抄药在上，须臾坠之，澄去水，别用水空心送下。

猪乳膏　胎惊。

琥珀　防风各一钱　辰砂四分

每末一字，猪乳调服。或加全蝎尤妙。

---

① 朱：原作“米”，据本门总论改。

至圣保命丹　胎惊内钓，肚腹坚硬，啼哭目上视，手足掣，急慢惊风。

全蝎十四个，去毒　防风　南星炮　蝉退去翅、足　僵蚕炒　天麻煨，各一钱　白附煨　辰砂另研，各一钱　麝香五分，研

饭丸，黄豆大，金箔为衣，钓藤灯心汤磨下。有热，加牛黄、片脑。一方，加羌活。当服镇心安神化痰。

独活散　胎惊。发散风邪。

槟榔　天麻　麻黄去节　甘草各二钱　羌活　独活各三钱

每一钱，水煎服。少用药水调南星末，贴囟门上。

抱龙丸　风痰壅盛，惊搐昏聩。

雄黄　辰砂　天竺黄各四钱　胆星八钱　麝香一钱

上研，甘草膏丸如皂子大，三岁儿一丸，小则减之，薄荷汤化下。

变蒸九十

儿形虽具未全神，长养之时必变蒸小儿初生，形体脏腑虽具，而气血未足，精神志意魂魄未全，故血脉志意长养之时，必有变蒸之候。每三十二日为一变，六十四日为一蒸，胎毒亦随变蒸而散。变则气升蒸则热，八蒸十变始成人变者，变生五脏，蒸养六腑，故变则上气，蒸则体热。每变蒸，轻则发热微汗如惊，五日乃解，重则壮热脉乱，或吐或汗，或烦啼燥渴，七日始解。亦有变蒸之时，外挟寒邪而为病者，当以小柴胡汤为主，而随症调之。初变生癸水，属足少阴肾，主精、志；二变为一蒸，生壬水，属太阳膀胱，其候耳与尻冷；三变生丁火，属手少阴心，主藏神，其性为喜；四变二蒸生丙火，属手太阳小肠，其候汗出而微惊；五变生乙木，属足厥阴肝，主藏魂，喜哭；六变三蒸生甲木，属足少阳胆，其候目不开而赤；七变生辛金，属手太阴肺，主藏魄，生声；八变四蒸生庚金，属手阳明大肠，其候肤热而汗，或不汗；九变生己土，属足太阴脾，主藏意与智；十变五蒸生戊土，属足阳明胃，其候不食，肠痛而吐乳。手厥阴心包络、手少阳三焦，

俱无形状，故不变蒸。十变五蒸，乃天地之数，以生成之。然后生志意，能言语，知喜怒。十变后，六十四日为一大蒸，计三百八十四日，经脉渐盛。故手得血而能持物，足得血而能行立。又六十四日为二大蒸，计四百四十八日，语言意志乃异于前。又六十四日为三大蒸，计五百一十二日，变蒸既毕，儿乃成人。亦有胎气壮实，而变蒸无寒热者。

惺惺散　治变蒸发热咳嗽，痰涎疮疹。

四君子加芍药、桔梗、细辛、天花粉，等分，每二钱，姜引。热，加柴胡。

紫阳黑散　解利热气，治变蒸。

麻黄连节，一两　大黄半两　杏仁两半，炒去皮尖

上炒黑存性，为末，每一字水煎服，连服，微汗身凉则愈。

紫霜散　变蒸发热不解，胸中有痰。痰癖，宿乳食积，大便酸臭。

代赭石醋煅七次　赤石脂各一两　杏仁五十粒　巴豆三十，去油

先研巴杏膏，入二石，糊丸粟米大，百日儿三丸，乳汁下，以利为度。

梨浆饮　变蒸潮热，疟热，积热，脾积寒热往来，或一日或二日一发。

青蒿取花头及叶，童便浸一宿，晒干　柴胡　人参　黄芩　前胡　秦艽　甘草

上各等分，一岁儿五分，两岁一钱，生梨一片，薄荷一叶，生地一寸，生藕一片，同煎温服。

调气散　变蒸，吐泻不乳，多啼。

木香　香附　人参　陈皮　藿香　甘草等分

每一钱，姜枣引。

变蒸，有寒无热，当归散。

脉候形色九十一

婴孩六岁验三关，髫龀①之年一指看一岁至六岁曰婴孩，惟以男左女右，手次指第一节为风关，二节为气关，三节为命关，以验其病。三关无脉，为风寒饮食轻病，三关有脉，为惊疳重病。脉青为惊风，青黑为慢惊，脉赤为惊热、疳热，紫黑是惊疳之极重。风关初见者，轻浅易治，气关见者，重而难治，若过命关，则病势已剧，九死一生，多不可治。慢惊虽三关无脉，亦不可治也。童丱②始堪容两指，脉来七至是平安七岁八岁曰龀，九岁十岁曰髫，可以一指诊三部之脉，而以七至八至为平脉。十一至十四岁曰童丱，始可以二指诊脉，而以六至七至为平，过则为热，不及为寒。浮则为虚为风，沉则为实为积为痛，浮数为乳痫惊悸。虚而软者，为慢惊痰涎。紧而实者，为风痫。牢③而革者，为便秘。沉而弦者，为食积腹痛。紧而弦者，为气急为风寒。洪数为热，伏结为伤食，软细为虫症。气促脉代散乱无伦者，死。两手忽无脉，主中恶气，燥乱不宁者，死。先观神色兼筋脉，形症如危治亦难小儿方脉，古人谓之哑科，必先观其神色、筋脉、形症，然后察脉。面色以红净为安，如肝病则色青，心病则色赤，脾病则面黄，肺病则面白，肾病则面黑。面见赤色，为外惊、夜啼；青紫相杂④，为惊风惊热；红紫相间，主疳热停痰；红紫有点，主伤寒夹食；青黑黄暗，主脾风慢惊。左右太阳山根青筋脉见，主频惊，青黑主死。肚上青筋，主食积、虫疳、慢惊，难治。爪甲青黑，忽作鸦声，囟门肿陷，鼻黑唇青，虫出口鼻，肚大青筋，毛稀形脱，血贯瞳仁，喘满汗流，目不转睛，皆不治之形症也。

急慢惊风天钓内钓二痓五痫夜啼客忤九十二

急惊暴发咎归肝，积热生风惊与痰诸风掉眩，皆属肝木，小儿真

① 髫龀（tiáochèn 条趁）：指幼童。

② 丱（guàn 惯）：儿童把头发束成两角的样子。

③ 牢：原作“劳”，据文义改。

④ 杂（雜）：原作“离（離）”，形近误，据文义改。

水未壮①，心火自炎，肺金受制，而无以平肝，故肝木常有余，而脾土常不足。心血未充，神志不定，故凡举动不常，音响稍异，皆易为惊。或因调护失宜，饮食不节，内积热而生风。或因惊恐神散，舍空而痰聚，或因外挟风邪，气郁而生痰，由是，风火并作，痰涎潮壅，百脉阻滞，关窍不通，而急惊暴烈之症作焉。其状牙关紧急，涎潮喘满，角弓反张，拳紧搐搦，摇头窜视，时惊时惺②，口热唇红，二便闭涩，其脉浮数洪紧，此皆肝木有余之症，以清热散风镇惊豁痰为主。初惊昏迷不省牙关紧者，嚏惊散或通关散。痰壅盛者，抱龙丸或夺命散、白玉饼。风盛者，天麻防风丸。热盛者，凉惊丸、利惊丸。肝热搐搦，泻肝③丸。小便赤，导赤散加黄芩、防风、竹叶。大便秘者，滚痰丸。挟食癖惊搐者，宽热饮。因惊而得者，镇惊丸。**脾弱慢惊兼钓痓，夜啼客忤及风痫**或因饮食不节，久泻久吐，或因伤寒疟痢，致伤脾胃，中气太虚，脾弱则生风，风甚则筋急，因成慢惊。其状身口俱冷，或时微热，手足瘈疭，拳散，昏睡露睛，惊无休时，其脉虚软，此皆脾气不足之症，以补中和气为主，通用东垣黄耆汤。初起，蝉蝎散、保命丹。元气未脱者，僵蚕丸。元气脱甚，四君子汤。痰甚，瓜蒌汤。痰甚昏迷，白玉饼。四枝④逆冷，口不渴，黑附汤。脾虚吐泻不食，白术散、醒脾散。天钓者，阳也，壮热惊搐，目上视，喜怒不常，急惊多有之。潮热者，钓藤⑤饮。惊掣者，凉惊丸。有痰，抱龙丸或滚痰丸。食积乳癖，宽热饮。内钓者，阴也，腹疼啼哭，唇黑囊肿，便清伛偻⑥，慢惊多有之。腹中急痛，魏香散、白术散、钓藤膏或保命丹。外掣者，钓藤饮。然二惊二钓，寒热如天渊之隔。急惊者，十生一死；慢惊者，十死一生。医不谙⑦此，混为一途而治，误人多

---

① 壮：原作“肚”，据文义改。

② 惺：静。《字汇·心部》：“惺，静也。”

③ 肝：原作“汗”，据本门下文改。

④ 枝：通“肢”。清·朱骏声《说文通训定声·解字》：“枝，假借为肢。”《荀子·儒效》：“行礼要节而安之，若生四枝。”

⑤ 钓藤：即钩藤，见《本草纲目》。

⑥ 伛（yǔ 宇）偻：腰背弯曲。

⑦ 谙：原作“暗”，据文义改。

矣。痓者，身体强直，终日不醒。有汗曰柔痓，桂①枝葛根汤。无汗曰刚痓，麻黄葛根汤，或小续命汤加减。便秘者，细辛大黄汤。夜啼有二，热者心烦脸赤，舌白，钓藤散、乳头散。小便赤涩，蝉退导赤散。寒者腹痛而面青，口冷肢厥，便泄，六神散、白术散。客忤者，外气兽畜之类，触而忤之，惊啼色变，喘息，口出黄白沫，或口中有悬痈肿核，宜针之，麝黄散、黄土散。痫有五，心痫，面赤目瞪，吐舌心烦，镇心丸。肝痫，面青上窜，手足拳，抽□反折，散②风丹。肾痫，面黑晦，振目视，吐沫，不动如尸，独活汤。肺痫，面白反视，惊制③吐沫，牛黄丸。脾痫，面黄直视，腹满自利，妙圣丹。诸痫气实，皆宜先吐其风痰，后以本药治之。紫金锭，治小儿惊风痫痓疮疹等疾，薄荷汤磨下。

嚏惊散

半夏一钱　牙皂五分

为末，少许吹鼻，立醒。

通关散　惊风搐搦，关窍不通。

南星炮　僵蚕炒，各一钱　麝香一字　牙皂二条　赤足蜈蚣炙，一条

为末，姜汁湿手，蘸药擦牙，或少滴口中，涎出自开。

琥珀抱龙丸　治惊搐及四时感冒邪热，烦燥，痰嗽，疮疹等症。

琥珀　人参　天竺黄　檀香　茯苓各七钱半　甘草两半　枳壳炒　枳实炒，各三钱　辰砂飞，二两半　山药半两　胆星五钱　金箔五十片　珍珠末，一两

上末，新汲水丸如芡实大，每一丸。风寒，葱汤；痰盛，姜汤；惊悸，灯草汤；痘疹，白汤化下。

---

① 桂：原作“枝”。据本书第九门痓症改。

② 散：原作“微”，据本门下文改。

③ 制：疑作“掣”。

白玉饼　小儿惊搐，齁喘痰嗽。

巴豆去油，三钱　滑石一两　大半夏十二个　白面一两　窑脑一两　白附五钱

滴水丸如茄子大，量大小虚实用之。

雄黄解毒丸　小儿惊热，并头面疮、牙疳、口疮等症。

雄黄　郁金各四钱　半夏　滑石各二钱　巴豆去油，一钱　大黄三钱

面糊为丸，麻子大，量大小虚实用姜汤下，以利为度。

夺命散　急慢惊风，痰塞咽喉。

青礞石杵碎　焰硝各一两，火煅金色，研末

每服五分或一钱，急惊风痰，薄荷自然汁，入蜜调下。慢惊痰，姜汤调下。齁喘，九宝汤调下。

夺命丹　急惊不省人事，眼定牙紧，面白并黑者。

南星　半夏各四钱为末，姜汁和饼晒干　金箔十片　珍珠一钱　巴豆去油，一钱　辰砂飞，四钱　银箔十片　轻粉　麝香各五分

糊丸黍米大，一岁儿一丸，灯心汤下。

天麻防风丸　惊风壮热，痰壅搐搦。

僵蚕炒，半两　天麻煨　防风　人参　全蝎各一两　牛黄一钱　辰砂　雄黄　麝香各二钱半　甘草炙，二两

炼蜜丸，梧子大，每三丸，薄荷汤下。

凉惊丸　惊热发搐，心神恍惚，牙关紧急，上视潮热，手足动摇。

黄连五钱　防风　青黛　龙胆各三钱　钓藤二钱　片脑一钱　牛黄　麝香一字

上末，面糊丸，绿豆大，三岁儿一丸或二丸，葱汤下。

利惊丸　急惊身热，面赤，饮①，二便黄赤，四肢抽掣。

天竺黄二钱　青黛　轻粉各一钱　黑矾末，五钱

炼蜜丸如豆大，一岁儿一丸，薄荷汤化下。

泻肝丸　急惊，肝热搐搦。

羌活　大黄煨　川芎　栀仁　龙胆　当归　防风等分

为末，炼蜜丸，芡实大，每半丸或一丸，竹叶汤下。

镇惊丸　宁神退热，化痰止嗽。夜啼。

珍珠一钱　琥珀　天竺黄　雄黄各三钱　金箔十片　胆星五钱　牛黄二钱　麝香五分　朱砂三钱半

糊丸，梧子大，五六丸，姜蜜薄荷汤化下。

宽热饮　小儿惊搐，天吊，挟食积乳癖，下恶臭等物。

枳壳一两，水浸，巴豆四十九粒，同炒，去豆　大黄一两　朴硝半两　甘草一钱

每末一字或五分，薄荷汤下。

东垣黄耆汤　慢惊之神药也。

黄耆二钱　人参　白术各一钱　甘草五分

水煎，食远服。能补元气，泻肝火。

益黄散　治胃中风热。

黄耆二钱　陈皮　人参各一钱　白芍七分　生甘草　炙甘草各五分　黄连少许

为末，分三服，水煎。

钱氏白术散　和胃生津，消积止泻。欲成慢惊者，急服之。

四君子加藿香、木香各一钱，干葛二钱，每服一二钱，水煎服。泻利，加山药、扁豆、肉蔻各一钱，入姜汁煎服。若慢

① 饮：此前疑脱“喜”字。

惊已作，加细辛、天麻各一钱，全蝎三个，白附八分。

蝉蝎散　慢惊可用。

全蝎去毒，七个　蝉退二十一个　甘草炙，二钱半　南星炮，一个

上末，每服五分，姜枣煎服。

僵蚕丸　慢脾风元气未脱者。

胆星二钱　僵蚕炒　地龙　全蝎炙　五灵脂各一钱

上末，煮半夏糊丸，麻子大，每五丸，姜汤下。

瓜蒌汤　治慢惊痰盛。

白甘遂①一钱　栝蒌根二钱

同炒黄，研末，每一字，煎薄荷麝香汤下。

黑附汤　慢脾风，四肢厥逆。

黑附炮，三钱　白附一钱　木香钱半　甘草五分

每二钱，姜五片煎服。手足温暖而止。

醒脾散　慢惊吐泻，脾困不食。

南星　茯苓　橘红各一两　全蝎炙　甘草　莲肉　白附　人参　木香各半两　陈米炒，二百粒

每三钱，姜枣汤下②。

钩藤饮　天钓③潮热。

钩藤　人参　犀角各半两　甘草五分　全蝎　天麻各一钱

每末一钱，薄荷汤下。

---

① 白甘遂：即蚤休。《本草纲目·蚤休》释名："蚩休，螫休，紫河车，重台，重楼金线，三层草，七叶一枝花，草甘遂，白甘遂。"时珍曰："虫蛇之毒，得此治之即休，故有蚩休、螫休之名。重台、三层，因其叶状也。金线重楼，因其花状也。甘遂，因其根状也。紫河车，因其功用也。"

② 汤下：原脱，据文义补。

③ 钓：原作"钩"，据文义改。

魏香散

莪术半两　阿魏一钱，温酒化，浸末一夜

为末，每一钱，紫苏汤下。

钩藤膏　盘肠内吊，腹痛干啼。

乳香研　没药研　木香　姜黄各四钱半　木鳖子十二个

炼蜜丸如皂子，煎钩藤汤下。

细辛大黄汤　小儿痫痓便秘。

细辛　大黄煨　防风各半两　甘草钱半

每末一钱，磨犀角汁少许，白汤调，或加天麻。

钩藤散　夜啼。

钩藤　茯苓　茯神　川芎　当归　木香各一钱　甘草五分

每末二钱，姜枣煎。小便赤，去木香、当归，加辰砂木通汤下。

乳头散　夜啼，腹痛。

黄耆　当归　赤芍　甘草　木香等分

每末少许，搽乳头上，令吮之。

六神散　腹痛啼哭，口冷肢逆，便泄，曲腰而啼。

人参　山药　白术各半两　甘草炙，二钱　茯苓　扁豆炒，各一两

每末一钱，姜枣煎服。一方，有当归、白芍。

黄土散　客忤。

炉中黄土　蚯蚓等分

水研，涂头上及五心。

麝黄散　客忤腹痛。

雄黄一钱　乳香五分　麝一字

每末一字，雄鸡冠血调服。

镇心丸　心痫。

远志肉　雄黄　铁粉　琥珀各二钱　辰砂一钱　麝香五分　金银箔二十片

枣膏丸，黄豆大，每一丸，麦冬汤化下。

牛黄丸　肺痫。

胆星　全蝎　蝉退各二钱半　防风　白附　天麻　僵蚕炒，各钱半　麝五分

枣膏丸，绿豆大，三丸，荆芥生姜汤下。

妙圣丹　脾痫。

赭石醋煅七次　雄黄　蝎稍　辰砂各一钱　轻粉　麝香各一字　杏仁去皮尖，二钱　巴豆去油，二粒

枣膏丸，梧子大，每一丸，杏仁汤下。

散风丹　肝痫，风痫。

胆星二钱　羌活　独活　防风　天麻　人参　荆芥　川芎　细辛　柴胡各一钱

炼蜜丸，梧子大，每二丸，大儿三四丸，紫苏汤磨下。

独活汤　肾痫。

独活　麻黄去节　川芎　大黄煨　甘草各半两

每服二钱，姜三片，煎服。

治慢惊子母皆服：

人参　白术各一钱　茯苓　陈皮各五分　甘草　薄荷　细辛各二分　半夏　天麻各七分　全蝎一个

姜三片，水煎服。

温白丸　小儿脾虚吐泻，冷疳慢惊。

天麻半两　僵蚕炒　白附生　全蝎炒　天南星泡七次，各二钱五分

上细末，寒食面[1]丸，绿豆大，五七至二三十丸，空心姜汤下。

小儿安惊健脾消痰热：

茯神八分　天麻七分　人参　半夏　黄连　青皮各五分　枳实炒　甘草三分

姜三片，煎服。

牛黄丸　镇惊清热，止嗽化痰，宁心安神。急慢惊风、胎惊俱可服。

胆星二钱　辰砂五分　雄黄三分　麝香　牛黄各半分　天竺黄六分　金箔十片　珍珠　琥珀各二分

甘草膏丸，芡实大，辰砂、雄黄为衣，薄荷汤化下。

诸疳九十三

肥甘不节伤脾胃，缺乳亡阴气血销小儿乳哺未息，谷气未充，脾胃娇嫩，饮食易伤。若饮食恣情，肥甘无度，一切烹饪调和之味，瓜果生冷之物，朝伤暮积，则脾胃受伤，不能克化，腹满泄利，积热生痰。所以肌肉日削，气血日销，骨热烦蒸，渐成羸瘦。经曰：数食肥令人内热，数食甘令人中满。盖其病因肥甘而得，故以疳名。或因幼小缺乳，食谷太早，脾阴失养，或因久病吐泻，竭其津液，或因停积滞塞，下多亡阴，三者皆致疳之由，又非止于肥疳已也。五脏五疳须审治，余疳十四不同疗病传五脏，则为五疳。心疳者，面黄颊赤，心烦满，壮热虚惊，口疮，当补心，安神丸或茯苓丸。肝疳者即风疳，摇头揉目，白膜遮睛，合面而睡，汗流潮热，面色青黄，发立青筋，当补肝，生熟地黄丸。脾疳者即食疳，体黄腹大，气粗，下利酸臭，好吃泥土，当补脾，益黄散、肥儿丸。肺疳者即气疳，喘嗽气逆，

---

① 寒食面：《外科正宗》："制寒食面法：用白面一斤，外再以面半斤调稠，捏成薄片二块，将前面包合于中，周围捏紧合口，于清明正日蒸熟，挂透风处阴干，将面包藏。"

揉鼻咬甲，寒热往来，口鼻生疮，宜益黄散；补脾虚则补其母也，或清肺汤。肾疳者即急疳，寒热，头热脚冷，肌体极瘦，遍身疮疥，齿肿龈宣，当补肾，地黄丸。五疳惟有肾疳最急，故名走马牙疳，口疮，龈溃齿黑，若不急治，其齿俱脱，铜青散。通用五疳保童丸。又云：五疳皆补其母，则子自安。假令日中潮热，心经虚热也，宜先补肝，肝实而后泻心火，心得母气则内平而潮热愈矣。四脏仿此。病传诸经，则有十四疳之异，治法不同。热疳者，潮热如火，便涩，胡黄连丸。冷疳者，泄利腹痛，虚汗不止，至圣丸。疳劳者，骨蒸潮热，盗汗，腹急面黄，饮食不为肌肤。疳渴者，脏中风热，加以乳母恣食辛辣、酒面炙煿，使儿心肺壅热，日则消渴饮水，乳食不进，夜则渴止。干疳者，瘦瘁少血，舌干搭口，干啼便结，目睛不转，身热皮燥，手足清冷。三疳通用黄连丸。脊疳者，身热黄瘦，烦热下痢，脊如刀锯，或拍背如鼓鸣，或虫食脊膂，十指背①疮，频啮爪甲，大芦荟丸。脑疳者，头闷脑热，头疮身汗，囟肿腮高，龙胆丸。疳泻者，毛焦唇白，额上青纹，肚大，肠鸣泄利，香蔻丸。疳痢者，外挟风邪，内停宿滞，冷热不调，水谷不聚，频下恶痢，木香丸。疳肿胀者，虚中有积，毒与气并，故肚腹头面四肢浮肿，疳用白术散加猪苓、泽泻，胀用苏梗汤。蛔疳者，多啼，呕清水，腹痛胀满，唇口紫黑，肠头及齿痒，妙应丸。丁奚疳者，手足极细，项小尻高，肉削体瘦，脐突胸陷号哭，或生谷癥，爱吃生米。哺露疳者，虚热往来，头骨分开，翻食吐虫，烦渴呕哕。二疳通用十全丹。无辜疳者，脑后项边有核如弹，按之转软而不痛，其间有虫如米粉，不速破之，则虫随热气流散，淫食脏腑，以致肌体痈疮，便利脓血，壮热羸瘦，头露骨高。初起可用针破，膏药贴之，蚵蚾②散。大抵治疳，当看冷热肥瘦。初病者为肥热疳，当用胡黄连丸。久病者为冷瘦疳，当用木香丸。冷热相兼，如圣丸之类。小儿脏腑柔嫩，不可痛击大下，必亡津液，以成疳症。为医者，当推幼幼之心，以善调之，不可妄为施治，以伤生也。

安神丸　治心疳，面黄颊赤，壮热惊啼。

---

① 背：疑作“皆”。

② 蚵蚾（hé bǒ）：蟾蜍的别名。

麦冬去心　牙硝　白茯　山药　寒水石　甘草炙，各半两　朱砂一两　龙脑一字

炼蜜丸如芡实大，每半丸，砂糖水化下。慢惊，参、术煎浓汁化下。

茯苓丸　心疳惊疳。

茯神　芦荟　琥珀　黄连　赤茯各三钱　远志肉，黑豆煮　钩藤　虾蟆灰，各二钱　麝少许　菖蒲一钱

粟米糊丸，麻子大，每十丸，薄荷汤下。

生熟地黄丸　肝疳。白膜遮睛，合面而卧，色青黄，发立筋青，热而羸。

生地　熟地各半两　川芎　赤茯　黄连　杏仁　半夏姜制　天麻　甘草　当归　枳壳炒　地骨皮各三钱半　黑豆四十五个

炼蜜丸如绿豆大，三四十丸，空心白汤下。

益黄散　脾疳，体黄腹大，好吃泥土。肺疳，气喘，口鼻生疮。

陈皮一钱　青皮　诃子肉　甘草炙，各五分　丁香二分　或加参术各一钱

煎服。

肥儿丸　脾疳，身黄肚急，痞块泄泻，瘦弱。及诸疳。

胡连　三棱　神曲炒　木香　使君各一两　芦荟　槟榔　香附　莪术煨　陈皮　麦蘖炒　川连　青皮炒，各半两

神曲丸，四十丸，白汤下。

清肺汤　肺疳，咳嗽气逆多喘，恶寒。

黄芩　当归　麦冬　连翘　防风　赤茯　桔梗　生地　甘草各三钱　桑白半两　紫苏　前胡各二钱

每二钱，水煎温服。

地黄丸　肾疳，极瘦，疮疥齿肿，寒热时作，头脚冷。

熟地八钱　山药　山茱萸　泽泻　丹皮　茯苓各二钱

或加使君、川楝，炼蜜丸如梧子大，每三丸，温汤化下。

铜青散　走马牙疳，龈溃齿黑欲脱或出血。

白芷半两　牙硝一钱　铜青　麝香各一字

为末，擦之。

五疳保童丸　通治五脏疳。

龙胆　青皮　黄连　白鳝　五倍　蟾头　夜明砂　苦楝根　雄黄　麝香　青黛　天浆子①　熊胆　芦荟　胡连等分

糯米糊丸，麻子大②，每一丸，米饮吞下。

五疳消食丸　消疳，杀虫，退热，磨积进食。

使君　麦蘖炒　陈皮　芜荑　神曲　龙胆　黄连炒　唐裘子③等分

陈米饭丸，黍米大，每十丸，米饮下。

胡黄连丸　热疳。

胡连　川连各半两　辰砂二钱六分　芦荟一钱　麝香少许

上末，入猪胆内，以杖靠铫弦上，用线悬之，勿令著底，淡浆水煮一炊时，取出，入芦荟、麝香研匀，揉饭和丸，麻子大，五七丸，茶汤下。

至圣丸　治冷疳疳泻。

丁香　丁皮各一钱　木香　厚朴制　使君肉　陈皮　肉蔻煨，

---

①　天浆子：即雀瓮。又名雀儿饭瓮、刺刚子、红姑娘。《本草纲目·雀瓮》："俗呼毛虫，又名杨癞子，因有螫毒也。此虫多生石榴树上，故名天浆，天浆乃甜榴之名也。"

②　大：原无，据文义补。

③　唐裘子：疑即棠棣子、山楂。

各二钱

神曲丸，麻子大，米汤下十丸。

黄连丸　治疳渴、疳劳、干疳。

黄连半两，猪胆汁浸　干葛　乌梅　莲肉　杏仁各二钱

牛胆汁和丸，麻子大，十五丸，乌梅汤下。

大芦荟丸　脊疳。

芦荟　芜荑　木香　青黛　槟榔　黄连一两　蝉退二十一个　胡连五钱　麝香少许

猪胆汁浸糕①丸，麻子大，二十丸，米饮下②。

龙胆丸　治脑疳。

龙胆　升麻　楝根皮　防风　赤茯　芦荟　油发灰　青黛　黄连各半两

猪胆汁③浸糕丸，麻子大，二十丸，薄荷汤下④。

香蔻丸　疳泻。

黄连三钱　肉蔻煨　木香　诃子肉，煨　砂仁　茯苓各一钱

搽⑤饭丸，麻子大，十五丸，米饮下。

木香丸　疳痢。

黄连　木香　制朴　肉豆蔻　砂仁各三钱　诃子肉煨，一钱

饭丸，麻子大，十五丸，艾叶生姜汤下。

苏梗汤　疳胀。

萝卜子研　紫苏梗　干葛　陈皮等分　甘草少许

---

① 糕：用米粉面粉作成食物。下同。
② 下：原脱，据文义补。
③ 汁：原作“汗”，据文义改。
④ 下：原脱，据文义补。
⑤ 搽：疑作“揉”。

食少，加白术，水煎服。

妙应丸　疳虫蛔症。

槟榔　大腹子　黄连各半两　黑豆　白蔻一两　木香　芜荑　使君肉，各三钱

皂角汁糊丸，绿豆大，二十丸，白汤下。

千金丹　丁奚哺露疳。

青皮　陈皮　莪术　川芎　五灵脂　白蔻　槟榔　芦荟各半两　木香　使君肉　虾蟆各一钱

猪胆汁浸糕丸，麻子大，米饮下二十丸。

蚵蚾丸　无辜疳及诸疳。

蟾蜍[1]一个，夏月沟渠中，腹大，不跳不鸣，身多癞者

取粪一勺置桶中，以尿浸之，待有虫，杀蟾于内，任虫食一昼夜，用布袋装流水中，一宿取出，瓦上焙为末，入麝一字，饭丸麻子大，二三十丸，米饮下。

黄耆汤　劳疳喘嗽，虚汗骨蒸，渴而腹泻少食。

四物加黄耆蜜炙　虾蟆炙　鳖甲酥炙　陈皮　人参　白茯　半夏泡　柴胡　使君肉　甘草各二钱

每二钱，姜枣引。

鳖甲散　疳劳骨蒸。

鳖甲九肋者，童便涂蒸　黄耆蜜炙　白芍各一两　生地　熟地　当归俱酒洗　人参　地骨皮各半两

每二钱，水煎服。

胡连丸　疳积，腹大青筋。

胡连五分，去果子积　阿魏钱半，醋浸，去肉积　神曲二钱，食积

① 蜍：原作“酥”，据文义改。

川连二钱，热积　麝香一立

猪胆汁丸如黍米大，二三十丸，白术汤下。

又方治儿疳：

芦荟研　胡连三钱　神曲炒，四钱　川连　白术炒　山楂肉，各半两　芜荑二钱半

芦荟和猪胆汁丸，粟米大，六十丸，食前①米饮下。

芦荟丸　消疳，消黄，消腹胀。

芦荟二钱　木香　槟榔各三钱　胡连一两　砂仁　山楂肉　神曲　麦芽　甘草　厚朴各二两　芜荑一两　虾蟆一个　陈皮五钱　青皮一两

炼蜜丸如皂子大，每一丸，空心米汤化下。

一方，无曲糵、山楂、甘草、厚朴，有巴豆，猪胆汁丸。

肥儿丸　小儿缺乳成疳，泄泻虫动，腹大发立，发热无精神。

黄连炒　神曲各一两　木香二钱　槟榔三个　麦芽炒　使君肉　肉蔻煨，各五钱

神曲糊丸如麻子大，二三十丸，白汤送下。

一方，加山楂肉、萝卜子、砂仁、枳壳、巴豆、芩、连同煮。只用枳壳，名保和肥儿丸。

肥儿丸　治疳积。

芦荟另研　胡连三钱　炒曲四钱　川连　白术　山楂肉炒，各半两　芜荑炒，二钱

上末，猪胆汁丸，粟米大，六十丸，食前米饮下。

---

① 前：原作"煎"，据文义改。

异症九十四

解颅龟背与龟胸，鹅口疮糜舌木重解颅者，头缝不合，因母气虚与热多也。又云：肾气未成，长必少笑，宜八珍汤。有热，加酒连，子母俱服。以白蔹末付之，帛紧束之。龟背乃客风入脊，逐于骨髓，以龟尿点之，骨节即平。取龟于莲叶上尿。目出，肺热胀满，攻于胸膈，即成龟胸，或因乳母多食辛热，泻白散加黄芩。口疮，白屑满舌及两吻，故名鹅口。用面裹箸头，蘸井华水或粟米汁，拭洗之，更以煅过黄丹掺之，或用地鸡①擂水涂疮上，人家砖石下多有之。口疮糜烂，用江茶②粉草付之。一方，用青黛芒硝。又方，黄檗、细辛、青盐噙，吐涎出，愈。又方，五倍、黄丹、江茶、芒硝、甘草为末，敷之。木舌塞口，用碧雪散涂之。一方，止用冰片付之。重舌，须针舌下紫黑筋，出恶血，仍以胆矾末涂之。一方用鹿角末，如豆许，置舌下。弄舌，因脾脏有微热，令舌络微紧，时时虚舌舐之，勿用凉药，少与泻黄散，徐徐服之。有饮水者，胃中津液少，非热也，且不可用下药。不语行迟尻骨痛，赤瘤白秃湿脐中小儿四五岁不语，酒和赤小豆末，频付舌下。数岁不行，服八珍汤，仍盗葬家食以哺之，日三，便起行。尻尾骨痛，属阴虚有痰，阴虚补血，四物加酒知檗，少加桂为引，痰用二陈加炒知檗，少加泽泻引，二方俱用前胡、木香引。痛不止，俱加乳没，或先用玉烛散下其瘀血，或先用小胃丹降其痰。热毒郁结于皮肤，为赤瘤，宜用生地、木通、荆芥苦寒带表之药，或加芍药、桃仁，外以芒硝水洗之，芭蕉油涂之，白玉散付之。火丹，用赤小豆末或伏龙肝，鸡子清调付之。白秃疮，内服酒制通圣散，外用白炭③烧红，淬长流水洗之，胡荽子、伏龙肝、梁上尘、黄连、白

---

① 地鸡：鼠妇。《本草分经·同名附考》："地鸡，一名鼠妇，亦名湿生虫，常着鼠背，故又名鼠负。"

② 江茶：渠江茶，产于湖北安化渠江镇的黑茶薄片。渠江大叶茶，初制加工成黑毛茶后，再发酵、加热、紧制而成黑茶薄片。马王堆辛追墓有出土，唐皇曾赐名渠江薄片。

③ 白炭：木炭。经炭窑炭化后，再在空气中燃烧片刻，然后用湿沙等焖熄制成的炭。因在空气中燃烧后外表带有灰白色，故名。

矾为末，油调付之，疮癣门亦有治法。头疮，用腊猪脂调雄黄水银搽。一方，用牙皂、胡椒、枯矾、轻粉、樟脑为末，烛油调搽①。猪胆搽头疮亦效。脐中汁出，用枯矾为末，或黄檗末付之。吃泥胃热蛔兼冷，囊脱睾垂野紫功儿吃泥土，乃胃中有热，用石膏、黄芩为君，橘术、茯苓、甘草为佐。一方，腻粉和砂糖丸服。一方，用黄连末，和土与食，一二次即愈。冬月吐蛔，多是胃寒胃虚，白术散加黄连，或以苦楝根为君，佐二陈汤煎服。脱囊者，外肾肿大，用木通、甘草、芩连、当归煎服。囊烂睾丸垂出者，不死，用野紫苏叶为末，油调付，外以青荷叶包之。脱肛，用东壁土，汤泡熏洗，五倍末频付，托入，七十门亦有治法。

龟胸方

酒大黄三钱　天冬去心　百合　木通　杏仁炒　枳壳炒　桑白蜜炙　葶苈隔纸炒　朴硝各半两

炼蜜丸，芡实大，食后温汤化下。

泻白散　龟胸。

桑白皮蜜水炒黄　地骨皮　黄芩各一钱　甘草炙，五分

煎服。

白玉散　赤瘤火丹。

白垩白善土，五钱　寒水石一两

米醋或新水调付。

耳后月蚀疮：黄连末、枯矾，研匀，付之。

小儿鼻赤：雄黄黄丹为末，无根水调付之。又苍耳酒蒸，焙干为末，调服，最解食毒。鼻下一道赤者，名曰䘌，黄连付之。

小儿鼻流清涕不止，辛夷膏。

辛夷叶一两，焙干　细辛　木通　白芷　木香各半两　杏仁泥一两

① 搽：原作"茶"，据文义改。

上细末，羊骨髓猪脂各一两，和匀，瓦器中熬膏黄赤色，出火毒，入脑麝各一钱，研匀，涂囟门上，少许涂鼻中。

小儿头不生发，捣楸叶汁付之。又烧鲫鱼灰，酱汁和付之。

吐泻九十五

吐泻皆因湿热成，或因恶秽入阳明诸呕吐酸，暴注下迫，皆属于热。又云湿盛则濡泻。皆因乳食过度，传化失常，食郁成热，热郁成酸，郁于胃口则吐，白术散加石膏和之。脾热，吐黄色，泻黄散。胃热而渴，玉露散。吐酸，茱连丸。有食积，或保和肥儿丸消之，白玉饼下之。湿热郁于大小肠之间则泻，用胃苓汤加木通清利之。脾热，泻黄散。热甚，胡黄丸。夏月吐泻，用益元散。有因初生口中恶秽，咽入胃中作呕者，木瓜丸主之。脾虚胃冷须温补，五脏兼虚有症形胃寒作呕者，唇口青白，用丁香、干姜、甘草煎汁，绵蘸，令吮之。脾虚不食而吐，益黄散、助胃膏、温中丸。下利清冷，益黄散、白术散、木香丸、胃苓汤。吐泻，五脏有兼病者，肺病则睡而露睛，喘气；心病则惊悸饮水；脾病则困倦多睡；肝则呵欠顿闷；肾则不语畏明。当详其症而补之，或太过则泻之。

玉露散

石膏　寒水石各半两　生甘草二钱半

研末，一字或五分，调下。

温中丸

人参　白术　甘草等分

姜汁糊丸，一二十丸米饮下。

木瓜丸

木瓜　木香　麝香减半　腻粉　槟榔等分

上细末，糊丸黍米大，每二三丸，甘草汤下。

小儿吐泻黄疸：

三棱　莪术　青皮　陈皮　炒曲　麦蘖炒　黄连　甘草炙　白术　茯苓等分

伤乳食，加山楂肉。时气吐泻，加滑石。发热，加薄荷。

小儿吐泻腹疼，吐乳，平胃散入熟蜜，和苏和丸，名万安膏，米汤化下。

和胃膏　冷气入胃，呕吐不食。

白蔻　砂仁各十四个　木香　肉蔻各二钱半　丁香　草果各一钱　干山药一两　人参　白术　茯苓　陈皮　甘草各□钱

每末一钱，陈紫苏木瓜汤下。或炼蜜丸，芡实大，米汤化下。

启脾丸　小儿痞胀泄泻，不思饮食。

白术五钱　陈皮　山楂肉，各三钱　莲肉　山药各四钱　神曲　麦芽各二钱　甘草炙　藿香　人参　黄连各钱半　木香七分

饭丸，麻子大，三十丸。食远，米汤下。

肿胀腹痛哮喘疟痢九十六

肿胀皆因胃与脾，腹疼因食或因蛔脾胃虚弱，不能运化精微而虚肿者，白术散。水气浮肿者，胃苓汤。身面黄肿者，茵陈五苓散。小便赤，囊肿如水晶者，导赤散加泽泻、猪苓；渴者，辰砂四苓散。脾虚作胀者，白术散加厚朴、枳实、槟榔、萝卜子，或榻气丸。实而胀满者，苏梗汤。食积胀满，消积丸或三棱消积丸。腹痛多因饮食所伤，用白术、砂仁、青陈、曲蘖、山楂、甘草。寒加藿香、吴茱萸，热加黄芩，为末，米饮调下一钱。食积作痛必恶食，或大便酸臭，或目无精光，三棱消积丸。伤生冷作痛，草蔻丸，重则三棱消积丸。心腹痛，面皖白，口中①沃沫清水吐出，发痛有时，乃胃冷虫动，与痫相似，但目不斜，手不搐耳，白术散加黄连，或二陈加楝根煎服，或安虫散、集效丸。痰哮气喘求虚实，疟利须兼食积医哮者，喉中有痰声，乃肺虚有痰，风寒外束不得发泄，故哮而有声，每遇阴寒则发，九宝汤加牙皂煎调夺命散。未发时，以二陈汤加天冬、麦冬、阿胶、百部，

---

① 口中：原作“中口”，据文义乙正。

以养肺化痰。喘乃肺火有余，泻白散加黄芩，紫金丸。肺虚者，定喘汤。小儿疟疾，橘半三物汤。食积疟，三棱消积丸，久不止，六一丹微吐之。痢疾，用芩连、陈皮、甘草。赤，加桃仁、红花；白，加滑石煎服。后重，加木香、槟榔、枳壳，久不止，加肉蔻、粟壳。气脱，加升麻、柴胡。食积痢，用炒曲、二术、陈皮、黄芩、芍药、滑石、甘草、茯苓煎，下保和丸，或先服木香槟榔丸、搨气丸。治小儿虚胀腹大者，加萝卜子，名褐丸子。

搨气丸①

胡椒半两　蝎尾一钱半

一方有木香一钱。

面糊丸，粟米大，五七丸至一二十丸，陈米饮下。

消积丸

丁香九立　砂仁十二个　巴豆二个，去油

面糊丸，黍米大，三丸温水下。

安虫散

黄粉炒黄色　槟榔　川楝肉　鹤虱各二两　枯矾二钱半

每末一字，大者五分、一钱，痛时米饮下，或用米糊为丸。

橘半三物汤　小儿疟疾痞块。

川芎二钱　生地　白芍各钱半　陈皮　半夏　炒芩各一钱　甘草二分　姜三片

煎，调甲末五分，前二时服。

一方，常山三钱，酒三碗，煮酒尽，为末，槟榔末，一钱，温酒调，发前服。小儿，一料治三人。

紫金丸　哮喘不止。端午日合。

① 搨气丸：此三字原脱，据本门总论补。

黑豆四十九立，浸，去皮，研如泥　鹅管石[①]研　人言[②]各□钱

丸如黍米大，朱砂衣，每一丸，空心冷茶下。忌生冷荤[③]腥。

白附丸　痰喘。

胆星一两　大半夏炮，半两　枯矾二钱半

姜汁浸，蒸饼丸，麻子大，姜蜜汤下。有热，加薄荷叶。

褐丸子　疳肿胀。

萝卜[④]子炒，一两　陈皮　青皮　槟榔　黑丑半炒　五灵脂　赤茯煨，各半两　木香二钱半

糊丸，紫苏桑皮汤下。

风寒咳嗽瘾疹九十七

风寒亦与大人同，咳嗽先分热与风小儿伤风伤寒，亦与大人相同，但其剂略小耳。伤风头疼咳嗽，鼻清涕，百解散。无头痛，参苏饮。无咳嗽，神术散。并见第一十。伤寒在太阳，羌活散，看有汗无汗，加减发之。在三阳，败毒散或人参羌活散。传入阴经，亦看当温当下。小儿风寒迷闷惊搐，不能服药者，俱用外擦法，以指蘸热油，擦周身关节及太阳经，令腠理开而风寒散，极有理。但擦时先灌姜汤；挟热，薄荷汤。擦后须谨避风寒，或大人与睡，令微汗为妙。世俗不知此理，襁负其子求医擦之，即乘风而还，岂非开鬼门以待贼邪者哉？欲行此法，须医者至家擦之，仍发其汗可也。形寒饮冷伤肺而咳，为寒咳，其痰必清，用三拗汤、九宝汤，俱加桑杏以散其寒。若伤风咳嗽，用参苏饮以散其风。肺气实者，泻白散或葶苈丸下之。火

---

① 鹅管石：钟乳石。《本草纲目·石钟乳》释名："虚中，芦石，鹅管石。"

② 人言：即砒石。《本草纲目·砒石》："释名：信石，人言。生者名砒黄，炼者名砒霜。"

③ 荤：原作"晕"，据文义改。

④ 卜（蔔）：原作"匐"，据文义改。

热咳嗽，其痰必稠或声嘶，用人参散加黄芩、麦冬、天冬、五味，敛而降之。咳血者，甘桔汤加黄芩、天冬、阿胶。火盛者，凉膈散或雄黄丸下之。风痰壅盛，半夏丸。痰嗽久不止者，澄清饮。咳而气逆，紫苏饮。瘾疹根从脾与肺，内清湿热外消风脾主肌肉，故瘾属脾风兼湿，隐而不出，皮肤瘙痒，升麻葛根汤加茯苓、苍术以去湿。色红痒盛，加蝉退、鼠黏、犀角汁，或加芍药以泻脾火。肺主皮毛，故疹属肺火，发于皮，有头粒，随出随没，或一日三见，俗名风麻，用消风散随寒热加减治之。

葶苈丸　咳嗽，面赤，痰喘。

葶苈炒，研　黑丑炒　汉防己　杏仁泥各一钱

上末，蒸陈枣膏，捣为丸，麻子大，五七丸，姜汤下。

人参散　肺热咳嗽，面赤喘满。

人参　天花粉等分

每末半钱，蜜水调服。或加黄芩、天冬、麦冬、五味，煎服。

半夏丸　风痰壅盛，膈不利。

半夏五两　枯矾一两二钱半　人参一两

姜汁和丸，黍米大，一二十丸，姜汤下。

人参羌活散　小儿伤寒，时疫疮疹，头疼发热，咳嗽惊风。

人参　羌活　独活　柴胡　前胡　川芎　枳壳　茯苓各五钱　桔梗　天麻　地骨皮各二钱半　薄荷　甘草各二钱

上末，每一钱，姜汤调下。或二三钱，水煎服。

惊风，加全蝎炒、白附、僵蚕炒，各二钱，朱砂一钱，防风二钱半。

痰多，加半夏曲、神曲各二钱，五味一钱。咳甚，加桑皮、杏仁。

欲发汗，加麻黄、荆芥。

澄清饮　治痰饮咳嗽不止。

白矾五分　南星炮　蛤粉　知母　贝母　甘草各一钱　人参六分

分三服，姜三片，乌梅半个，水煎，澄清服。

紫苏饮　治咳逆上气，乳不得下。

真苏子　诃子肉　萝卜子　杏仁炒　木香　人参各一钱　青皮　甘草各七分半

每二钱，水煎温服。

痘疮顺症九十八

热兼五冷耳红文，热退身凉标放匀痘乃胎毒，小儿正气渐盛，则毒气自不能容，又遇热气流行之时而发。除发热日数，或多或少，或轻或重外，以放标、起长、贯脓、收靥，四三十二日为常期。轻者不及常数，重者过期不愈。然初起与伤寒相似，发热烦燥，面赤唇红，头疼身痛，乍寒乍热，喷嚏呵欠，喘嗽痰壅，但兼耳冷、鼻尖冷、尻冷、手足冷。乃看男左女右，耳后红文淡红者痘轻，赤缕紫黑者痘重。如发热和缓，饮食二便如常，热退身凉，始放红标作两三起，出三日方齐。足底有痘者，为齐。标数稀疏均匀，而胸膛稀少，红活光润，痘与肉色红白分明，并无别色，此为顺症。虽微有惊搐、吐泻、微汗，亦不为害。或少与镇惊和中之药。若热未退，少与葛根汤。出不快者，少与快斑散①。红活坚圆高碍手，脓稠痂落淡红痕四日起长，先出者先长，红活光泽而无惨暗青紫之色，坚硬而不薄，圆实而不散，顶高碍手而不平塌，饮食二便如常，其吉可知。七日贯脓，血足而脓稠，渐成黄蜡色而无湿烂黑陷之患，至九日十日，当收靥之期，先胀者先靥。大势已定，面肿微消，脓色渐干，结痂如苍蜡，或如葡萄之色。从口边收起，以渐自上而下，痂落痕红。盖痕白为血虚，宜四物加参芪养血；痕紫为血热，宜四物加生地、蝉退、芩连凉血。自始至终，饮食二便如常，此为全吉。中间小恙须调治，顺症尤防异气侵中间烦渴、吐泻、眼痛、喉疼，虽顺

① 散：原作“易”，据本门下文改。

症亦所不免，宜随症调之，尤恐异气相侵，反能为害。凡远行乘马、野外耕牧、醉酒忿怒、体气行经之人，俱不可见。房中最要明暗得所，温暖无过，切忌炎火香料①，尤易入心而烦燥作痒。倘有秽气触犯变色者，少烧漆器解之，或用人牙散。

升麻葛根汤　解表热。

升麻　葛根各三钱　甘草一钱

葱五根，姜三片，煎服。

快斑散　痘出不快。

紫草　蝉退各二钱　木通钱半　人参　白芍　甘草各一钱

水煎服。

鼠黏子汤　痘出不快。

牛蒡子二钱，炒②研　防风五分　甘草　荆芥各三分

痘疮险症九十九

发热须分实与虚，重轻先定放标时初起发热，疑似未辨，且与惺惺散。伤风鼻流清涕，参苏饮。风寒咳嗽多惊，人参羌活散。惊不止，红绵散调辰砂、益元散。痰壅，薄荷汤化下抱龙丸。时令不正③，感寒气而呕吐，藿香正气散。表虚自汗者，不可过用表药。汗不止者，芍药甘草汤。表实热盛，不能食，升麻葛根汤。头疼身痛，败毒散。汗不出，麻黄汤，以汗出热退身凉为佳。烦渴谵狂，便秘，不恶寒而反恶热者，里实也，四顺饮或大柴胡汤利之。声变者，清肺散。吐衄便血、溺血粪黑者，犀角地黄汤。便实者，玉烛散下之。若里寒吐泻不渴，手足厥逆，脉微不食者，理中汤。小便不利而泻，胃苓汤。泄泻不止，豆蔻丸。口渴吐泻，四苓散加黄连、竹叶。腹胀痛者，毒气与邪气相抟，欲出而不得出也，用参苏饮去参苓加砂仁、陈皮散之。大抵发热之时，表实非汗不解，里实非下不解，热毒非凉药不解。汗下

---

① 料：原作“科”，据文义改。

② 炒：原作“砂”，据文义改。

③ 正：原作“止”，据文义改。

得宜，温凉得所，使毒气发泄，重可变轻，痘亦稀少，失此不治，则热毒渐深，难以收救。如一星之火，必致燎原，可不慎哉？红点既见，即禁表药。然发热未退，汗尤不通，犹当汗之。虚寒者，急当温补。实热，急当凉解。不然则出既不快，起长亦难。出不快者，升麻葛根汤加山楂、大力子，或快斑汤。出太蜜，表热者，鼠黏子汤；红盛者，犀角地黄汤。胸膛蜜者，消毒饮加山楂、黄芩、紫草。放标三日，轻重可定。热和而标稀者，固不足虑，倘有重症，速当救之。蜜如蚕纸者，化毒汤加红花、黄芩。红斑如锦文者，化毒汤加红花、黄芩、升麻。喉痛，加玄参、鼠黏、犀角汁。红丹如云头突者，败毒散加紫草、黄芩、红花，或玄参升麻汤。惨暗不明者，升麻葛根汤加红花、紫草、芩连、芎归。根窠不红者，当归活血散加酒炒芩连、升麻、干葛。痘色与肉一般白者，保元汤加芎归、紫草、红花。灰白顶陷不起，根窠不红身凉者，虚寒也，八珍汤加姜桂、木香少许。泻者，参苓白术散，甚则理中汤。红紫焦黑，根窠成片，身热烦渴者，实热也，解毒汤、化毒汤加红花、紫草、蝉退。二便不利者，急利之。世俗谓痘宜大便结实，禁而不下，内实热毒将何以泄？以上二症，调之必待紫者转淡，白者转红，根窠红润，二便调匀，饮食复旧，而后起长贯脓，可保无虞。若当补而不补，当凉而不凉，当汗而不汗，当下而不下，徒有后日之悔也。痘症稀则无毒，蜜则毒重。虽别症亦当凉解，庶免余毒患眼痛肿之症。放标时或夹疹而出，或有小痘附大痘之旁杂密者，待汗下凉解成功，大痘长成，小痘与疹必退。**不拘长胀和收靥，表里阴阳一例推**放标三日以后，毒气尽出，正该起长之时。如不起长者，或因气弱不能送毒，或因杂病阻滞不得升发，或因发热放标时未得舒①通，此时尤可急急图之，缓则难为矣。起长时，但见脚渐开阔，顶平形如豆壳者，急服升发解毒补气助血之药。泄泻者，止之。痘已半起，忽一日平塌色白者，宜用补中益气汤加芎归。头面渐肿而痘平塌者，表未解也，麻黄汤加川山甲二钱，汗后随症调治。灰白平塌者，气血不足，保元加芎归、紫草、红花。平陷有黑痘如钉者，皆火盛血热，宜当归活血散，或化毒汤加芎归、升麻、红花、紫草，外用无价散，挑破黑痘，点以通之。干克不起者，

① 舒：疑作“疏”。

水杨①汤洗之，内服补中益气汤。痘顶凹陷者，俗名辣子痘，以为不足虑，多致误人。虚则助气血，实则凉解，有杂症者治之，须得顶起为佳。触秽气而不起者，烧漆器或淡醋炭解之。自放标至七日以后，正该贯脓胀满之时，血足则脓稠而满，血少则脓清而虚。如不能贯脓，多因元气不充，或因以前失治，或治之错误，犹有转移之理，急看红白，有无杂症以调之，而以助气活血为主。灰白平塌浆少，或皮薄易破者，保元加芎归、酒芍、升麻，人乳、好酒助之。红紫浆少欲成干枯黑陷者，四物合解毒汤加紫草、红花、升麻、葛根、石膏。二症如暂助暂起而复陷者，仍以气血药助之。若脓色可观，摸过软而皮皱者，脓必不足，恐后难收。或间有不贯脓者，必变虚寒之症，宜保元加芎归，随杂症加减治之。浆未满而干燥皮皱，不可误作收靥，急宜助血解毒以救之。贯脓之时，以补气血为主而凉药次之。若有杂症，宜用凉药亦所不避。自放标至十日以后，正该收靥成就之际，如色淡或空如豆壳者，急宜助血，芎归、酒芍、红花之类。色紫黑者，急宜解毒，升麻、葛根、酒芩连、连翘之类，甚者，加犀角汁。二便不利者，利之。疮已成脓，当靥不靥，不结痂疕②者，或靥不快者，宜补血清热利小便。泄泻不渴，肢冷咬牙寒战者，异攻③散。发痒者，烧乳香熏之。溃烂不收者，败草散、白螺散。靥时有醒臭气者，佳。全无气息者，尚有余毒未发也。臭烂不可近者，急服清热活血之剂，缓则误事。臭烂深坎不收口者，生肌散、绵茧散付之。靥时热不退，或寒热交作，升麻汤加柴芩、白芍。唇口干紫颊赤者，欲成肺痈也，解毒汤加麦冬、知母、百合。靥后气血未实，肌肉嫩，最宜谨风寒、节饮食，以调养之。**杂病始终同治法，余潮余毒亦同医**不拘放标起胀、贯脓收靥，但有杂症，皆同治法。风寒闭塞腠理，热毒不得发泄，或鼻流清涕，或鼻燥咽④干，或头背身体疼痛，或遍身有青块黑纹，俱宜麻黄汤加石膏、柴胡、升麻。热气上攻头痛，小柴胡汤加栀芩、石膏。身背痛，升麻汤加黄芩、芎归、羌活。腰痛属太阳者，羌活当归汤微汗之，热加栀芩。属血瘀者，桃

---

① 杨：原作“扬”，据本门下文改。
② 疕：疮上结的薄壳。
③ 攻：疑作“功”。
④ 咽：原作“烟”，据文义改。

仁承气汤。身热不退者，毒气太盛也，始终皆用升麻汤加石膏黄芩。如因二便不利者，利之。寒热往来，柴胡汤加知母、石膏，或大柴胡下之。烦燥好啼，闷乱不睡，谵狂发惊，此痘家必有之症，热毒蕴于心经不得发越故也，始终皆以凉血解毒为主，解毒汤、栀子仁汤、辰砂益元散。二便不利者，通利之。惊发于痘盛收靥之时，宜急治，抱龙丸亦不可多服，只可一二次；宜更他药治之，钩藤饮、导赤散之类。暑气壅蔽，热毒内攻，烦渴啼闷如狂者，四苓散加辰砂、麦冬，或白虎汤、解毒汤。有表症，亦宜发汗。渴者，胃中津液为热所耗，故渴而饮水，始终用白虎汤加天花粉、干葛、甘草。有汗加人参。小便不利者，益元散、四苓散。大便秘者，肠胃津液干涸不润也，或因汗多利小便，亦令便秘，用四顺饮。身热者，大柴胡汤。烦渴有汗，凉膈散。无热症而虚秘者，蜜导法。靥时大肠中有痘痂，燥涩不通，灌香油润之。小便赤涩，心移热于小肠也，导赤散加滑石、栀子。有血，加瞿麦、生地、丹皮。无大热者，四苓散分利之。喉者，热气出入之门户，故痘症喉病独多而且暴。或痛，或燥，或破，或喰①食，或流涎，俱以退火为主，甘桔汤加牛蒡、玄参、荆芥、麦冬、杏仁。热甚，甘桔合解毒汤。燥，用桔梗、麦冬、薄荷、硼砂、儿茶，蜜丸噙下。肿盛，玉锁匙点之。大便秘者，凉膈散徐徐下之。肺清则声清，肺热则声哑，盖热能生痰，以塞肺窍，清肺散或甘桔汤加玄参、杏仁、麦冬、牛蒡、石膏、诃子。口舌或白或黑或胀，皆用解毒汤加牛蒡、石膏、生地、木通、荆芥，或凉膈散，用玉锁匙点之。血热则妄行，始终俱用犀角地黄汤加芩连、栀子、白芍。便实者下之，女子最宜急治。汗乃热气内蒸而泄，保元加芩连、白芍，少加桂枝。盗汗，用六黄汤。厥冷乃毒气郁遏，元气不得行，保元汤加芎归、桂枝、生姜，或理中汤。热厥者，解毒汤。寒战者，热毒与正气相持，则筋脉因而动摇，火极而似水也。咬牙，热毒盛于阳明，用和解散或解毒汤。便秘者，凉膈散。泻利不渴而战者，保元汤加川芎、白芍、黄连、姜桂。热壅不食，二和散加黄芩。胃虚不食，人参养胃汤。热郁于胃，欲发而不得发，为嗳气，半夏生姜汤加陈皮、黄芩。呕吐，因热毒郁于胃，或素有食积相持，四苓散加橘半、生姜。有痰，二陈

① 喰（qī 七）：疑作“呛”。

汤加贝母天花粉。胃虚，陈皮汤。热盛，竹叶石膏汤。泻而渴者，热气下泄也，四苓散、黄芩芍药汤。不渴身冷者，益气散。兼食积，胃苓汤加曲蘖、山楂。吐泻兼作者，黄芩汤、半夏汤。亦有始终微泻而获吉者，起胀贯脓切忌之。腹痛作胀，热毒滞于肠胃也，二和散。伤食，加曲蘖。虚痛者，桂枝芍药汤。热毒壅遏，则痰塞肺窍为咳嗽痰喘之症，三拗汤加麦冬、桑皮、石膏、前胡、杏仁、桔梗、瓜仁之类。喘促而厥者，五味子汤。有汗，葛根黄芩汤。神气为热所蔽，故精神倦怠，宜清热而助气，保元汤加陈皮、茯苓、麦冬、栀芩、白芍之类。痘症热则生风，亦如中风之状，消风散加减治之。痘初深红者，必变紫，紫必变黑，紫黑必至于干枯，一定之机也。红紫不解，必致干枯，顶虽平陷，禁用参芪，以凉血退热为主，四顺饮或解毒汤加当归、生地、升麻、葛根、荆芥之类，或百祥丸下之，或导赤散利之。舌黑者，急清其心，解毒汤加生地、犀角、紫草。白陷痒塌者，不可专补气，气血兼补，使血活气行，白变为红矣，补中益气①汤合四物汤。有热，加解毒药。泡乃肺火所发，白而空者气之虚，有清水者气之实，红紫者血之热。初起有之，皆内毒未出而贼邪先为之也，宜补中益气汤加芎归、酒芍，或加茯苓、木通、车前以利水。如起胀贯脓时有泡者，不论红白，皆痘相并而成，不足为虑。水气盛者，渗利之。血热则气滞而作痛，四物加荆芥、紫草、石膏、黄芩。六日以前宜发散，六日以后宜活血。干滞而痛者，水杨汤洗之。火盛血虚则痒，四物加黄芩、石膏、升麻。六日以前，解表凉血；六日以后，专主凉血。凡衣被温厚近热则痒者，血热也，蝉花散。靥后余热不退，升麻汤加柴芩。寒热往来，小柴胡汤；气虚者，补中益气汤。俱加黄芩、石膏。战摇无热症而便调者，八珍汤加黄檗、知母、麦冬。靥后诸疾，皆由热②毒未尽，气血俱损，虚火易炽，不可因循坐俟危殆，除泄泻虚寒宜温补之外，其余诸症，皆以清凉为主，不可妄用温补之剂，以助热伤阴。痂厚落迟瘢红者为吉，痂薄落早瘢白如粉者凶变之兆也，宜四物加知母、黄芩。表热，合升麻汤。里热，合解毒汤。内渴者，益元散。靥后痢疾，四物加黄连、白术、茯苓、甘草、

① 气：原脱，据文义补。

② 热：原作“势”，据文义改。

木香。饮食不消，平胃散加山楂、神曲、麦芽。感触遍身或黑，肢厥涎潮发搐，宜消风散①加蝉退、生姜、薄荷。有卒然而死者，亦以此药灌之。虚烦不眠者，竹叶石膏汤。因服桂附致生热病者，消毒饮。眼目瘴痛，有痘痕者，洗心散、菊花散。牙疳，犀角黄连汤，雄黄散、玉锁匙点之。遍身肢节有疳蚀疮者，绵茧散、生肌散。有热者解之。痈毒未成脓者，消毒饮，或小柴胡汤加羌活、连翘、黄芩、赤芍、金银花。已成脓者，消毒饮加黄芩、茯苓、白芍、连翘、贝母、白芷、瓜蒌、当归之类。引上，用升麻桔梗；引下，用槟榔牛膝。宜刺出脓血，迟则伤筋骨。其余感冒②风寒咳嗽、痰喘惊搐、吐泻、喉疼声嗄，皆依前杂症，亦同治之。

和解散　解表和中。

人参　升麻　防风　川芎各七分　干葛　白芍各一钱　甘草五分

连翘饮　治内外壮热。

连翘　栀子　白芍　滑石　大力子　柴胡　黄芩各五分　当归　荆芥　防风　车前　木通各四分　蝉退三分半　甘草二分

四顺饮

大黄　赤芍　当归　甘草等分

当归活血散　活血行血。

当归　川芎　赤芍　红花　紫草各一钱　生地钱半

保元汤

人参二钱　黄耆三钱　甘草一钱

理中汤　虚汗自利不渴。

白术钱半　人参　甘草　陈皮　干姜一钱

参苓白术散　温脾止泻。

---

① 散：原作“消”，据下文改。
② 冒：原作“胃”，据文义改。

白术钱半　人参　茯苓　甘草　藿香　干葛各一钱　木香三分

木香异攻①散　虚寒逆冷，自利不渴，寒战。

木香　当归　桂心　白术炒　茯苓　陈皮　厚朴　人参　半夏　丁香　肉蔻　附子炮，等分

羌活当归汤　腰背痛。

柴胡钱半　羌活　独活　当归　防风　川芎　黄檗各一钱　桂枝七分　桃仁　红花各一分

如神汤　腰痛。

当归　玄胡各二钱　桂心一钱

为末，酒调下，

透骨解毒散　寒战咬牙。

紫草　甘草　当归　防风　芍药　陈皮

等分，水煎服。

芍药甘草汤　自汗。

芍药三钱　甘草二钱

如圣散　咽喉肿痛。

桔梗三钱　甘草一钱　大力子钱半　麦冬三钱

消毒饮　咽喉胸膈不利。

荆芥　大力子各二钱　甘草　防风各一钱

一方，加黄连。

清肺饮　咽干声哑。

麻黄钱半　麦冬二钱　知母　荆芥　天花粉各□钱　诃子　菖蒲各八分　桔梗二钱

---

① 攻：疑作“功”。

入竹沥、姜汁服。

犀角黄连汤　牙疳。

犀角一钱　黄连二钱　乌梅二个　木香二分

煎服。

玉锁匙　点咽喉肿痛，牙疳舌肿。

硼砂一钱　僵蚕一条　片脑半分

为细末，咽痛，以竹管吹之。

连檗散　牙疳破烂。

黄檗　黄连　栀子　薄荷

上细末，鸡羽挑入患处，或和玉锁匙尤妙。

葛根黄芩汤　喘而有汗。

干葛　黄芩各二钱　甘草五分　五味子七分　黄连　芍药　石膏各一钱

五味子汤　喘促而厥。

五味钱半　人参一钱　麦冬　杏仁一钱　生姜二片　枣一个

紫草木通汤　热剧。

柴胡　天花粉　黄芩　桔梗　茯苓　荆芥　紫草　大力子各一钱　人参　川芎各七分　甘草四分

姜枣引。

栀子仁汤　烦燥谵语惊狂。

栀子　黄芩　石膏各一钱　赤芍　大青　升麻　柴胡　豆豉各一钱　知母　杏仁各钱半　甘草五分

犀角地黄汤

芍药　生地　丹皮各二钱　犀角汁如无，以升麻代之

红绵散　发惊痰盛。

全蝎　天麻　麻黄　荆芥　甘草　薄荷　紫草　蝉退等分

消风散　惊搐，谵语，强急，口张直视。

羌活　独活　僵蚕　藿香　枳壳　防风　天麻　地骨皮　蝉退各八分　前胡钱半　条芩三钱　芍药　升麻二钱　甘草一钱

半夏生姜汤　嗳①气。

半夏　生姜等分

陈皮汤　呕哕胸满虚烦。

陈皮三钱　甘草二钱　人参一钱　生姜三片

黄芩半夏汤　干呕而利。

黄芩　芍药各二钱　半夏　甘草各一钱

姜三片，枣二个。

益黄散　胃冷吐利。

青陈皮各二钱　丁香五分　木香三分　诃子七分

黄芩汤　热利。

黄芩二钱　芍药二钱　甘草一钱　枣一个

豆蔻丸　久泻不止。

诃子　肉蔻　赤石脂各三钱　砂仁二钱　枯矾一钱　木香七分

为末，饭丸绿豆大，二三十丸，米饮下。

二和散

藿香　香附

为末，温水调下二三钱。

白术散　调胃进食。

麦冬　白术二钱　人参　甘草一钱　陈皮钱半　厚朴七分

人参养胃汤　补脾进食。

人参　茯苓　栀子　黄芩各一钱　白术　陈皮　神曲钱半

---

① 嗳：原作“爱”，据文义改。

甘草八分

玄参升麻汤　发斑。

玄参　石膏各三钱　升麻二钱　甘草一钱

四圣散　痘出不快。

紫草　木通　甘草　枳壳等分

水煎。倒靥，去枳壳，加黄耆。

化毒汤

紫草三钱　升麻二钱　甘草一钱　糯米一撮

蝉花散发痒。

蝉退、地骨皮等分，每末二三匙，白酒下二三次。

水杨汤　干克不起。

水杨柳，细叶红梗，生水边。冬用枝，春夏秋连叶，五枝切碎，煎七分，候温，遍身浴之，以久为妙。起处有脓浆，吉。

安胎饮　孕妇痘。

八物去地黄，加茯苓、陈皮、香砂、紫苏、糯米。

败草散

盖墙败草，去土，晒，为末，掺之。

白螺散　治疮烂。

古墙上白螺蛳，烧存性，研末，掺之。

绵茧散　治疮烂。

出蛾茧，烧灰，入古①矾，研，掺之。

生肌散　疮烂，深坎不生。

地骨皮　黄连　倍子　黄檗　甘草　枯矾

为末，掺之。

① 古：疑作"枯"。

白芷升麻汤　痘痈。

白芷　升麻　桔梗　甘草　黄耆　黄芩　红花　连翘　当归　羌活　黄檗等分

菊花散　痘眼。

地黄钱半　菊花二钱　当归　紫[1]胡　黄连　黄芩　天冬　麦冬　天花粉　芍药各一钱　甘草五分

分二贴。生翳，加蝉退。

紫草汤

紫草　木香　茯苓　白术各一钱　甘草五分

糯米百粒，煎服。

猪尾膏　倒靥。

龙脑研

猪尾血丸，芡实大，紫草汤化下。

无价散　痘疮黑陷。

腊月采人、猫、猪粪，入罐内，盐泥固济，炭火煅烟尽，白色为度，每一字，蜜汤调服。

痘疮逆症一百

发热先斑标太齐，长时陷伏必倾危发热一二日，先见红紫斑，或未热先斑，或头面头项一片红如胭脂，或各处有红块青斑，或口唇紫黑破裂者，皆不治。腰腹身痛，治不效者，凶。放标一日出齐，密如蚕种，或有青黑紫斑如痣，或肌肉有成块者，或如蚊咬灯刺之点，而不出头者，或顶陷中有黑点如针眼者，或如水珠皮薄光洞易破而随干者，或与肉色一般红，或与肉色一片白，而治不转者，皆不治。斑如锦文，丹如云头，治之不退者，极凶。当起长之时，灰白不起，渐成倒塌，惨暗不明，膨胀不食，神气昏者，

---

① 紫：疑作“柴”。

不治。紫黑不起，渐成干克陷伏，惨暗不明者，归肾，不治。遍身紫黑红点，腰腹痛者，不治。平塌如蛇皮者，不治。肉起痘不起，头面红肿如瓜瓠者，不治。点如茱萸，外黑内白者，不治。形细如小豆，灰白不起，根窠黑晕不明润者，不治。大抵胀一分则毒出一分，六七日不尽，长①而黑者，决无生理。六日以前，逆症尤可救，过此则气血已坏，决难为矣。贯脓收靥无脓血，色臭声形变莫医贯脓时痘中干枯无血水，此名空疮，决死。灰白惨暗，擦破无脓血者，不治。白泡擦破，止有清水随干者；紫泡擦破，出紫黑血者；紫黑如煤，干克成塌者；头面肿大，疮尽抓破，臭不可近，又足冷者；痘烂无脓，吐利不止，二便下血，乳食不化，或二便不通，目闭声哑，腹胀满，肌肉黑者，皆不治。收靥时遍身发痒，搔破无脓水，皮捲②如豆壳干者；遍身臭烂不可近，目无神气者；目闭腹胀，足冷过膝者，寒战咬牙，噤口者；上气痰喘，声哑目闭无神者，皆不治。杂病有凶须早辨，耳尻反热肾家亏痘兼杂病，亦有凶变不可治者。先患肿毒或恶疮或别疾，后犯痘而重者，凶。上身无根窠，下身虽有根窠，而内症重不食者，凶。或微红润而无根窠，内症重者，凶。火热日夜不退者，凶。亦有痘色正而愈者。痈毒体热喘粗者，凶。疮黑面焦，风攻颐颔，唇项肿硬，或胸高而突，不治。昏沉增寒，四肢逆冷者，凶。四肢如冰不转者，凶。困倦甚，不能食者，凶。头温足冷，昏闷如痴，渴饮者，凶。不时努气如大便者，凶。目睛露白无神者，凶。啮齿闭目，黑睛蒙昧无神者，凶。舌黑、鼻有黑气，凶。咬牙寒战而渴不止或吐泻者，凶。舌卷囊缩，治不转者，凶。目闭无魂，腹胀足冷至膝者，凶。痘盛时发惊不止者，凶。虚弱而惊者，凶。热不解，谵语烦燥，闷乱不止，二便秘者，凶。烦燥腹痛不止，痘大臭者，凶。饮食呛③喉不已者，凶。泻而气喘，汗不止，或烦渴者，凶。忽泻脓血，黑如死肝豆汁者，凶。吐利不止，二便流血，食不化者，凶。泄泻迷惑，或狂闷不食者，凶。吐泻不止，四肢冷者，凶。腹胀气虚，鸣不已者，凶。腹胀，口中烂肉气者，凶。腹胀喘气

① 长：疑作“胀”。
② 捲（juǎn 卷）：收卷。
③ 呛：原作“喰”，据文义改。

粗者，凶。上下失血不止，凶。妇人因热经水不止，或因热堕胎，血不止者，凶。以上凶症，如痘色根窠微红，杂病或作或退，或渐减轻者，犹有生理，不可不治。凡痘身热而耳尻独凉者，此肾不受邪，为顺。若黑陷而耳尻反热，乃变坏归肾，最为恶候。干枯黑陷，以百祥丸下之，下后以四君子汤温脾以胜水，十救一二。若下后寒战，身耳尻尤热者，不治。

百祥丸

红芽大戟一味，浆水煮透，去骨，日中曝干，复入煮汁内浸，晒，以汁尽，焙干为末，汤浸，蒸饼为丸，粟米大，三十丸，研，赤芝麻汤下，量儿大小加减。

人牙散　黑陷不起。

人牙烧存性，研，酒调服。

跋

《医方便览》者，蜀遂宁儒医殷次台氏所集。是集也，取诸皇甫《明医指掌图赋》折衷成之，命方甚约，计效最奇，信[①]医之关键也。集成，进我梅翁，翁阅之，适与济人之心相默契焉。即命工锓梓[②]，播其方于世。夫医培元续命，厥[③]术仁矣。我翁素怀好生之心，兹尤广医道之传，与斯世斯民共，则次台之术，得翁益彰，我翁之仁，因方愈溥。由是寿民寿国以寿天下，盎然生意流通宇宙间矣。此心此政，岂独昌西土已耶。猷不佞[④]，敬跋末简[⑤]，为达观者告。

万历壬年夏陆月望[⑥]

属下吏狄道县知县张鸿猷顿首谨跋

① 信：知晓。

② 锓（qǐn 寝）梓：刻板印刷。

③ 厥：其。

④ 不佞：不才，旧时谦称自己。佞，有才能。

⑤ 末简：书末。

⑥ 望：阴历每月十五。

总书目

医　　经

内经博议

内经提要

内经精要

医经津渡

素灵微蕴

难经直解

内经评文灵枢

内经评文素问

内经素问校证

灵素节要浅注

素问灵枢类纂约注

清儒《内经》校记五种

勿听子俗解八十一难经

黄帝内经素问详注直讲全集

基础理论

运气商

运气易览

医学寻源

医学阶梯

医学辨正

病机纂要

脏腑性鉴

校注病机赋

内经运气病释

松菊堂医学溯源

脏腑证治图说人镜经

脏腑图说症治合璧

伤寒金匮

伤寒考

伤寒大白

伤寒分经

伤寒正宗

伤寒寻源

伤寒折衷

伤寒经注

伤寒指归

伤寒指掌

伤寒选录

伤寒绪论

伤寒源流

伤寒撮要

伤寒缵论

医宗承启

桑韩笔语

伤寒正医录

伤寒全生集

伤寒论证辨

伤寒论纲目

伤寒论直解

伤寒论类方
伤寒论特解
伤寒论集注（徐赤）
伤寒论集注（熊寿试）
伤寒微旨论
伤寒溯源集
订正医圣全集
伤寒启蒙集稿
伤寒尚论辨似
伤寒兼证析义
张卿子伤寒论
金匮要略正义
金匮要略直解
高注金匮要略
伤寒论大方图解
伤寒论辨证广注
伤寒活人指掌图
张仲景金匮要略
伤寒六书纂要辨疑
伤寒六经辨证治法
伤寒类书活人总括
张仲景伤寒原文点精
伤寒活人指掌补注辨疑

诊　　法

脉微
玉函经
外诊法
舌鉴辨正
医学辑要
脉义简摩
脉诀汇辨
脉学辑要
脉经直指
脉理正义
脉理存真
脉理宗经
脉镜须知
察病指南
崔真人脉诀
四诊脉鉴大全
删注脉诀规正
图注脉诀辨真
脉诀刊误集解
重订诊家直诀
人元脉影归指图说
脉诀指掌病式图说
脉学注释汇参证治

针灸推拿

针灸节要
针灸全生
针灸逢源
备急灸法
神灸经纶
传悟灵济录
小儿推拿广意
小儿推拿秘诀
太乙神针心法
杨敬斋针灸全书

本　　草

药征
药鉴
药镜
本草汇
本草便
法古录
食品集
上医本草
山居本草
长沙药解
本经经释
本经疏证
本草分经
本草正义
本草汇笺
本草汇纂
本草发明
本草发挥
本草约言
本草求原
本草明览
本草详节
本草洞诠
本草真诠
本草通玄
本草集要
本草辑要
本草纂要
药性提要
药征续编
药性纂要
药品化义
药理近考
食物本草
食鉴本草
炮炙全书
分类草药性
本经序疏要
本经续疏
本草经解要
青囊药性赋
分部本草妙用
本草二十四品
本草经疏辑要
本草乘雅半偈
生草药性备要
芷园臆草题药
类经证治本草
神农本草经赞
神农本经会通
神农本经校注
药性分类主治
艺林汇考饮食篇
本草纲目易知录
汤液本草经雅正
新刊药性要略大全
淑景堂改订注释寒热温平药性赋
用药珍珠囊　珍珠囊补遗药性赋

方　　书

医便

卫生编

袖珍方

仁术便览

古方汇精

圣济总录

众妙仙方

李氏医鉴

医方丛话

医方约说

医方便览

乾坤生意

悬袖便方

救急易方

程氏释方

集古良方

摄生总论

摄生总要

辨症良方

活人心法（朱权）

卫生家宝方

见心斋药录

寿世简便集

医方大成论

医方考绳愆

鸡峰普济方

饲鹤亭集方

临症经验方

思济堂方书

济世碎金方

揣摩有得集

亟斋急应奇方

乾坤生意秘韫

简易普济良方

内外验方秘传

名方类证医书大全

新编南北经验医方大成

临证综合

医级

医悟

丹台玉案

玉机辨症

古今医诗

本草权度

弄丸心法

医林绳墨

医学碎金

医学粹精

医宗备要

医宗宝镜

医宗撮精

医经小学

医垒元戎

证治要义

松厓医径

扁鹊心书

素仙简要

慎斋遗书
折肱漫录
济众新编
丹溪心法附余
方氏脉症正宗
世医通变要法
医林绳墨大全
医林纂要探源
普济内外全书
医方一盘珠全集
医林口谱六治秘书
识病捷法

温　　病

伤暑论
温证指归
瘟疫发源
医寄伏阴论
温热论笺正
温热病指南集
寒瘟条辨摘要

内　　科

医镜
内科摘录
证因通考
解围元薮
燥气总论
医法征验录
医略十三篇
琅嬛青囊要
医林类证集要
林氏活人录汇编
罗太无口授三法
芷园素社痎疟论疏

女　　科

广生编
仁寿镜
树蕙编
女科指掌
女科撮要
广嗣全诀
广嗣要语
广嗣须知
孕育玄机
妇科玉尺
妇科百辨
妇科良方
妇科备考
妇科宝案
妇科指归
求嗣指源
坤元是保
坤中之要
祈嗣真诠
种子心法
济阴近编
济阴宝筏
秘传女科

秘珍济阴
黄氏女科
女科万金方
彤园妇人科
女科百效全书
叶氏女科证治
妇科秘兰全书
宋氏女科撮要
茅氏女科秘方
节斋公胎产医案
秘传内府经验女科

儿　科

婴儿论
幼科折衷
幼科指归
全幼心鉴
保婴全方
保婴撮要
活幼口议
活幼心书
小儿病源方论
幼科医学指南
痘疹活幼心法
新刻幼科百效全书
补要袖珍小儿方论
儿科推拿摘要辨症指南

外　科

大河外科
外科真诠
枕藏外科
外科明隐集
外科集验方
外证医案汇编
外科百效全书
外科活人定本
外科秘授著要
疮疡经验全书
外科心法真验指掌
片石居疡科治法辑要

伤　科

正骨范
接骨全书
跌打大全
全身骨图考正
伤科方书六种

眼　科

目经大成
目科捷径
眼科启明
眼科要旨
眼科阐微
眼科集成
眼科纂要
银海指南
明目神验方
银海精微补

医理折衷目科

证治准绳眼科

鸿飞集论眼科

眼科开光易简秘本

眼科正宗原机启微

咽喉口齿

咽喉论

咽喉秘集

喉科心法

喉科杓指

喉科枕秘

喉科秘钥

咽喉经验秘传

养　　生

易筋经

山居四要

寿世新编

厚生训纂

修龄要指

香奁润色

养生四要

养生类纂

神仙服饵

尊生要旨

黄庭内景五脏六腑补泻图

医案医话医论

纪恩录

胃气论

北行日记

李翁医记

两都医案

医案梦记

医源经旨

沈氏医案

易氏医按

高氏医案

温氏医案

鲁峰医案

赖氏脉案

瞻山医案

旧德堂医案

医论三十篇

医学穷源集

吴门治验录

沈芊绿医案

诊余举隅录

得心集医案

程原仲医案

心太平轩医案

东皋草堂医案

冰壑老人医案

芷园臆草存案

陆氏三世医验

罗谦甫治验案

临证医案笔记

丁授堂先生医案

张梦庐先生医案

养性轩临证医案

养新堂医论读本

祝茹穹先生医印

谦益斋外科医案

太医局诸科程文格

古今医家经论汇编

莲斋医意立斋案疏

医　　史

医学读书志

医学读书附志

综　　合

元汇医镜

平法寓言

寿芝医略

杏苑生春

医林正印

医法青篇

医学五则

医学汇函

医学集成

医学辩害

医经允中

医钞类编

证治合参

宝命真诠

活人心法（刘以仁）

家藏蒙筌

心印绀珠经

雪潭居医约

嵩厓尊生书

医书汇参辑成

罗氏会约医镜

罗浩医书二种

景岳全书发挥

新刊医学集成

寿身小补家藏

胡文焕医书三种

铁如意轩医书四种

脉药联珠药性食物考

汉阳叶氏丛刻医集二种